ものと人間の文化史 177

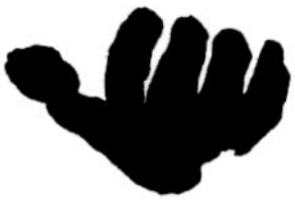

歯

大野粛英

法政大学出版局

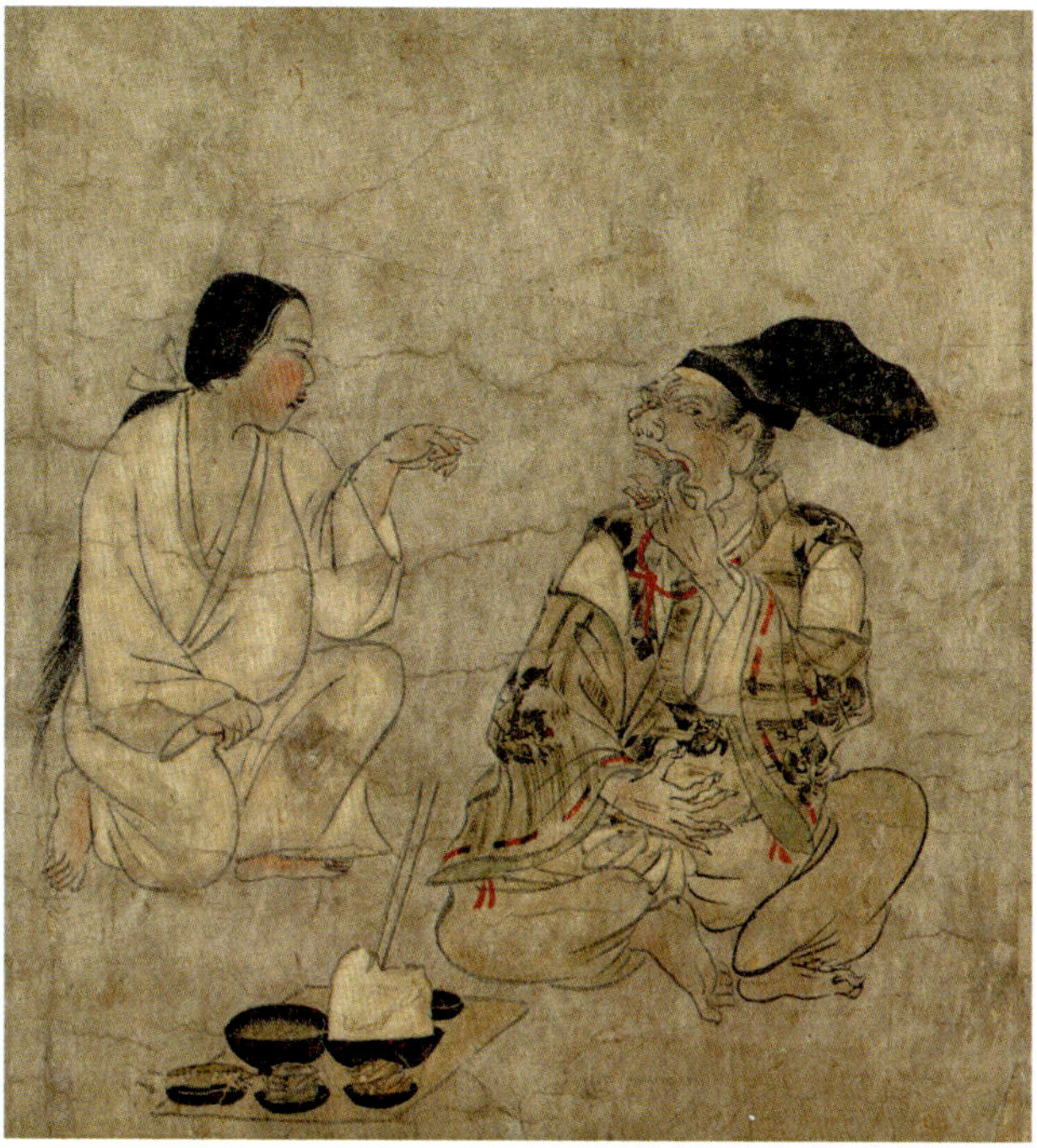

1　歯周病で硬い食べ物が噛めないと女房に訴える男性。「病草紙」平安末期〜鎌倉初期。京都国立博物館所蔵

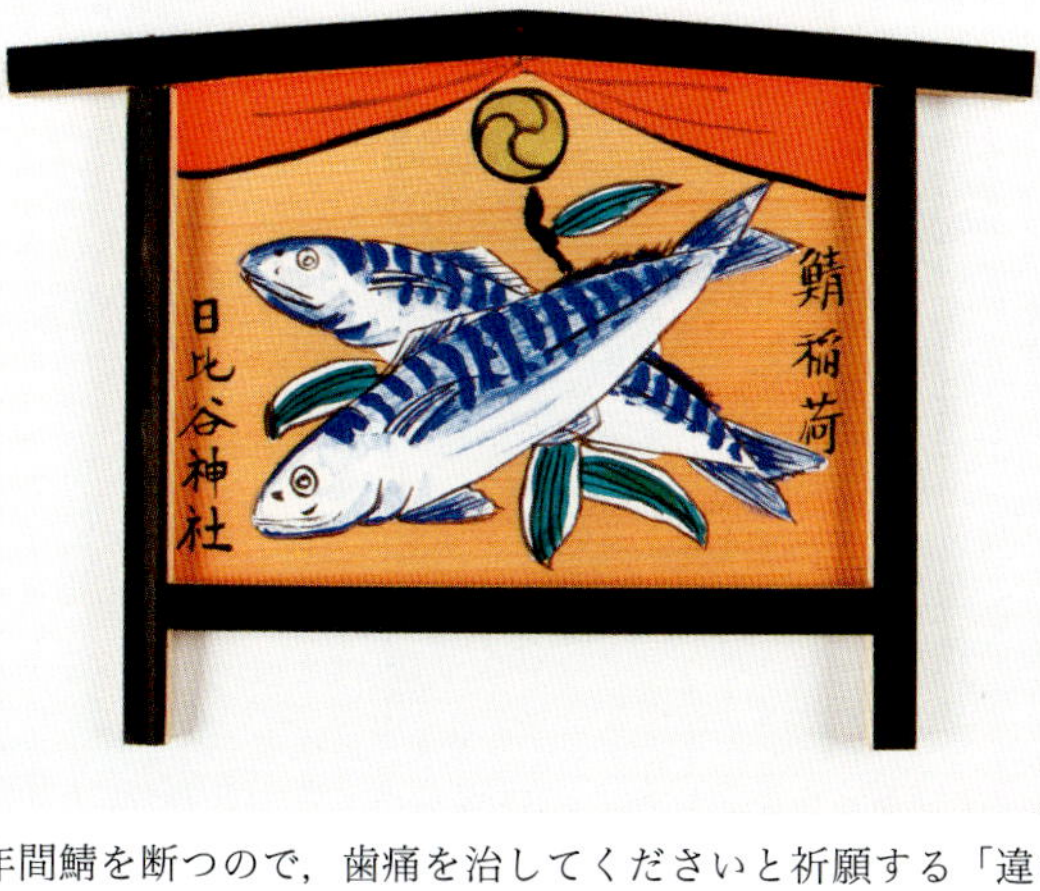

2　1年間鯖を断つので，歯痛を治してくださいと祈願する「違い鯖の小絵馬」東京新橋・日比谷神社

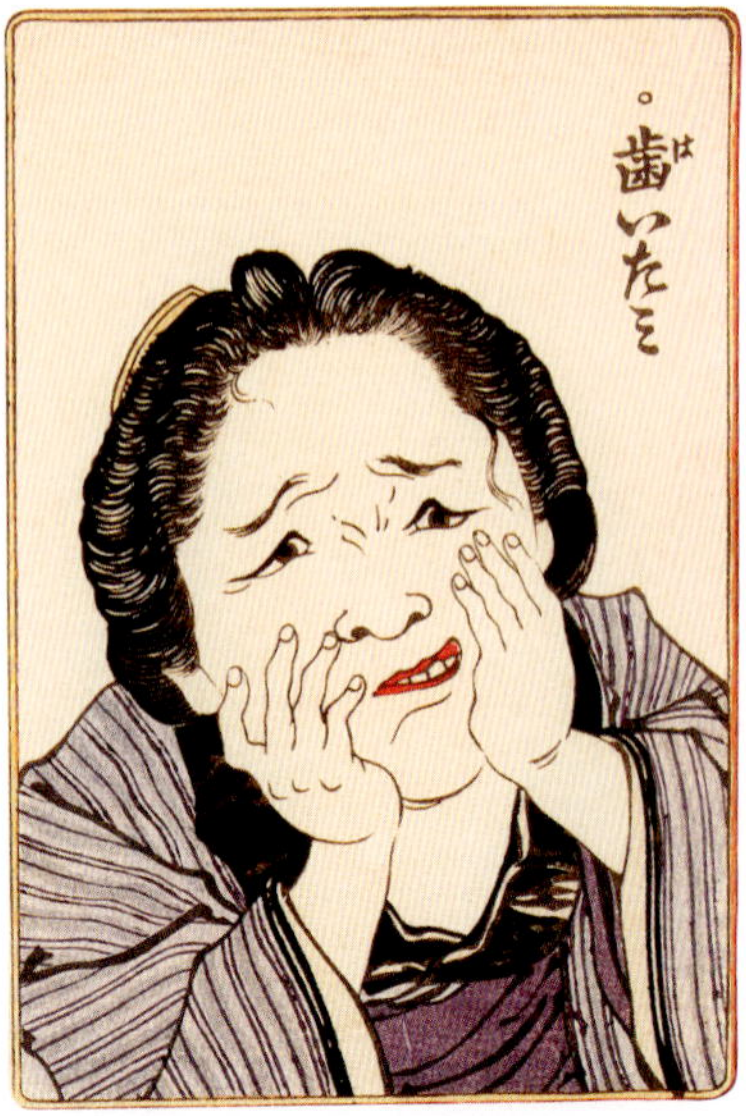

3　小林清親「百面相　歯痛」明治 16 年（1883）

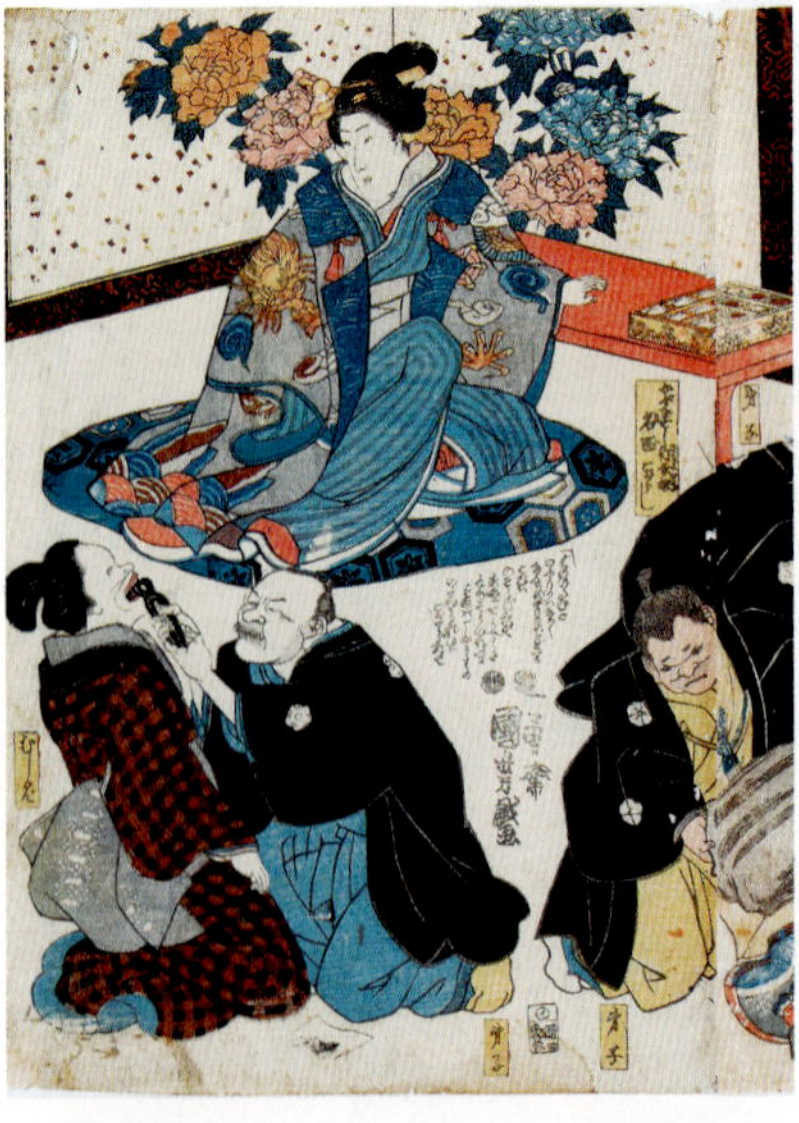

4　歌川国芳「きたいなめい医　難病療治」嘉永 3 年（1850）。入れ歯師が釘抜き型の抜歯鉗子で女性の前歯を抜いている

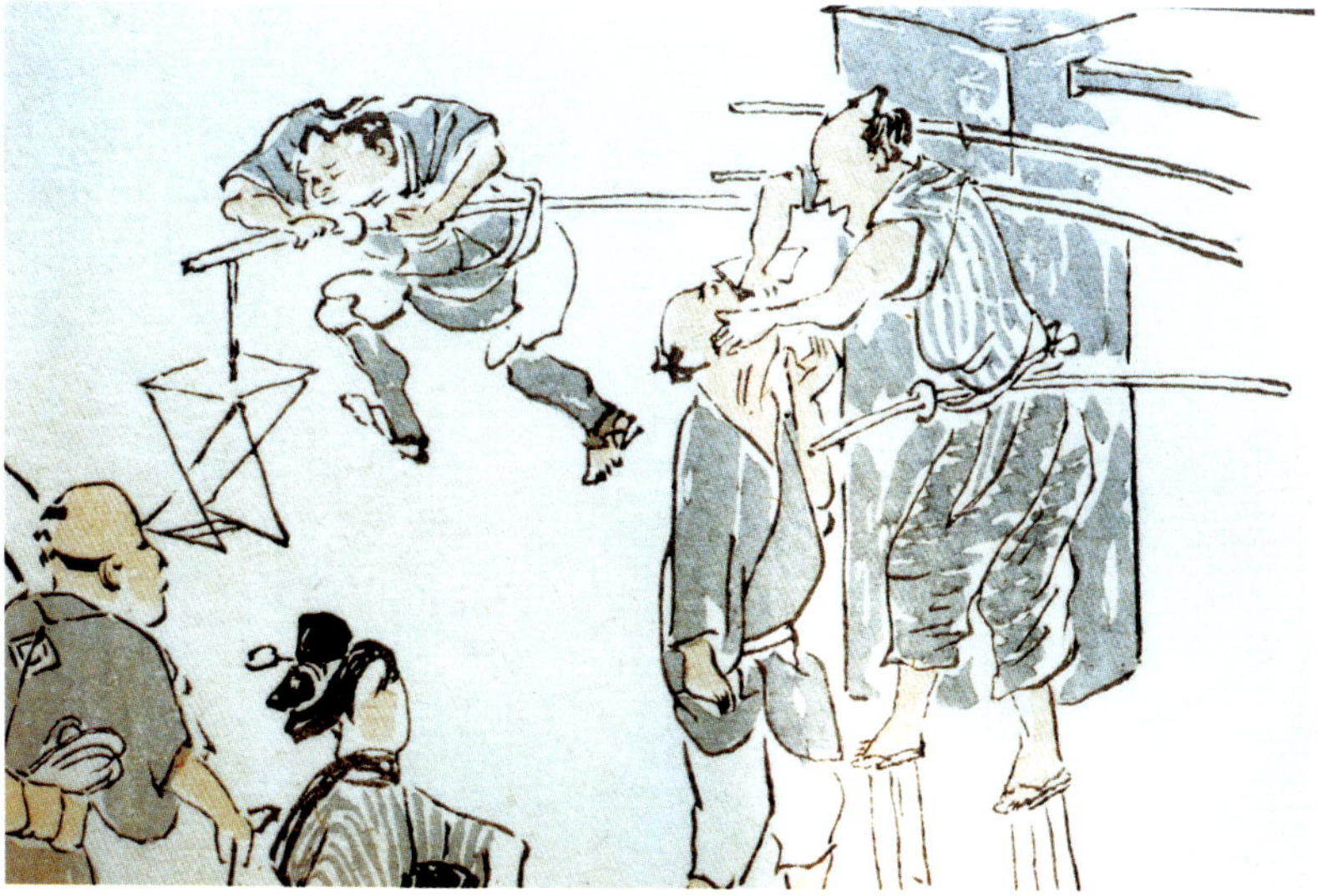

5　渡辺崋山『一掃百態』明治 4 年（1884）より。香具師による居合抜の抜歯

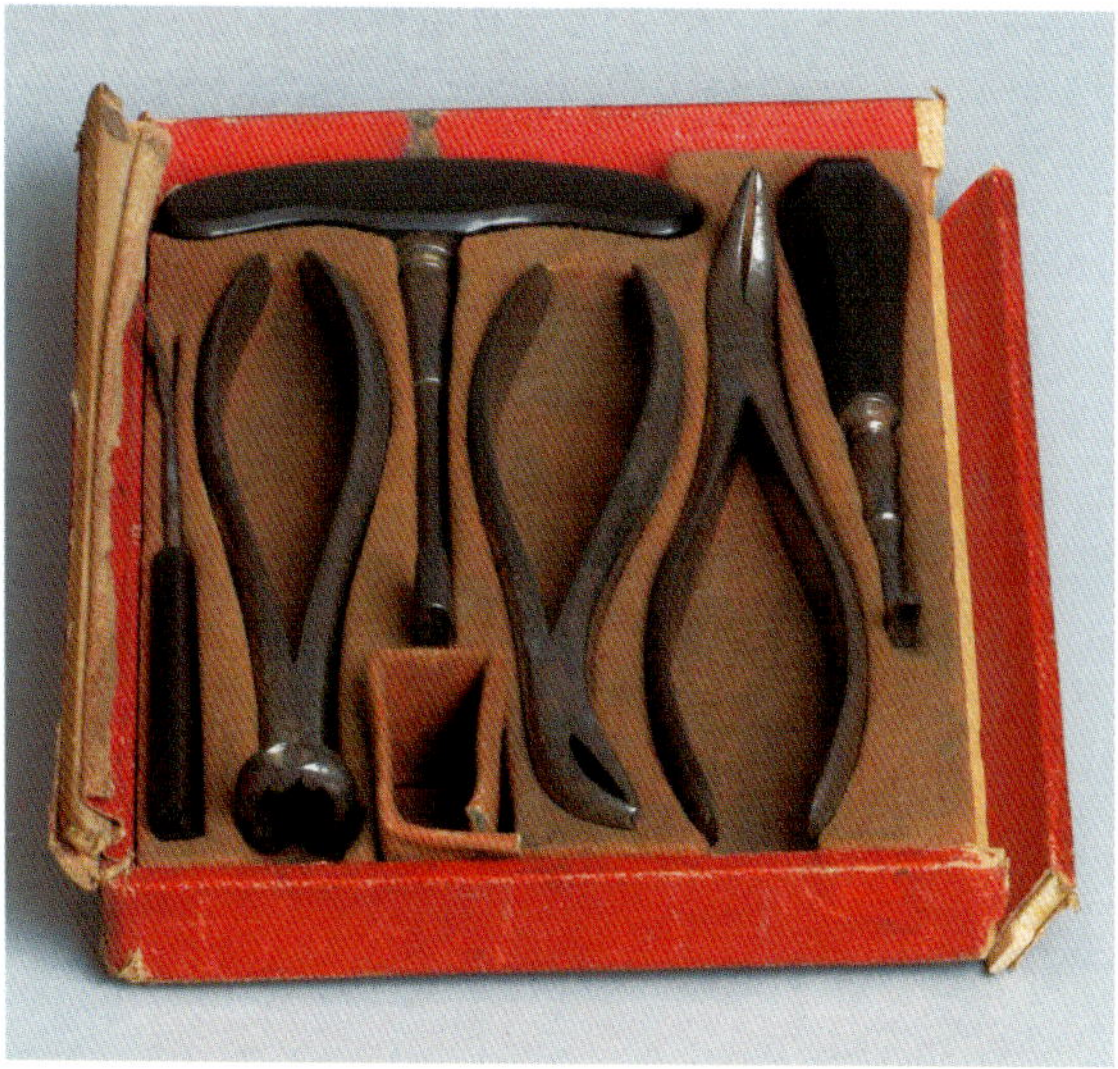

6　シーボルトの抜歯器具。文政 6 年（1823）の来日時に持参した。長崎歴史文化博物館所蔵

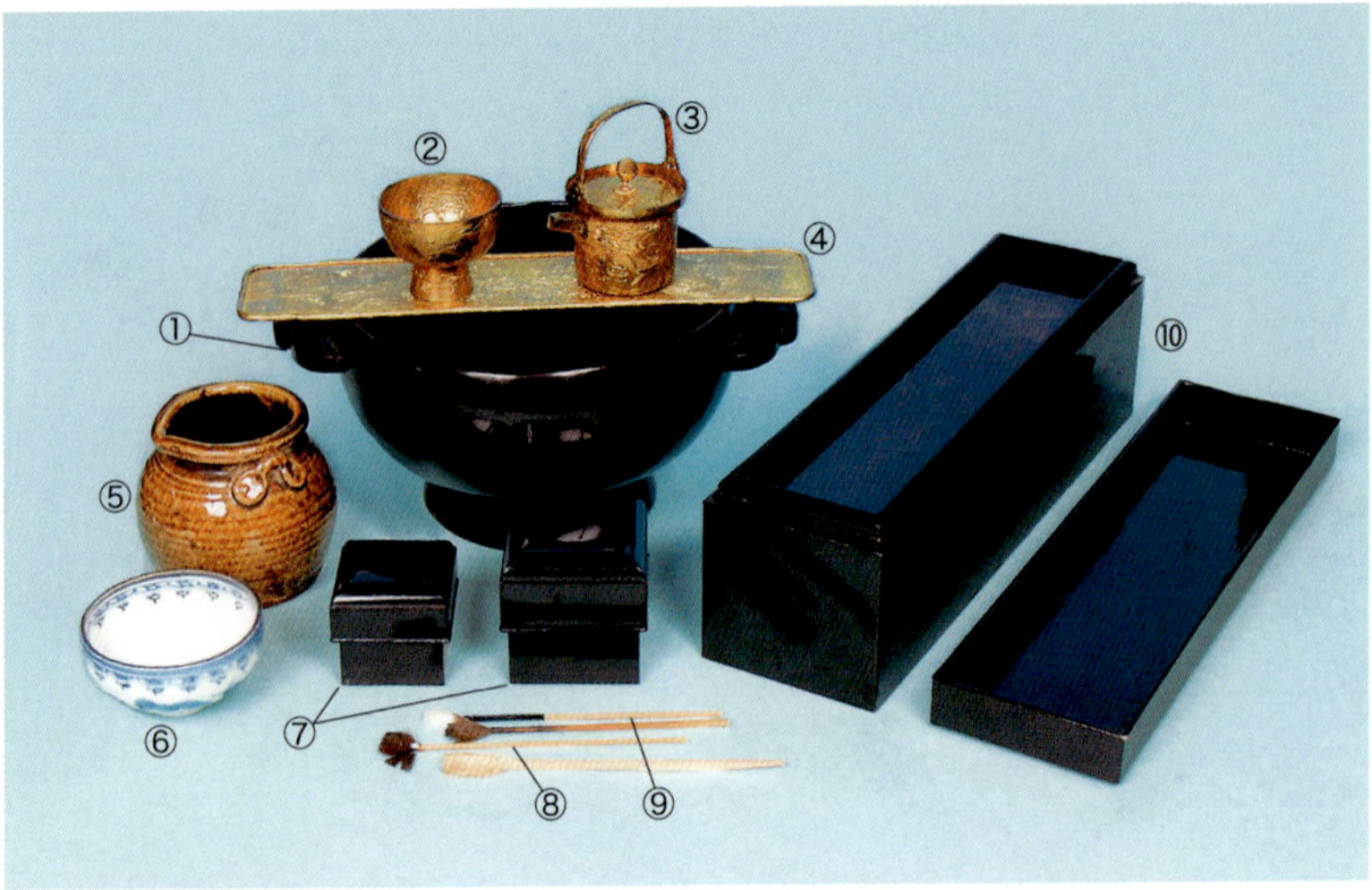

7　上層階級のお歯黒道具。金属は真鍮製，ふし箱・お歯黒箱には蒔絵や家紋が入ったものもある。①耳だらい　②かね碗　③かね沸かし　④渡しかね　⑤お歯黒壺　⑥うがい茶碗　⑦ふし箱（大小）　⑧房楊枝　⑨羽根筆　⑩お歯黒箱

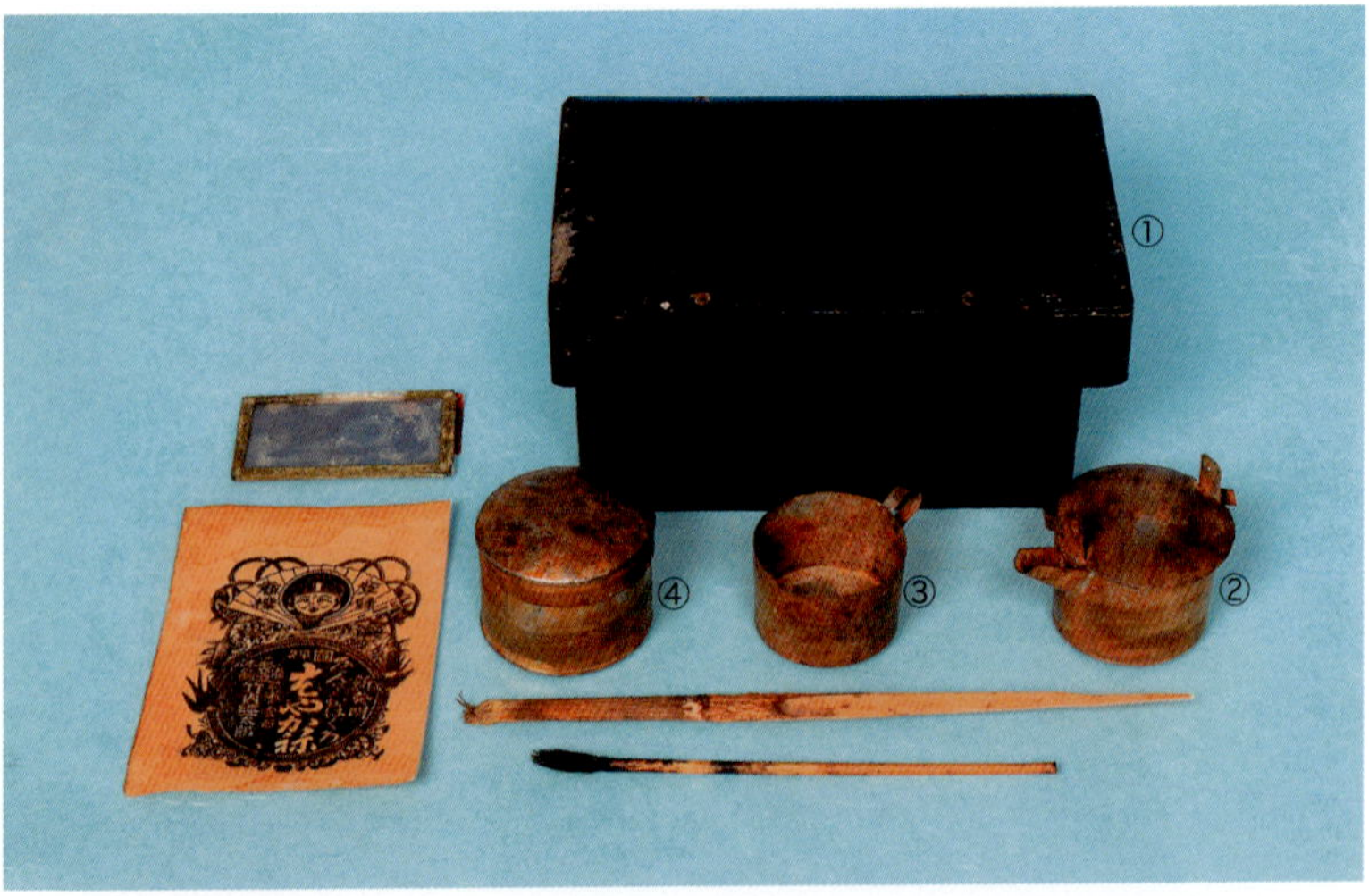

8　庶民のお歯黒道具。金属は薄い銅製。安手の黒い箱の中に簡単な道具が入っている。①お歯黒箱　②かね沸かし　③かね碗　④ふし粉入れ

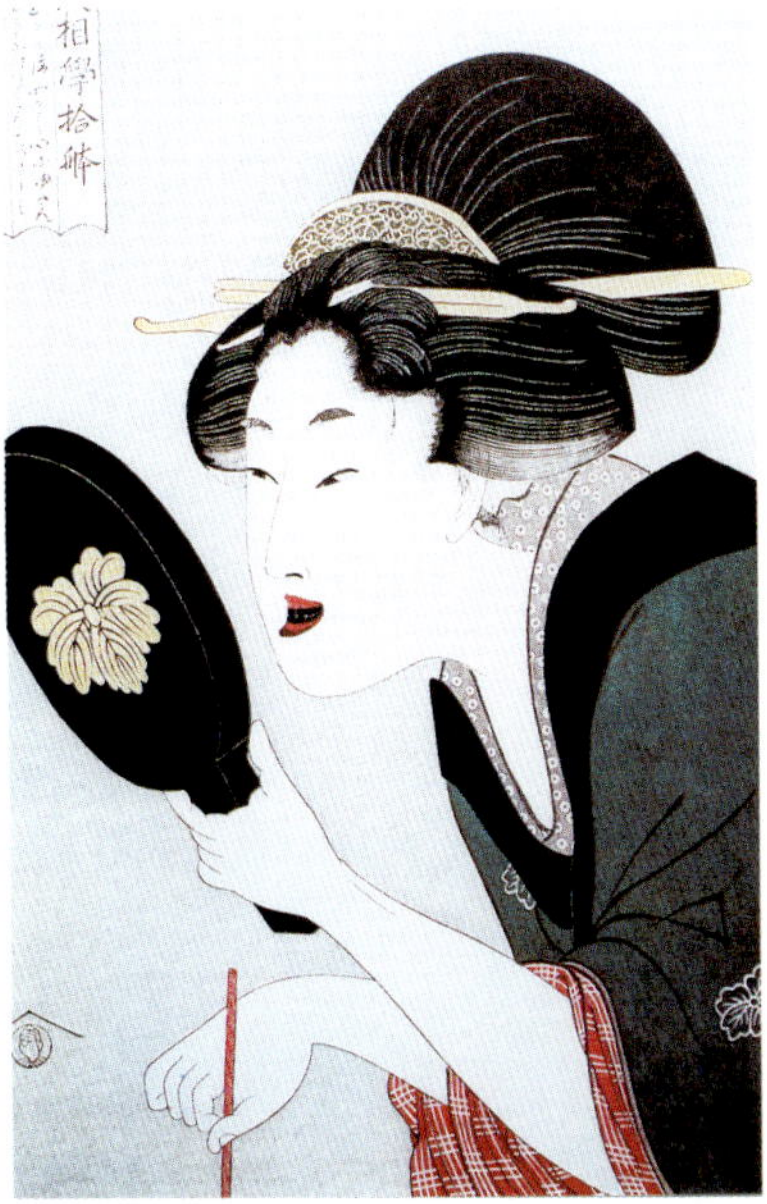

9　喜多川歌麿「婦人相学拾躰　かねつけ」寛政 4 年（1792）頃の作。手鏡を見ながらお歯黒を塗る女性

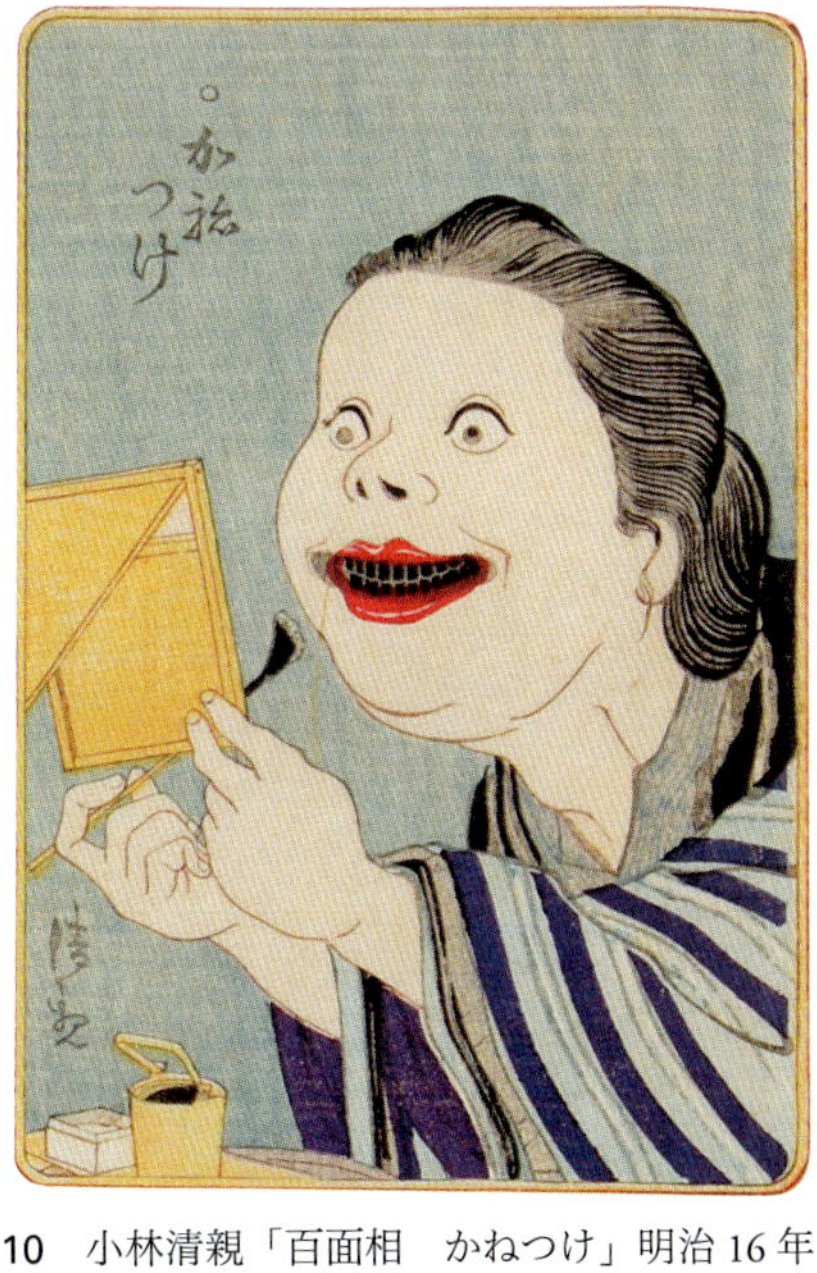

10　小林清親「百面相　かねつけ」明治 16 年（1883）

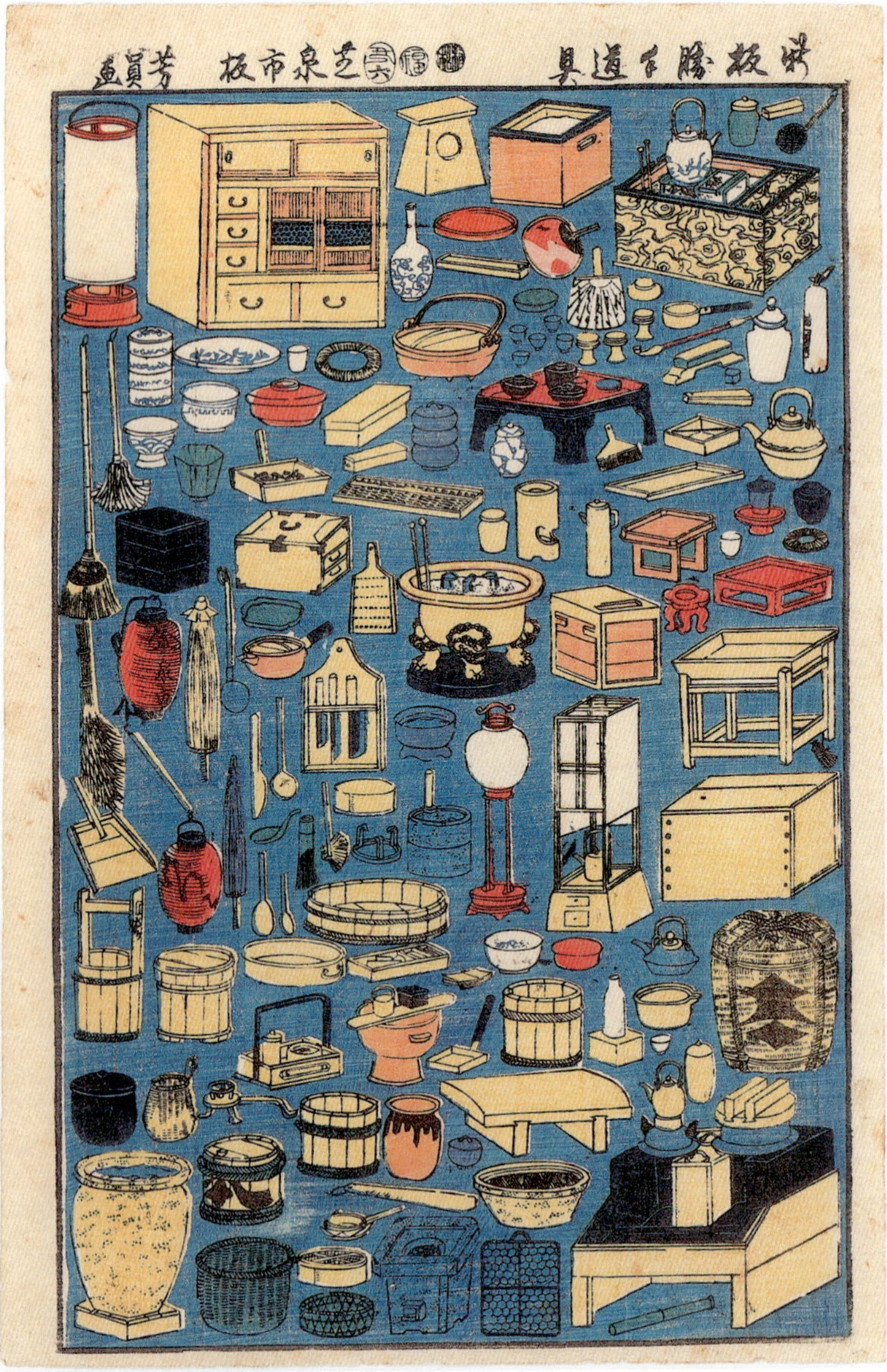

11　歌川芳員「新板勝手道具」明治期。下方のほぼ中央にお歯黒道具がある。上流階級は座敷で，庶民は台所でお歯黒を塗った

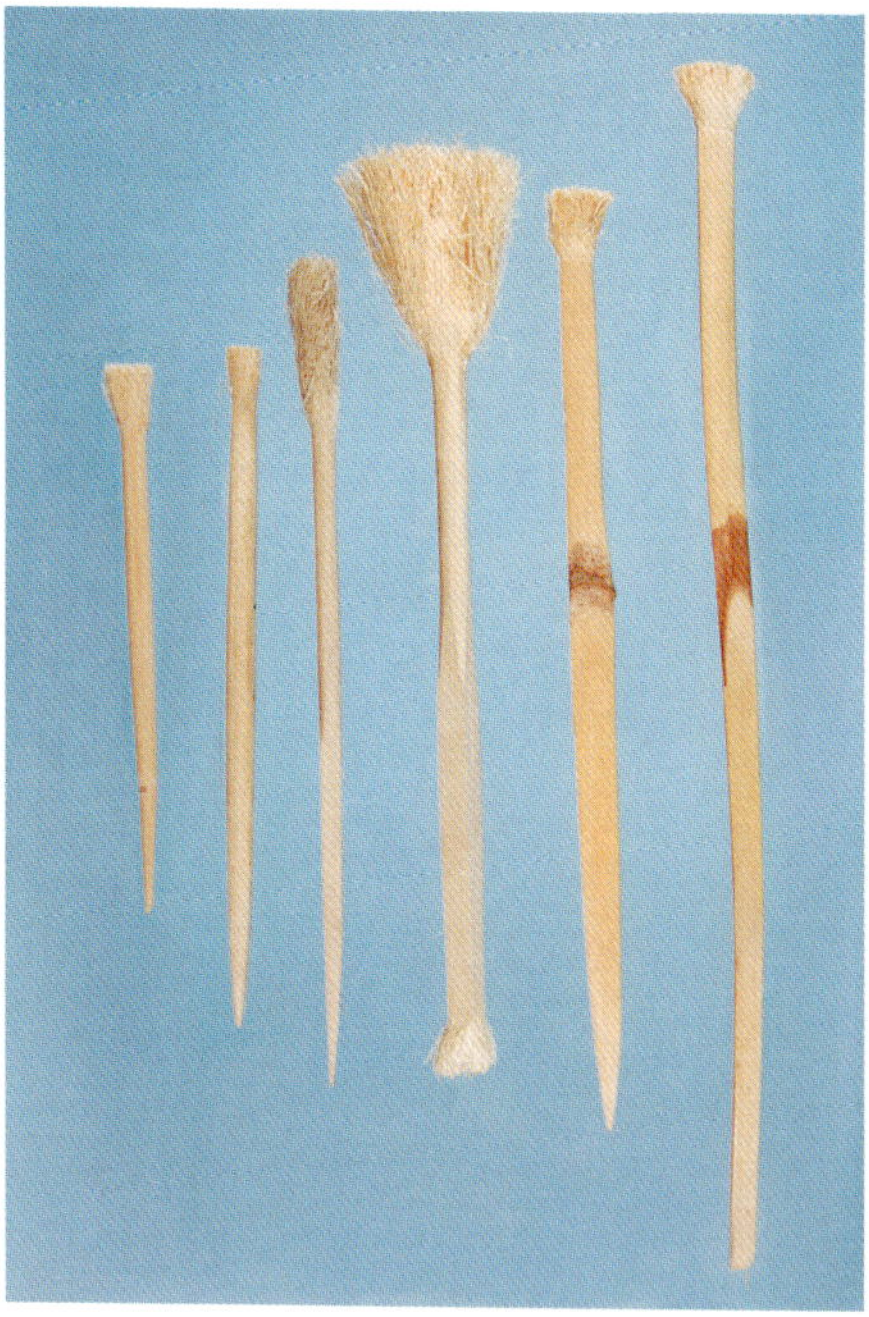

12　柳（左4本）やクロモジ（右2本）の房楊枝

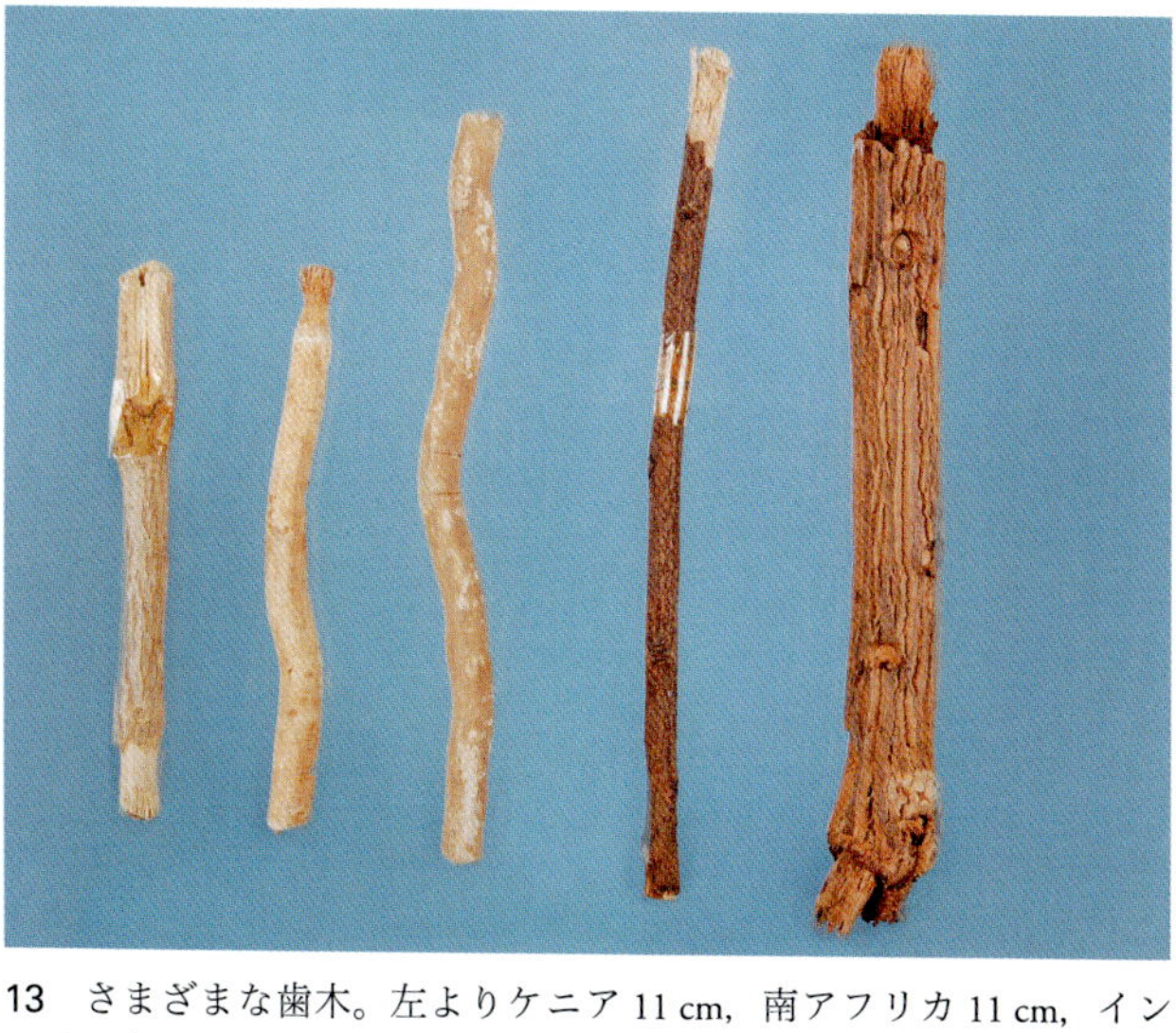

13　さまざまな歯木。左よりケニア 11 cm，南アフリカ 11 cm，インド2点 13 cm，ギニア 17 cm

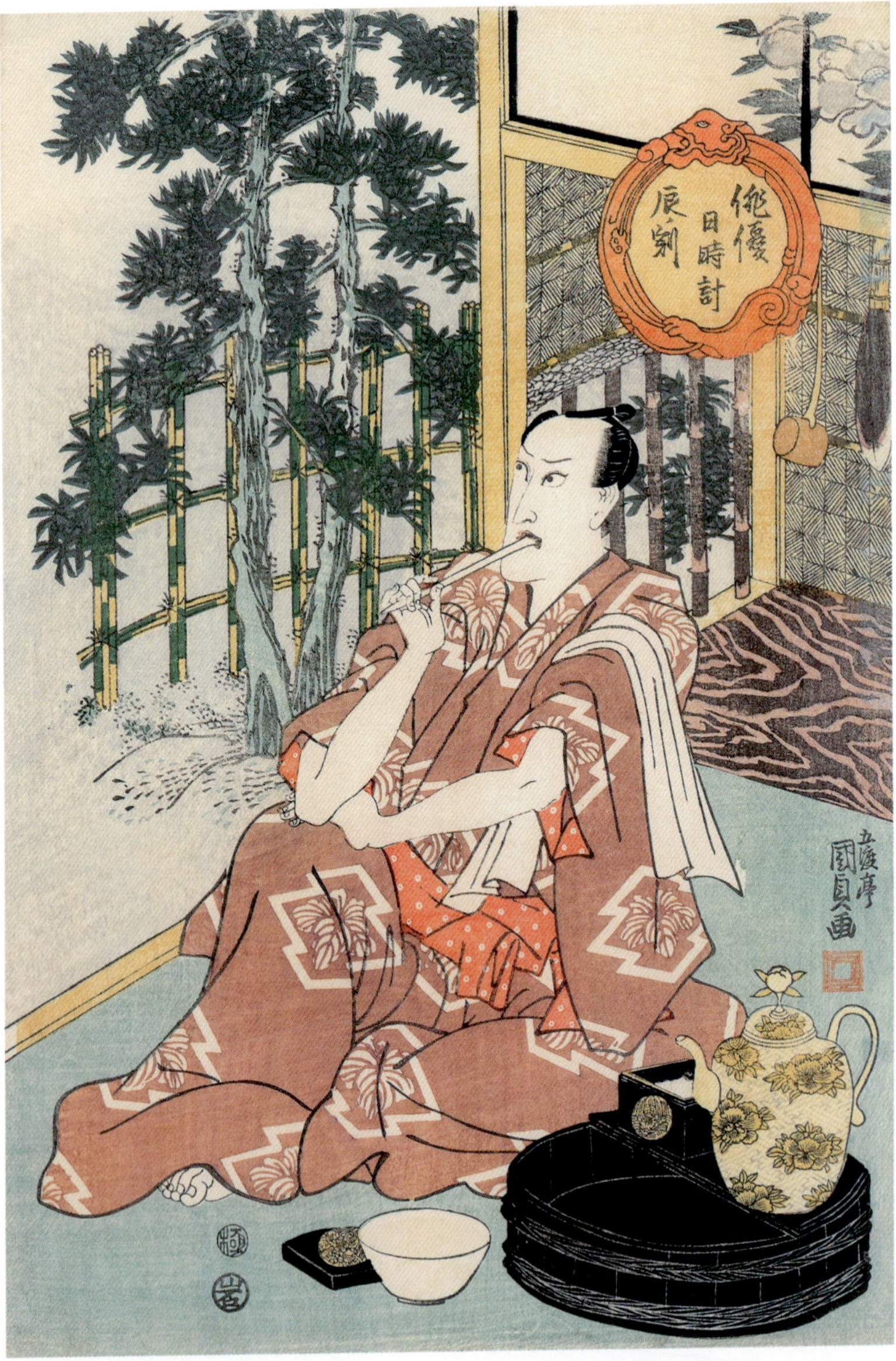

14　歌川国貞「俳優日時計　辰ノ刻」文化 13 年（1816）。7 代目団十郎の房楊枝による歯みがき

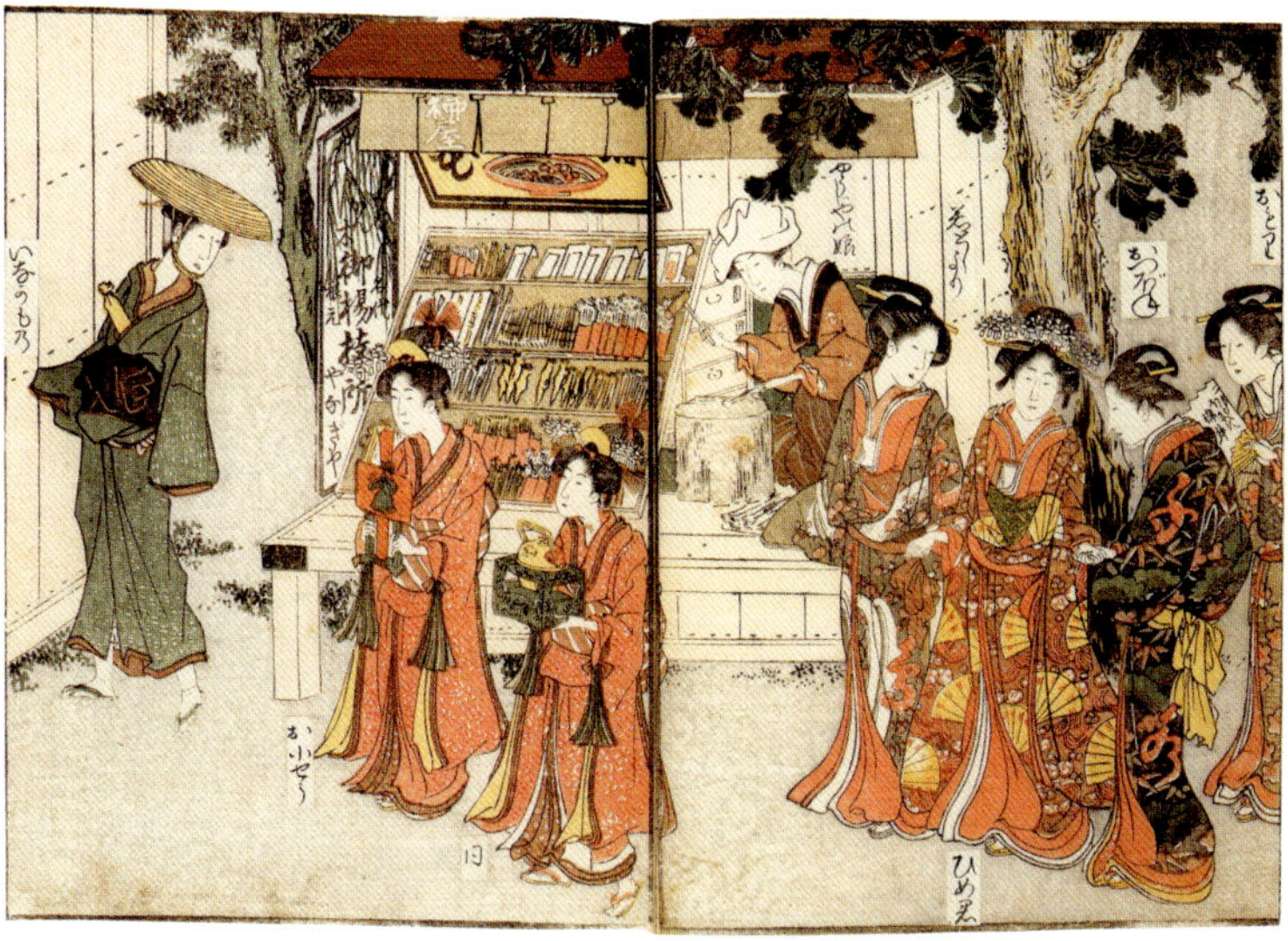

15　歌川豊国「絵本時世粧」享和 2 年（1802）。房楊枝・歯みがき粉が並んでいる浅草寺奥山の柳屋楊枝店

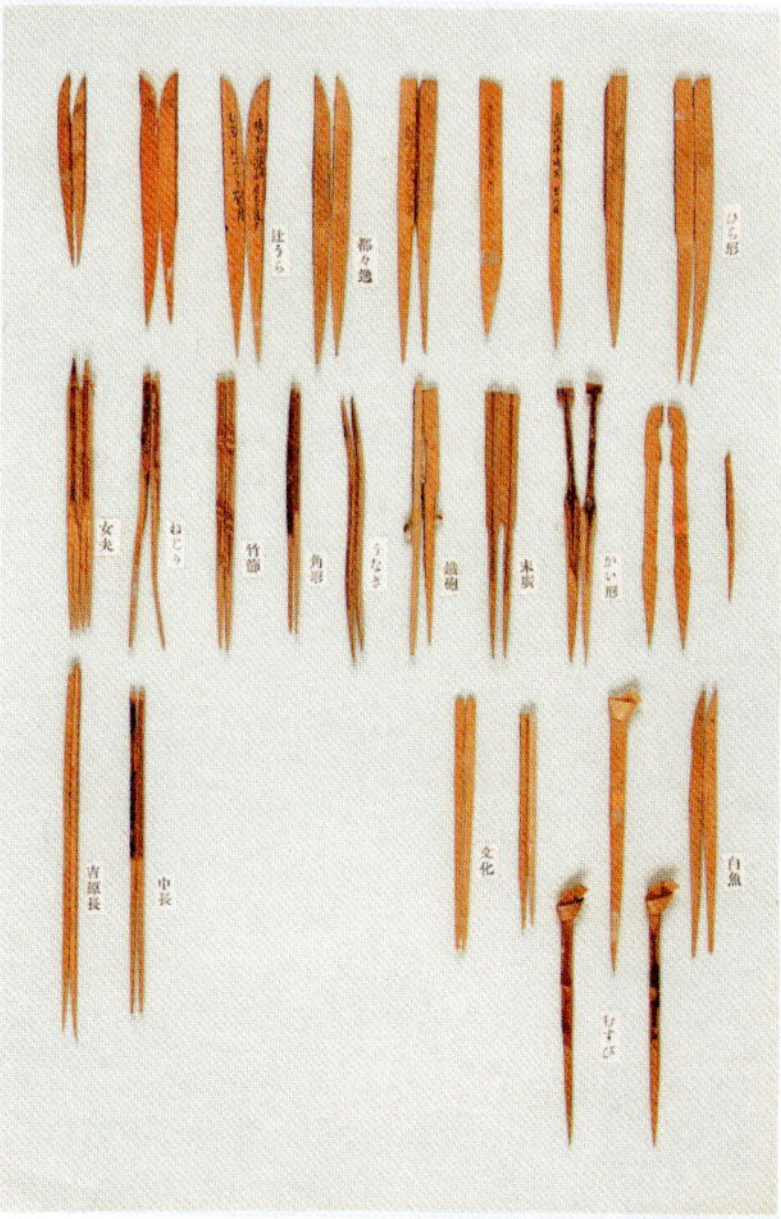

16　江戸期の粋な小楊枝。末広，鉄砲，うなぎ，角形，竹節，結びなどの形状がある

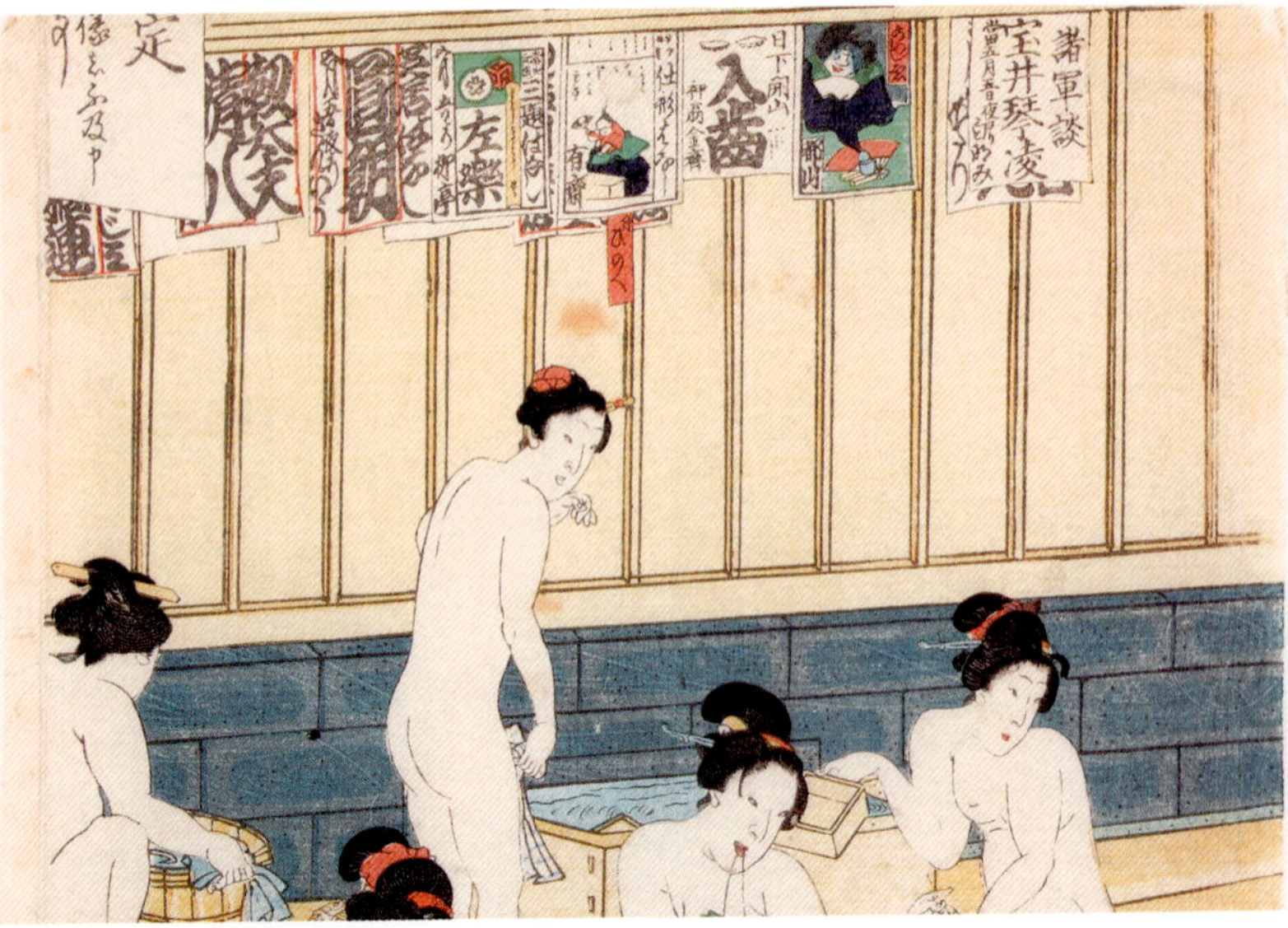

17　作者不明「肌競花の勝婦湯」江戸後期。銭湯の壁には落語や入れ歯の引札が貼ってあった

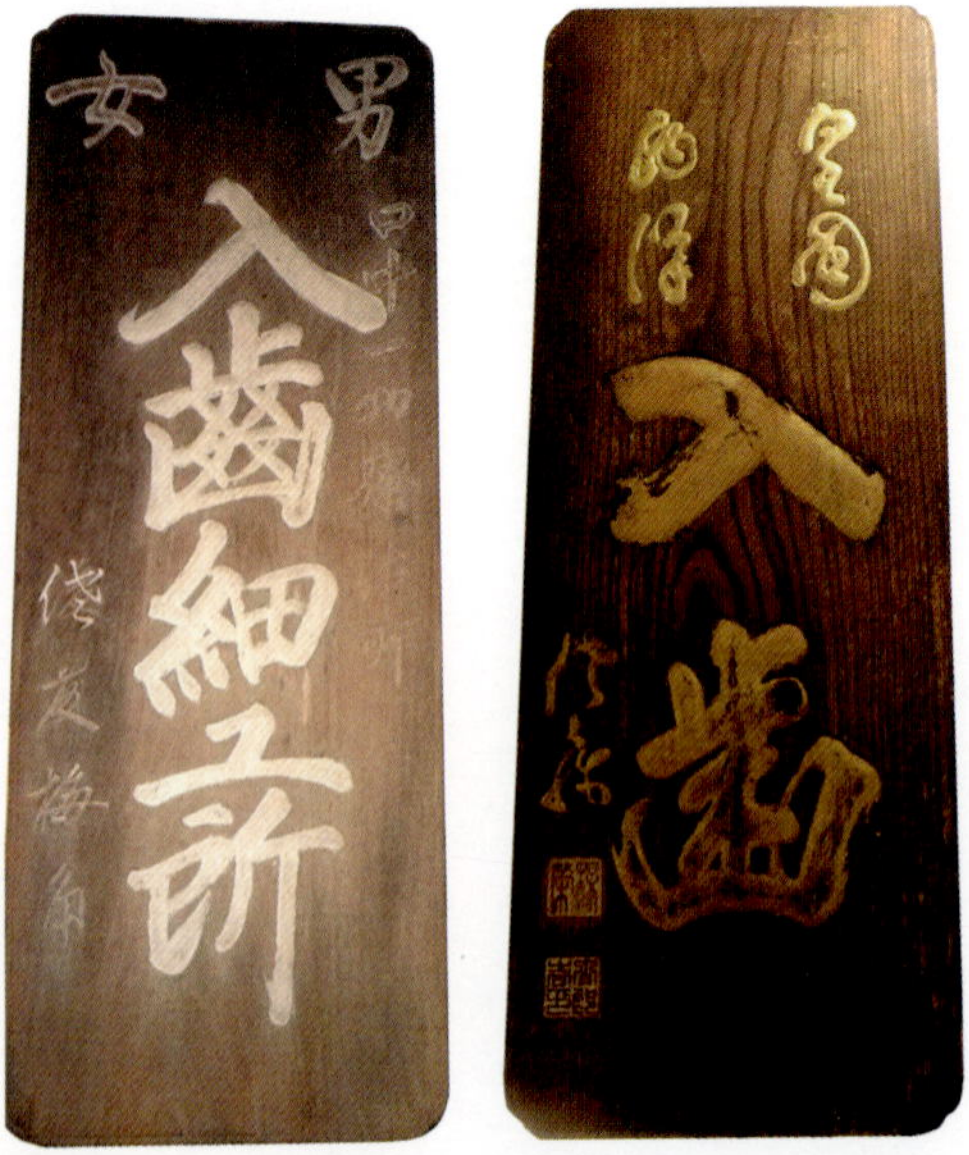

18　入れ歯師の看板（新発田市佐藤泰彦氏蔵）

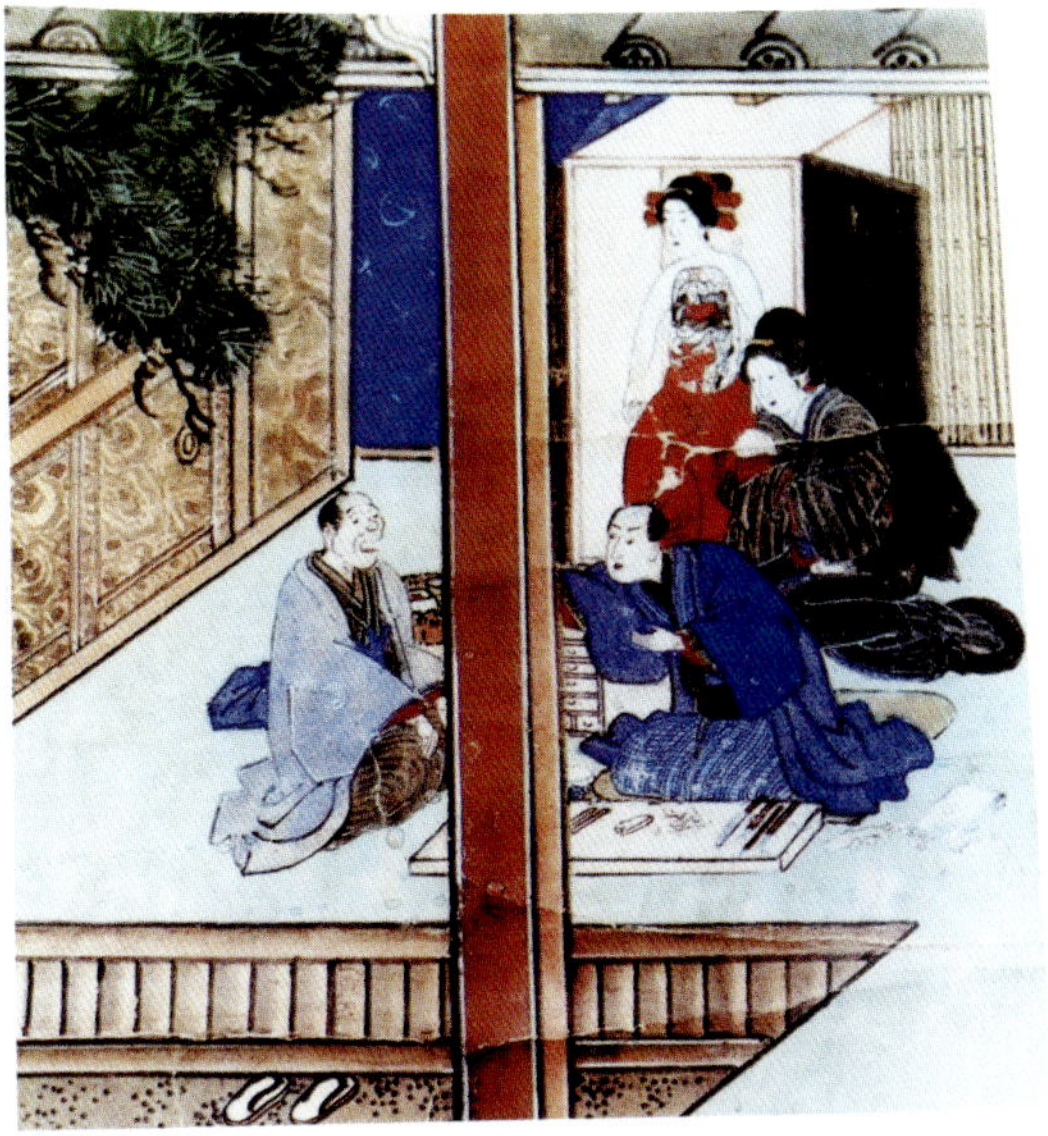

19　患者（左）と対座して入れ歯を制作する入れ歯師（右）（須田玲子氏蔵）

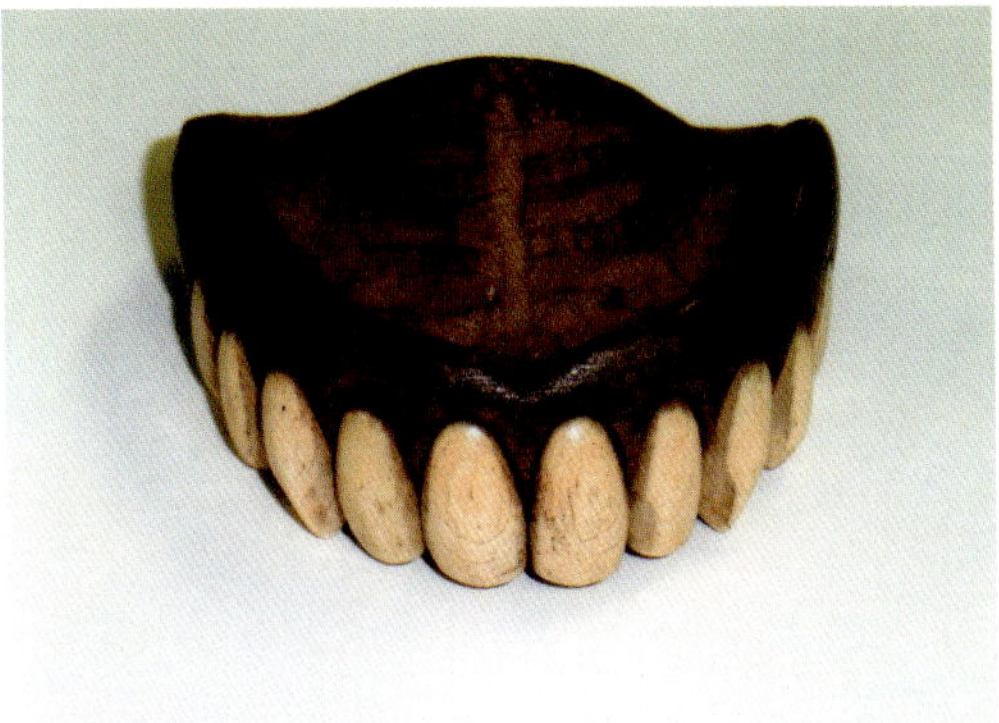

20　3代目須田松兵衛が制作した象牙の歯を植えた木床義歯（須田玲子氏蔵）

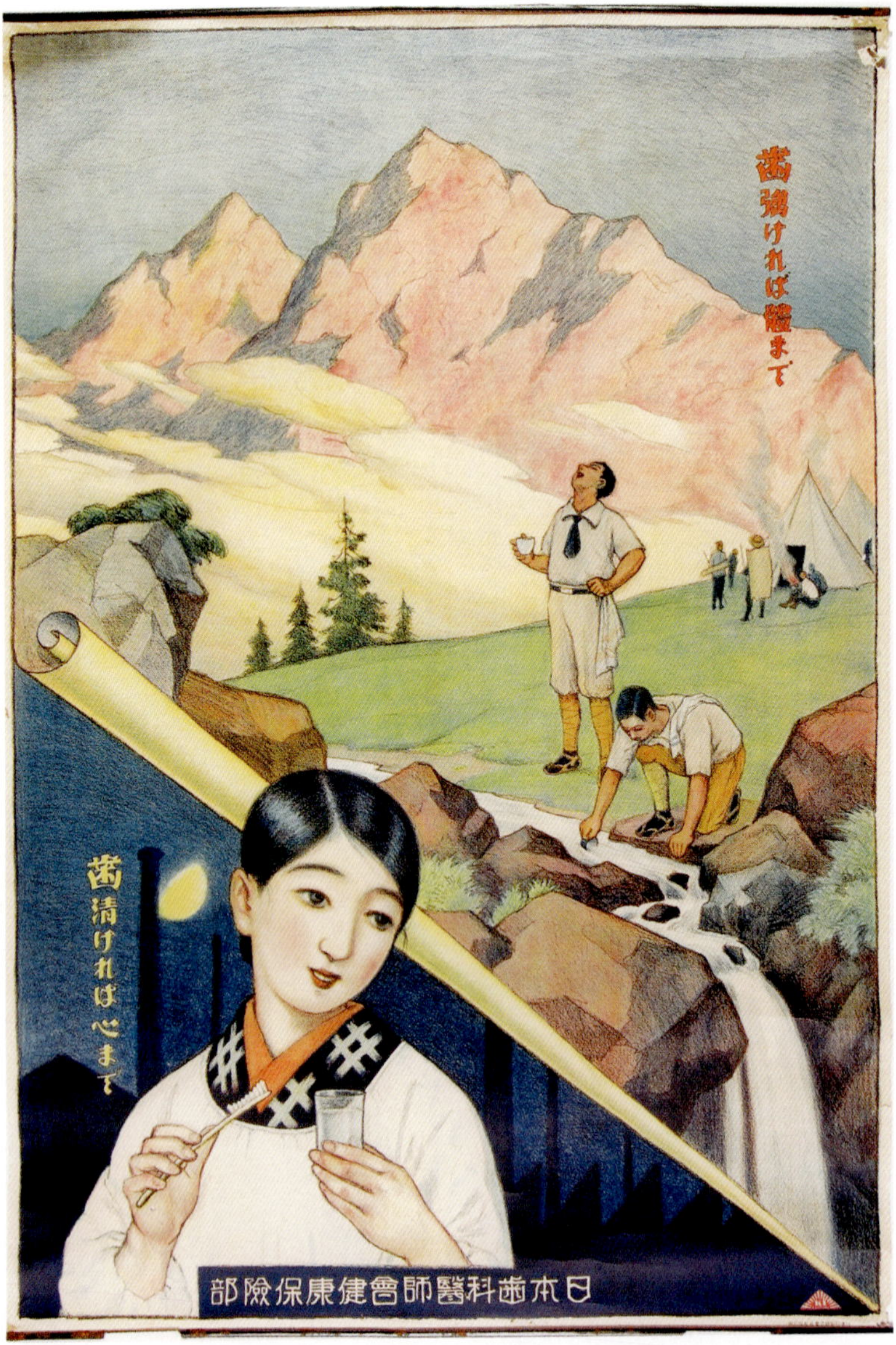
歯強ければ體まで
歯清ければ心まで
日本歯科醫師會健康保險部

21　ムシ歯予防デーのポスター。昭和 3 年（1928）。日本歯科医師会初のポスター（神奈川県歯科医師会・歯の博物館蔵）

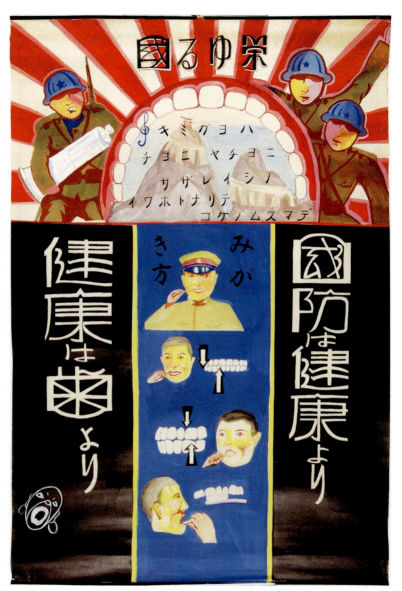

22　軍事色が漂っている手書きポスター。昭和 15〜16 年（神奈川県歯科医師会・歯の博物館蔵）

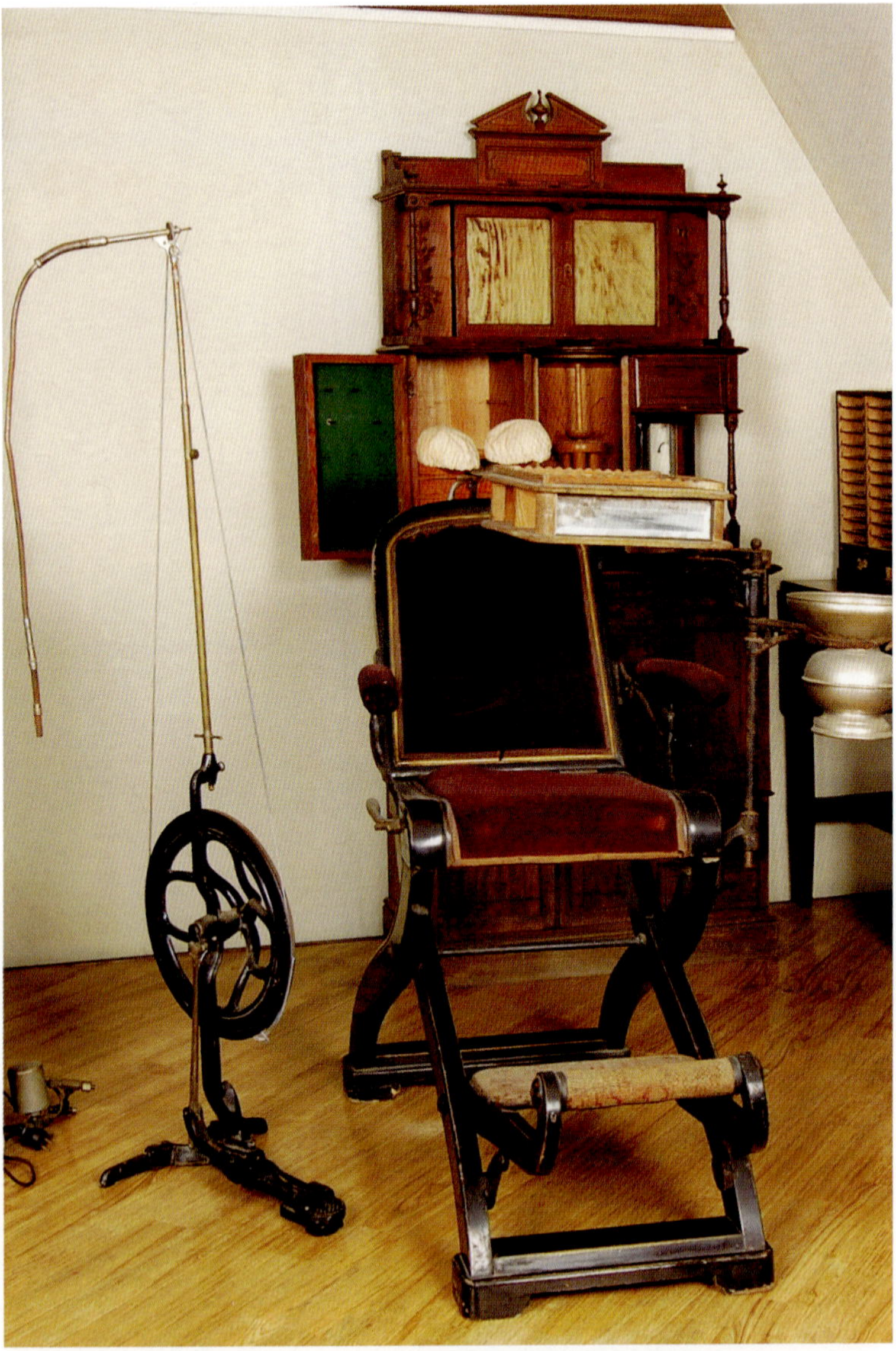

23　明治・大正期の診療室（神奈川県歯科医師会・歯の博物館蔵）
左：足踏みエンジン。右：折りたたみ式の治療椅子。奥：明治時代のユニット（小道具入れ）

ものと人間の文化史　歯／目次

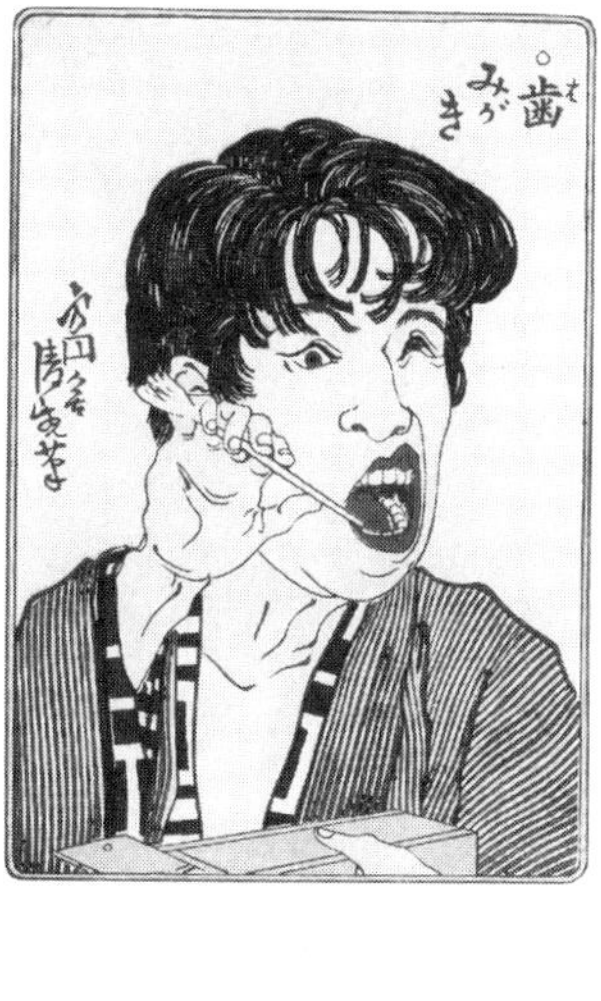

まえがき

一般の読者を対象にした本格的な歯に関する歴史書は、おそらくこれまでなかったと思う。筆者は神奈川県歯科医師会・歯の博物館の館長として永年歯科の歴史の研究に携わってきた。歯の博物館にはテレビや新聞、雑誌がたくさん取材にいらっしゃるが、記者のみなさんは口をそろえて歯の歴史は面白いと言ってくださる。その様子がテレビや新聞で紹介されると、博物館の見学者は増える傾向がある。

本書は日本の歯に関する歴史を古代から紐解いているが、主に江戸時代、明治時代を中心に記述した。構成は次のとおりである。

第一章「歯が痛い」。歯が痛い時、昔の人びとはどのようにしていたのだろうか。陰陽《おんみょう》師《じ》や祈禱師に頼った平安時代から、薬草を用いるようになる江戸時代など、治療の変遷を紹介する。三〇本も虫歯におかされていた将軍とは、誰だったろうか。

第二章「歯を抜く」。驚くことに縄文時代後期から弥生時代中期まで、健康な歯を抜く風習が日本の各地にあった。医療としての抜歯は、平安時代の天皇や公家の日記に口中医に痛む歯を抜いてもらったことが記されている。江戸時代になると、口中医や入れ歯師や歯抜きが麻酔なしで歯を抜く場面がさまざまな書物に記されている。香具師が見世物で歯を抜くこともあった。麻酔は当時使われていたのか。シーボルトの持参した医療器具はいかなるものだったのか。

第三章「お歯黒をする」。お歯黒の歴史は古い。中国の『魏志倭人伝《ぎしわじんでん》』や『山海経《さんかいきょう》』、日本の『源氏物語』『枕草子』など、多様な文献にも登場する。近世には成人女性の身だしなみであったこの風習が、幕末に来日した外国人の目にどのように映ったか、虫歯との関係など、興味深いエピソードも多い。

第四章「歯をみがく」。歯みがきは本来、僧侶が読経する前に身を清める仏教の儀式だった。インドから中国、日本へ、仏教とともに歯みがきも伝わった。赤穂義士と歯みがきの意外な関係とは。歯ブラシに改良が加えられ、歯みがき粉の宣伝合戦など、庶民の暮らしに根付いた歴史を追う。

第五章「入れ歯をつくる」。柘植《つげ》の木を彫って入れ歯をつくる技術は、日本独自のものであった。入れ歯師は、仏像や根付を彫る職人が転向したと言われる。現存する江戸時代の入れ歯の図版を掲載し、当時高価だった入れ歯を入れた有名人の逸話も紹介する。

第六章「発展する歯科医学」。西洋の技術は、幕末から明治初期にかけて横浜居留地で開業したアメリカ人歯科医によって伝えられた。日本人は新技術を取り入れ、より良いものへと改良し、新たなものを創意工夫していった。数度の戦争を挟み、治療から予防へと意識が変化していくさまを考察する。

また、第一章、二章、四章、五章の末尾には、コラムとして西洋の歯にかんするこぼれ話を羽坂勇司先生にご執筆いただいた。日本との違いも興味深いことと思う。なお、全章にわたって、引用文には句読点等を適宜補い、旧漢字を新字体に改めたことをお断りしておく。画像は、とくに断りのないかぎり、すべて筆者所蔵である。

人の歴史は、歯に悩んだ歴史といっても過言ではない。日記や手紙や文学、絵画にその悩みはあふれている。人は歯とどのように付きあってきたのか、少しでも関心を持っていただければ幸いである。

大野粛英

第一章　歯が痛い

直接歯の為めに死なない迄も、歯齦《しぎん》の炎症から来る残虐な悪辣な、抉られるような苦痛の為めに、精神と云う物が滅茶滅茶に掻き壊されて、気が狂って死ぬかも知れなかった。

谷崎潤一郎「病蓐の幻想」

1　縄文人も苦しんだ

遺跡から出土した縄文時代人の頭蓋骨を調べると、虫歯の痕跡がみつかる。縄文時代人というと、がっしりしたあごの張った顔や丈夫そうな歯を思い浮かべるが、実際はどうだったのだろうか。

行形勝「縄文人の齲蝕について」によると、新潟大学医学部第一解剖学教室が保管する縄文人骨男性四四体、女性三七体を調査したところ、「齲歯率は縄文時代全期を通じて男女全体としてみると七・〇%である。また齲蝕が最も高頻度に見られる歯種は第三大臼歯（親知らず）である。……縄文時代早・前期人よりも中・後・晩期人のほうが高率であり、どちらの時期においても常に女性のほうが男性よりも高頻度である」という。齲蝕《うしょく》とは虫歯のことで、後期になるにしたがって食生活がいくぶん改善されたため増えたのではと推測している。
佐倉朔は「日本人における齲歯頻度の時代推移」で虫歯は生活環境、食生活の歴史的変遷と密接な関係があるとし、頻度の変化について報告している。

縄文時代人では一〜二本または三本に近い値となるが、三本を超えることはない。この比較的低い齲歯頻度は、その後、古墳時代を経て鎌倉時代に至るまで、ほぼ同程度に持続したと考へられる。
室町時代に入るとやや増加して四本を超えるが、この程度は江戸時代においても大きな変化が見られない。……日本人の齲歯頻度の増加は、室町時代と現代との二つの時期において、他の時期よりも顕著であつたと推定される。

藤田尚は「縄文人とむし歯」で、縄文人の虫歯の最大の特徴は根の部分の虫歯が多いことだと指摘し、歯みがきの習慣がなく自浄作用が及ばない歯と歯の間や根の部分が不潔域になったためだろうという。縄文時代には虫歯と歯周病は互いに関連性を持ちながら発症し、縄文人に虫歯が多いのは植物性食料の多量摂取にあると結論づけている。クリやクルミなどのデンプンと鹿や猪の血液や内臓に野鳥の卵などを加えて焼いた当時のパンやクッキーは、歯にたまって虫歯になりやすかった。歯を失う原因としては、齲蝕と歯周病は切り離せないとも述べている。

歯周病は文明病、現代病と呼ばれているが、縄文人もすでに罹って歯を失っていたとは驚きである。粘着性のある食べ物の多い食生活や歯垢の沈着、歯の清掃不足などにより歯周病になるのは、現代人とまったく同じであると言える。

2 加持祈禱から専門家が登場するまで

六〜七世紀の中国では、歯虫《はむし》が歯質を食べて壊すせいで虫歯になると信じられていた。現存するわが国最古の医学書『医心方《いしんほう》』（九八四年）には、歯虫は「虫ノ長サ六、七分ナル……皆、頭黒シ」とある。編纂した丹波《たんばの》康頼《やすより》は主に隋唐の医学書をもとに自らの経験も加えたので、中国の考え方がそのまま伝わったらしい。また、『医心方』巻二七養生篇には「朝夕、歯ヲ琢《ミガ》ケバ、歯ヲ齲《ムシ》マズ」（歯を朝夕みがけば虫歯にならない）とも書いてある。

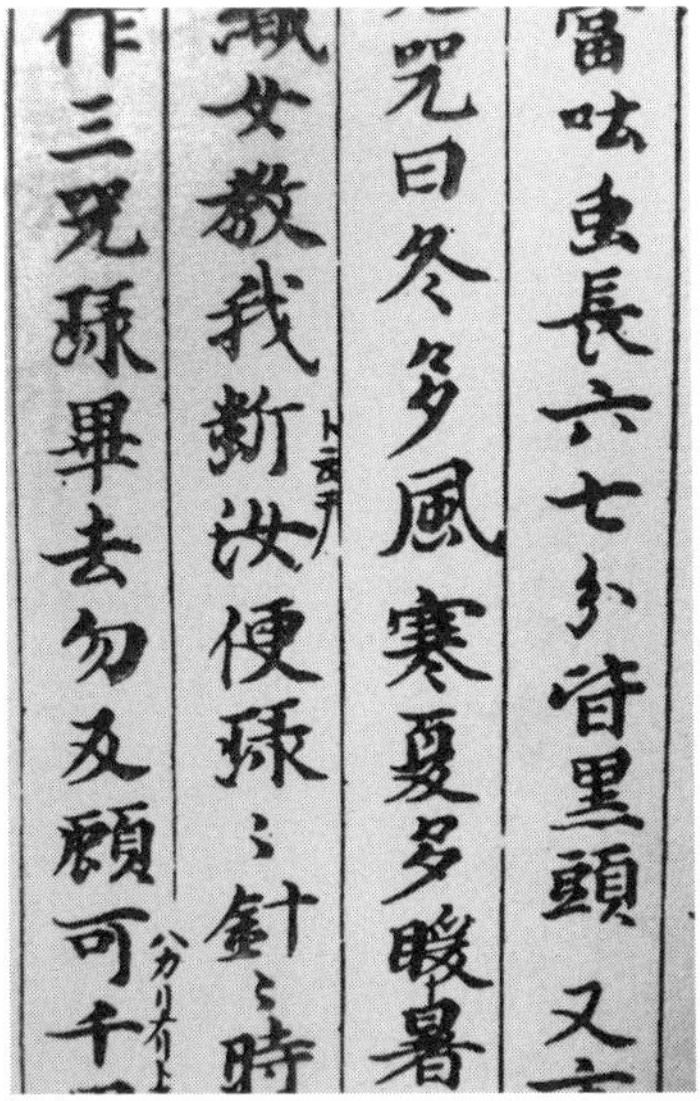

「虫長六七分皆黒頭」と歯蟲の大きさを記した『医心方』

『病名彙解《いかい》』（貞享三・一六八六年）や

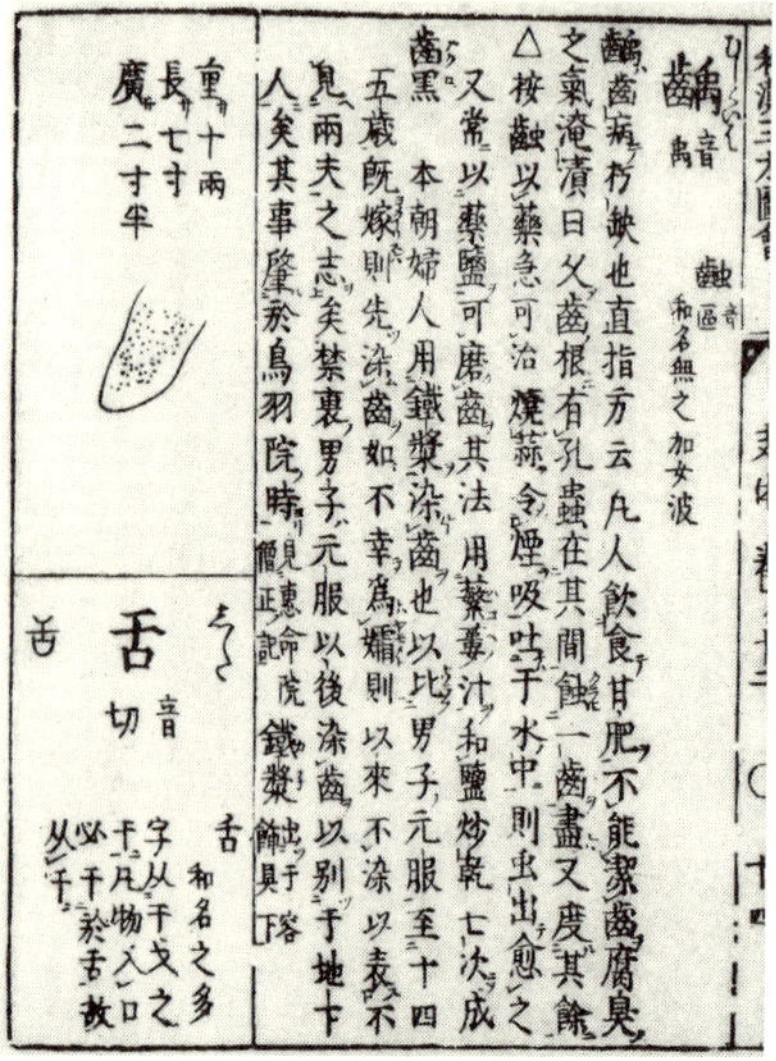
和漢三才圖會

齲 音禹 齲 和名無之加女波

齲齒病朽缺也直指方云凡人飲食甘肥不能潔齒腐臭之氣淹漬日久齒根有孔蟲在其間蝕一齒盡又度其餘
△按齲以藥急可治 焼蒜合煙吸吐于水中則虫出愈之
又常以蘗鹽可磨齒其法用蘗葉汁和鹽炒乾 七次成
齒黑 本朝婦人用鐵漿染齒也以比男子元服至十四五歳既嫁則先染齒如不幸爲孀則以來不染以表不見兩夫之志矣禁裏男子元服以後染齒以別于地下人矣其事肇於鳥羽院時 見惠命院 鐵漿

舌 音 切 舌 和名之多
重十兩 長七寸 廣二寸半
字从千从口 千凡物入口必干於舌故从千

歯の根に孔があり虫がいると解説した『和漢三才図絵』

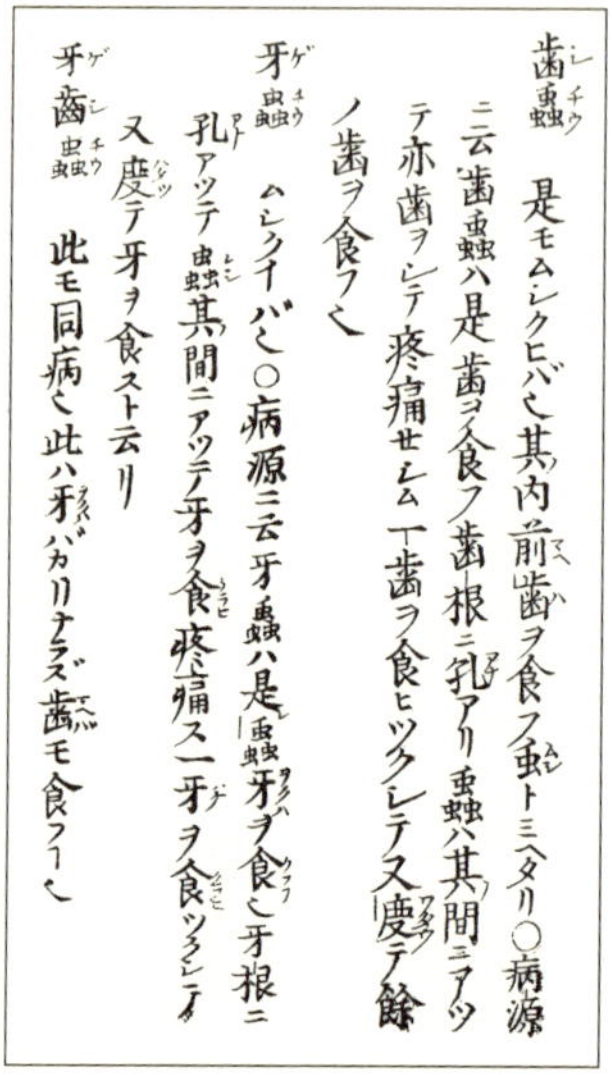
歯蝕 是モムシクヒバヽ其内前歯ヲ食フ虫トミヘタリ○病源ニ云歯蝕ハ是歯ヲ食フ歯根ニ孔アリ虫蝕ハ其間ニアツテ亦歯ヲシテ疼痛セシム 一歯ヲ食ヒツクシテ又度テ餘ノ歯ヲ食フヽ
牙蝕 ムシクイバヽ○病源ニ云牙蝕ハ是虫牙ヲ食ヽ牙根ニ孔アツテ虫其間ニアツテ牙ヲ食疼痛ス一牙ヲ食ツクシテ又度テ牙ヲ食ストイリ
牙歯蝕 此モ同病ヽ此ハ牙バカリナラズ歯モ食フヽ

歯蟲，牙蟲，牙歯蟲を説明する『病名彙解』

『和漢三才図絵《わかんさんさいずえ》』（正徳二・一七一二年）にも、齲蝕は歯虫が食べて歯に穴が開くとあり、西洋、中国、日本において歯虫説は一九世紀まで健在だった。虫歯菌が糖を発酵させて酸を作り歯の表面を溶かすという説が生まれたのは、一九世紀の終わり（一八八九年）になってからである。

奈良時代や平安時代には、疱瘡や麻疹などの疫病が流行ったり飢饉が起こるのは怨霊のせいだと考えられていた。医術を兼ね備えた僧侶（僧医という）や修験者は、歯痛も含め病苦や疫病から逃れられるよう加持祈禱を行なっていた。一方、宮廷の行事や儀礼では陰陽《おんみょうじ》師が活躍し、有名な安倍《あべの》晴明《せいめい》は、呪術的な医療を手がけた。このほか、医師《くすし》は漢方の煎じ薬を飲ませる治療を行なった。

しかし、僧侶や陰陽師、祈禱師に加持祈禱してもらったり、医師に見てもらえるのは公家や武将などの上流階級であった。当時の天皇や公家の日記に、その様子がうかがえる。一方、庶民は、病気になっても医師にかかることはなく、神仏に祈り、民間療法に頼って煎じ薬を飲んだり、草木を患部に貼ったりした。

古代の日本文化は中国と朝鮮に大きな影響を受けており、奈良時代の医学は、隋の『病源候論』、唐の『千金方』といった医書を参考にした。平安時代にはすでに医者は専門が本道（内科）、外科、耳目口歯科に分かれていた。

室町時代になると口歯科が独立した。口歯科の対象は歯、口、舌、咽喉で、歯には薬物のほか灸や烙鉄（火で焼いた鉄の棒を当てる療法）などで治療を施した。

天皇や公家の治療

天皇や公家は、歯痛の時はどうしていたのだろうか。現在残っている口中書《こうちゅうしょ》（歯の医学書）は、室町時代や江戸時代のものが多い。平安時代の歯痛の治療については、天皇や公家が記した日記を調べるしかない。

たとえば権大納言・藤原行成《ふじわらのゆきなり》は長保元年（九九九）七月一六日の日記に、一条天皇の歯の具合が悪いため競馬が中止になった、陰陽師の安倍晴明を呼んで占ってもらったが、なんの祟りもなかったと記している。疾病はもののけのせいと信じられており、秀でた陰陽師はその姿を見ることができたと言われる。

平安中期の随筆『枕草子』には、一八、九歳の美しい髪をした女性が、歯が痛くて、髪の毛を涙でぐっしょりぬらして乱れるままにしているという記述がある。これは年齢からみても、虫歯による痛みではないだろうか。

『花園天皇宸記《しんき》』をみると、鎌倉時代の宮中の暮らしぶりがよくわかる。「口熱に依り歯痛有り。よって［和気《わけ》］全成朝臣針を立つ」（応長二年［一三一二］一月二五日）、「朝より歯痛更発し、皃《かほ》聊か瘇《は》れ物を食はず」（正和二年［一三一三］五月一八日）、「今日歯痛有るに依り、［丹波］冬康朝臣《あそん》を召し件の歯を取らしむ。相違無く取らしむ。更に苦痛無し。誠に達者と謂ふべし。凡そ歯に於ける名誉の医師なり」（正和三年五月一七日）。歯の痛みで顔が腫れるまでになり、口科医の丹波冬康《たんばのふゆやす》を呼んで抜いてもらったとある。冬康は、わが国最古の医学書『医心方』を編纂した丹波康頼の子孫であった。

口中医

丹波冬康の孫の丹波兼康《たんばのかねやす》は、口科専門医の祖とされる。この家系はすぐれた口歯科《こうしか》の医師を輩出し、兼康から五代目の丹波親康《たんばのちかやす》は名前を姓にして親康家を起こした有名な口中医だった。その治療範囲は、牙歯、口舌、咽喉など口の中すべてであった。享禄四年（一五三一）には治療法を『口中秘伝』としてまとめている。

富士川游著『日本醫学史』には、「平安朝の末期に丹波康頼が出て口歯科をなし、室町時代にはすでに口歯科の専門書があった。この時代には兼康、親康の両氏がいた。二人は口歯科を専門とし、これを口中科と称した」といったことが書かれており、歯科の名称の変遷がわかる。

山田平太「明治前日本口歯科史」によると、治療には甘草《かんぞう》、細辛《さいしん》、丁字《ちょうじ》、巴豆《はず》、乳香《にゅうこう》、明礬《みょうばん》などを、塗薬には沈香《じんこう》、蓽撥《ひはつ》、乳香、胡椒、細辛、紅花、桂心《けいしん》、犀角《さいかく》、升麻《しょうま》、生地黄《きちおう》、青塩などを使用したとある。

口中医は、腫れた歯肉を鍼で切開したり抜歯を行なう時には、歯落薬《はおちやく》（歯肉につける麻酔薬）を塗って痛みを少なくしていた。筆者は、江戸中期の口中書を七冊所持しているが、草烏頭《そううず》（トリカブト）などを用いた歯落薬の処方があり、膿瘍の切開や抜歯に使うと書かれている。

江戸時代になると、徳川家や有力大名に抱えられ、地位の高い法眼《ほうげん》となる口中医も現れる。口中医は、歯、喉、舌など口の中にできる疾患を治療の対象とし、入れ歯は製作しなかった。そのため、口中書で入れ歯の製作について記してあるものは一つもない。

井原西鶴の滑稽本『浮世《うきよ》親仁《おやじ》形気《かたぎ》』の挿絵にある口中医、安達大園は、看板に口中入れ歯と掲げているが例外かもしれない。座って対面する治療風景が描かれている。筆者の所持する明治初期の口中医の引札には、入れ歯製作と書いたものがある。榊原悠紀田郎は、口中医は客層を上流階級とする者と庶民とする者の二つに分かれていたのではないかという（『歯科保健医療小史』）。

明治八年、医師の資格を授ける医術開業試験が導入されたが、このとき口中科は医科の一分野として認められていた。しかし、小幡英之助は口中科ではなく歯科を受験して合格し、歯科開業医第一号

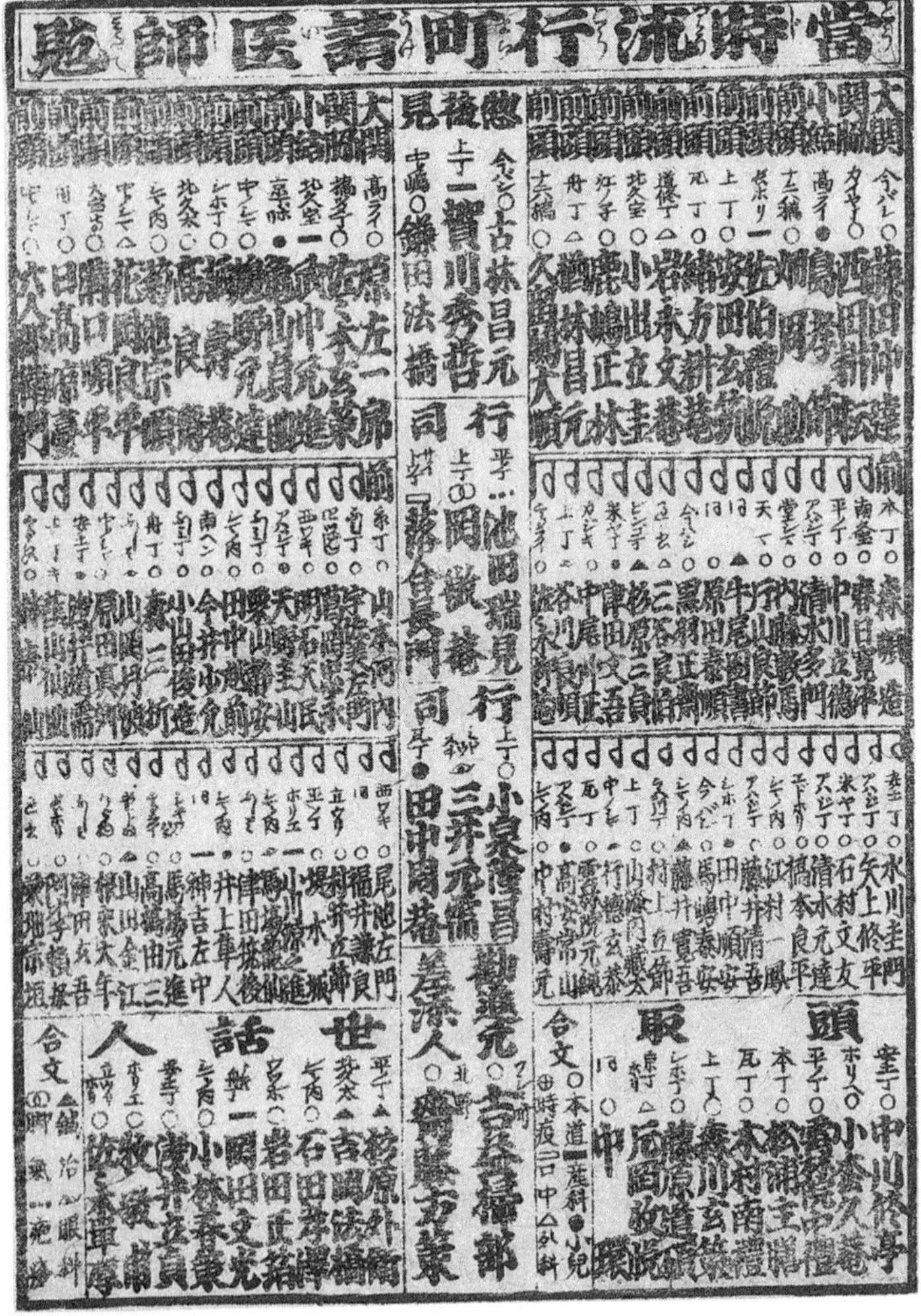
当時流行町請医師見立

総後見

行司

勧進元

頭取

世話人

「当時流行町請医師見立」江戸期。下段中央右に，本道（内科），産科，小児，時疫（感染症），口中，外科の分類記号。口中医の落合長門の名が行司の欄にあるとなった。明治一六年に歯科試験科目が定められると、実績を積んだ口中医もこれに合格しなければ歯科医を名乗ることはできなくなった。

口中書

丹波兼康は室町時代の有名な口中医であり、その治療法をまとめた『兼康氏秘伝法』、『兼康家口中秘伝之書』などが残っている。口病、舌病、歯病（歯痛、歯草《はくさ》、虫喰い歯）、咽喉病を手がけ、現代の歯科と耳鼻科を兼ねたような医師であった。『兼康氏秘伝法』には、次の記述が見られる。

・吹薬《ふきやく》——粉末にした薬を筒で患部に吹きつける：諸病
・含薬又は含嗽《がんそう》（うがい）——煎じたものを含んで吐く、または粉にして布に包んで含むか噛む：歯草、口内諸痛、咽喉の病
・塗薬（付薬）——粉や黒焼きにしたものを水、油、糊などと練り、虫歯の穴や歯肉に塗る
・刺鍼《ししん》——口中鍼として歯痛治療、歯肉に刺して血を出す：歯草の排膿、抜歯
・灸——中指や手首などにお灸をする：歯痛

現代の塗布麻酔薬に相当する歯落薬としては、草烏頭《そううず》、蓽撥《ひはつ》、川芎《せんきゅう》、細辛《さいしん》などを鍼先につけて刺したり、糸に含ませて歯根の周りの歯肉に押し込んで痺れさせてから歯を抜いた。

兼康の口中書では、虫歯には細辛、丁字、桂心、山椒、乳香、甘草、塩などを、歯草には胡椒、乳

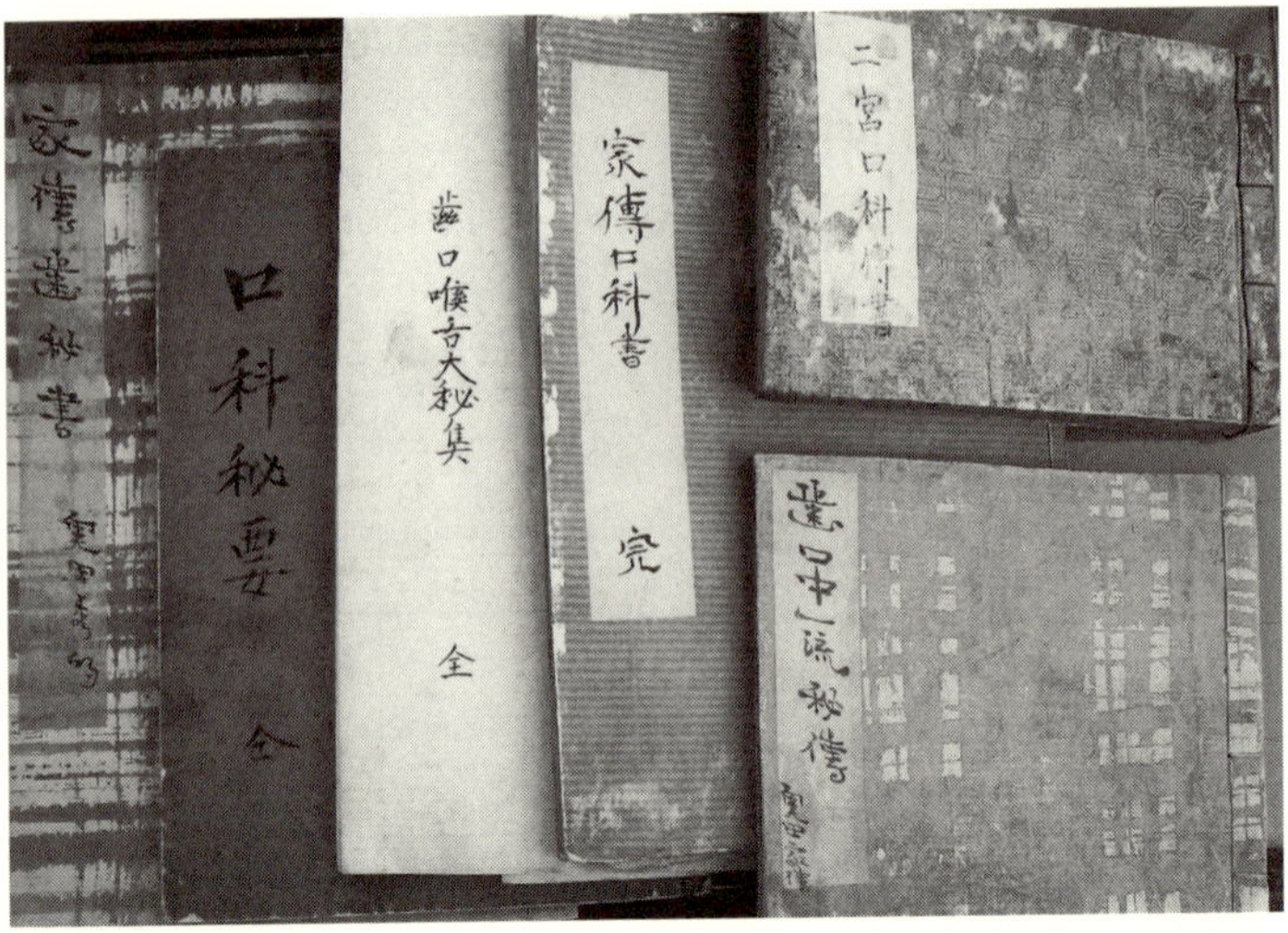

江戸期の口中書。口中医の師について修行し，一人前になった時，口中書の写本を許された

香、細辛、蓽撥を用いた。鍼灸は鎌倉時代から室町時代に盛んになり江戸時代も行なわれた。

文化八年（一八一一）の写本、『二宮口科傳書』には、歯痛の処方として次のように記載される。

・輸音玉冠散――紅花、梨實、鶏冠《けいかん》の黒焼を細末にして絹に包んで噛む。一切の歯痛に効く
・母丁散――丁子、ウツ木を麻油に混ぜて綿に包む。一切の歯痛に効く
・歯痛の奇方――葱《ねぎ》、明礬、甘草
・固禮之子散――丁子、胡椒、丹礬《たんばん》を丸めて火に炙り、乾かして虫歯の穴へ入れる。穴がなければ絹に包んで痛む歯で噛んでもよい。虫歯の奇薬である。

十人に八人は治る
・源氏五倍子散《ごばいし》——歯が浮いて虫歯が痛い時に、五倍子、柘榴《せきりゅうひ》皮、丁子、楊梅皮《ようばいひ》、甘草をつける

3　江戸時代のさまざまな療法

東京芝増上寺の徳川将軍墓の改葬時に、解剖学者が頭蓋骨を調べた記録がある（鈴木尚『骨は語る徳川将軍・大名家の人びと』）。それによると典型的な貴族形質は、超狭顔化、上下顎骨の縮小、歯列の不整（不正咬合）と歯冠の微少な咬耗などだという。江戸城内の食生活は、庶民と違いよく調理された軟らかい食事を常食としていたため、歯の咬む面のすり減り方も少なかったようだ。あまり嚙まないため徐々に顎が小さくなり、顔が細長くなって歯並びが悪くなったのであろう。また、徳川将軍家の人々は、虫歯が多かった。江戸時代に庶民の虫歯が一人平均四～五本だったのに対して、将軍と夫人たちは平均七本であった。虫歯と同時に歯周疾患もほとんどの発掘体に認められたという。とくに第一四代将軍家茂《いえもち》は、生前一本が脱落し、総数三一本のうちごく軽度のまで含めると三〇本が虫歯におかされていた。鈴木は、「ことによると、この虫歯がもとで家茂の体力が低下し……脚気衝心を併発したのではないかとさえ疑われる」と述べている。

歯が痛い時には、神仏に祈ったり、まじないに頼ったり、鍼灸で治療を試みるなど、さまざまな対

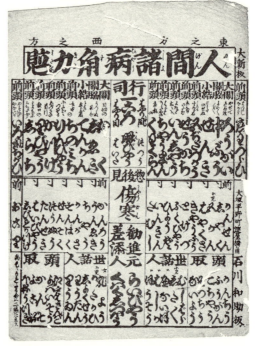

「人間諸病角力見立」江戸期。行司に頭痛，眼病，歯痛があり，下段右の世話人に虫歯等がある

処がなされた。江戸後期には、神社仏閣にお参りして願掛けをするのが流行した。

神仏への祈願

万寿亭正二『願懸重宝記《がんかけちょうほうき》』（文化一一・一八一四年）には、当時江戸で行なわれていた願掛けが三一件紹介されている。疱瘡や脚気、眼病、歯痛などさまざまな病気の平癒をはじめ、安産や夫婦仲を願うもの、盗難除けなどもある。願を掛けて目的を果たすと、改めてお礼に参ったという。この三一件のなかには、歯痛のときの「口中おさんの方」（港区善長寺の石碑。現在はなし）や「榎坂の榎」（港区赤坂）、口中の病気のときの「三途《さんず》川《がわ》の老婆」（台東区浅草寺の像。現在はなし）がある。

世界口腔保健年を記念して江戸東京博物館で一九九四年七月に開催された「歯の健康と歴史展」の図録には、歯痛の神様、仏様として、次のようなものがあげられている。歯神山王清兵衛（日枝神社・荒川区）、鯖稲荷明神（日比谷神社・港区）、虫歯祈念の寺（妙雲寺・台東区）、虫歯地蔵（松秀寺・港区）、歯の神様塩地蔵（源覚寺・文京区）、歯ブラシ供養／歯痛止めの神（白山神社・文京区）である。そのほか阿弥陀仏や如意輪観音、大日如来などの仏像、少し口を開いて仏歯が見える歯吹如来なども全国各地で歯の神として信仰された。

歯痛の神様や地蔵は、京都、大阪などにも多くあるが、江戸時代に栄えた城下町、多くの人が往きかった街道などには現在でも残っている。神津文雄著『歯の神様　民俗への旅』には、長野県下の歯の神様として、はくさん様、あごなし地蔵、歯痛の神様、虫歯地蔵尊、九頭竜権現、戸隠神社などが紹介されている。京都には、歯《は》神ノ《がみの》社《やしろ》の寛算《かんざん》石、伏見稲荷のぬりこべ地蔵などがある。

歯痛が止むよう願掛けするとき、人々は箸、楊枝（房楊枝）、萩の木、豆、梨、石、土団子、小絵馬、酒、煙草、豆腐、一本歯の下駄、味噌、塩などを供えた。信州では、歯痛の時は梨を断って戸隠明神に祈願する信仰があった。「薬師へめめめ戸隠へはははは」という古川柳があるが、これは眼病は薬師さまへ、歯痛は戸隠さまへ祈願するという意味である。

森納は著書『歯の民俗』で、「歯痛信仰も、その時代や地域によってその対象が必ずしも同一でなかった。白山さんであったり、歯痛地蔵、薬師如来、如意輪観音、弥勒菩薩、味噌なめ地蔵や、時には顎無地蔵であったりした」という。同書には森氏が訪ねた全国の歯の神様の写真も多数収められている。筆者の地元にある八杉神社の歯黒社も掲載されている（東急東横線菊名駅）。戦前まではこの歯黒社に歯痛祈願に詣でる人がかなりあり、治ると萩の木の枝を奉納したという言い伝えが残っている。困った時の神頼みという表現があるが、歯痛に悩んだら、神仏に祈願することが庶民にとってもっとも手っ取り早い方法であった。民間信仰や習俗は、伝統的な庶民の文化なのである。

小絵馬の奉納

今でも受験や就職などにかんして小絵馬《こえま》に願いごとを書く風習が全国的にみられる。昔は馬を神に捧げていたが、しだいに馬の絵で代用されるようになった。神社の絵馬堂に多人数で奉納する大型のものもあるが、個人が小さなものを奉納する形も江戸時代に生まれた。

小絵馬は、絵馬屋が泥絵の具で描いて販売した。岩井宏実は「嘉永の頃、茅丁に日高屋とゑま半、すきや橋に伊勢権、八丁堀に吉田屋、銀座山口亭」と江戸の五軒の絵馬屋をあげているが、いずれもいまはない（『小絵馬』）。現在東京には、旧日光街道の宿場町千住に、一軒だけ泥絵の具を用いる手描きの絵馬屋が残っている。先代の吉田東斎氏が急逝したため、娘さんが八代目を継いで今に至って

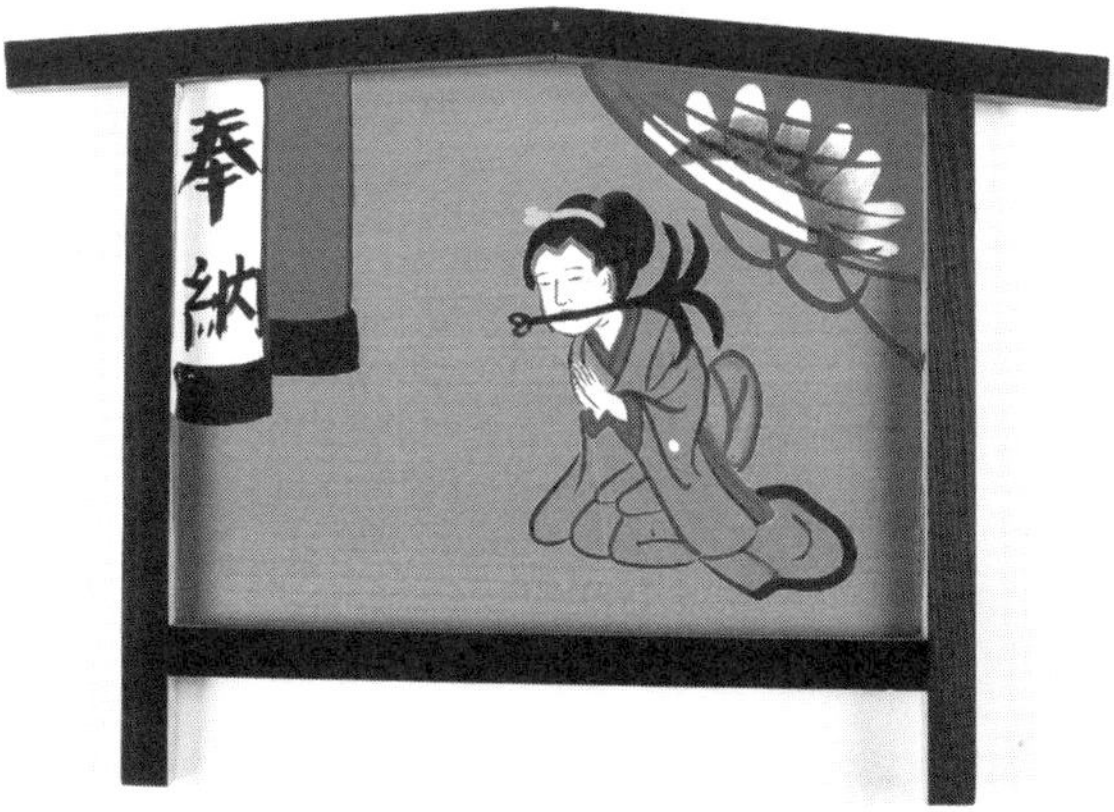

荒川区南千住の日枝神社に奉納された「錨噛みの小絵馬」

いる。

図柄は、よく乳が出るように乳をしぼっている母親、手足にできたマメが治るように鳩、歯痛の治癒を願う鯖、安産祈願のざくろ、腫れ物の膿を吸い出す蛸、眼病祈願のたにしや鰯、長寿祈願の亀、縁結びの蛤、風呂嫌いが治るよう母子入浴、疱瘡除けの為朝などがある。

新橋駅烏森口の日比谷神社（鯖稲荷）には、歯の痛みに効くとされる「違い鯖の小絵馬」がある。江戸時代のころは駅の近くまでが海だったので鯖や鰯などが獲れ、歯痛に苦しむ人は鯖を一年間断って願をかけたのが始まりだった（口絵2）。

東京荒川区南千住にある日枝神社の歯神清兵衛には、「錨噛みの小絵馬」が奉納された。伝承によると、参勤交代で江戸に向かう大名行列がこの地に差しかかった時、家来の清兵衛が突然歯痛になり行列を離れてしまった。責任を感じた彼は、迷惑をかけたと詫びて切腹した。その際、自分のような歯痛に悩む人を助けると言い残した。この侍を哀れみ、地元の人たちが祠を建てて供養したのが始まりとされる。錨は船が動かないようにするために使うものだが、この図柄には歯が歯周病でぐらぐら動かないように、歯が痛まないようにという願いが込められている。

三橋健編『わが家の守り神』には、大阪市の歯痛の神様が紹介されている。宝城寺の戸隠明神（御《ご》霊《りょう》神社内）では無言で参拝し、九《く》頭《ず》竜《りゅう》権現に三年間梨を断つと誓って祈願する。お礼には年齢を書いた梨や梨の図柄の絵馬を奉納する。京橋の歯《は》神《がみ》は、大坂城京橋口の土堤下にご神体の石が祀られていた。線香を焚いて石の間に差して祈願し、ここに奉納された楊枝を借りて歯をせせると歯痛が治ると言われていた。お礼には、借りた楊枝に新しい楊枝を添えて供えるか絵馬を奉納するという。

まじない

災いや悩みごと、身体に不調がある時は、祈禱師にお祓いをしてもらうこともあった。江戸中期の『智慧海』には、歯の痛みを止めたいときは

蟲是江南蟲　郤来喰吾牙
釘在椽頭上　永世不還家

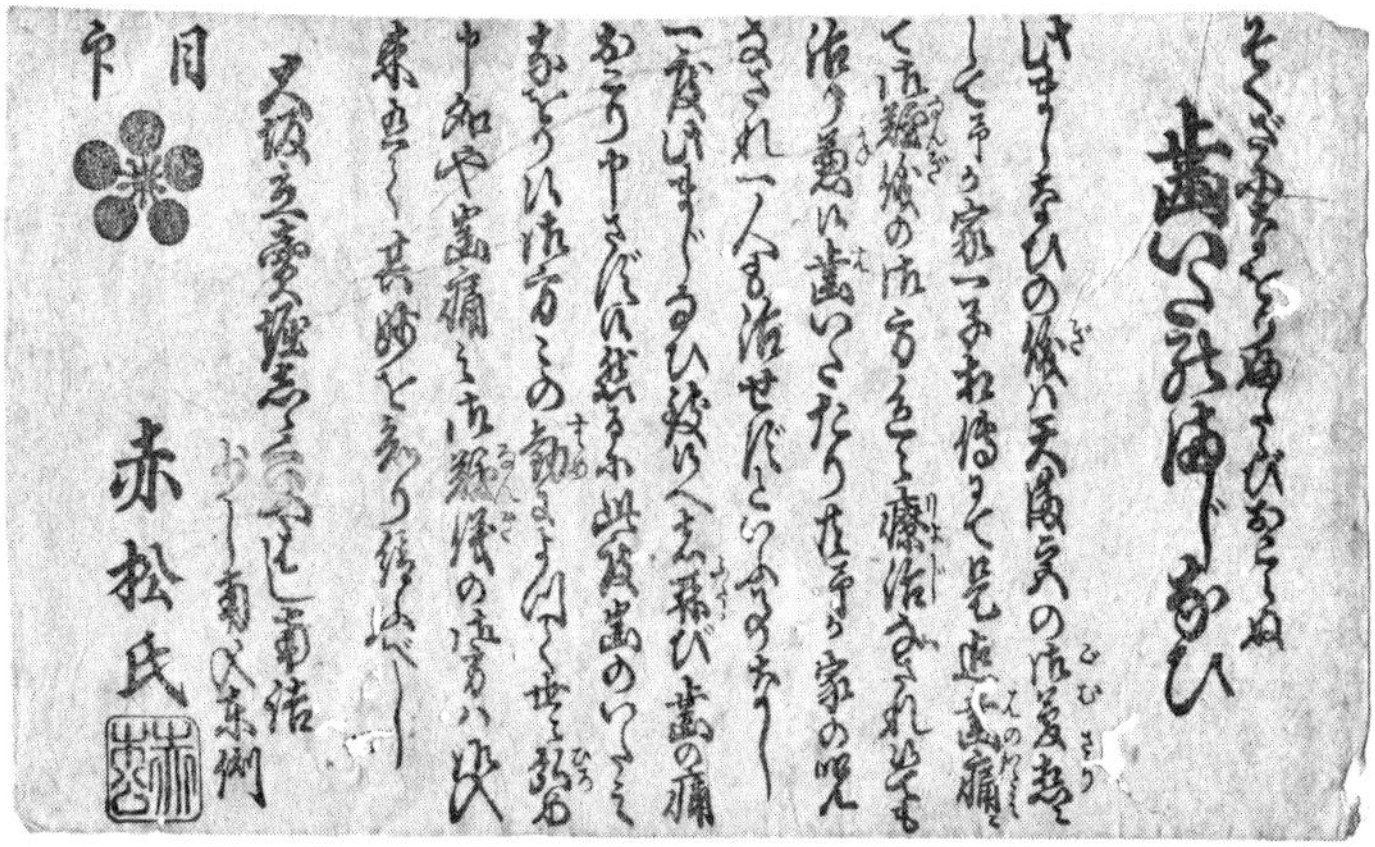

歯痛のまじないの引札。明治初期か

という呪文を紙に書いて七重に折りたたみ、蟲という字の頭を釘で柱の高い所に打ちつけて七遍唱えるとよい、とある。

大坂立売堀、赤松氏の引札（江戸末期）には、次のような文句がみえる。

此のましなひの儀は、天満宮の御夢想にして、予が家一子相伝にて、是迄歯痛にて御難儀の御方、色々療治なされ候ても、治り兼候、歯いたたり共、予が家の呪なされ一人も治せずといふ事なし。一度此まじなひ致候へば、再び歯の痛おこり申さず候。然るに、此度歯のいたみなをり候御方々の勧によつて、世に弘め申処也。歯痛の御難儀の御方ハ、ご入来有て、其の妙を知り給ふべし。

これまで私どものまじないをかけて治らなかったことは一度もない。まじないを唱えれば、二度と歯痛が起きないとの宣伝文句である。まじないの多くは、神秘的な威力を借りた迷信である。

鍼と灸

『二宮口科傳書』〔文化八・一八一一年の写本〕には、「歯ノ根ニ鍼ヲ刺シ乳香散ヲ含ム。虫歯痛キ時ハ、金袋乳香散ニ、丁子ヲ加テ付」とあり、鍼を同時に歯肉に打つ方法を紹介している。また、抜歯や膿瘍を切開する時には、歯落薬〔歯肉につける麻酔薬〕をメスの代わりの鍼先につけて使った。丹波元簡『備急續方』〔寛政三・一七九一年〕には、次のような記述がある。

虫歯のいたみに芒焇《ぼうしょう》〔硫酸ソーダ〕をあづき粒の大きさほどうすき紙に包み、いたむ歯にてそっとくはへて居るべし。芒焇だんだんにとける也。とけきりて又紙につつみくはへべし。痛やむ也。又、胡椒の粉、うすきのりにおしまぜ、いたむ方の頰へ貼るべし

虫歯の根をきる灸　踉のあつきかはとうす皮の間、あしのふくらはぎの方よりなでて、骨のとまりの真中にてんを付け、灸を五炷か七ひすゑべし。しばらくあると、そのまゝ痛とまりてその歯は一生むしばおこらず。惣て外の歯もむしばにならぬ也。尤両の足へすゑべし

惣ての歯のいたみ　気のつき、のぼせ、むしくひば、たとへ老人の抜ける歯にても、一切の歯のいたみに痛みをやむる灸。手の中指の爪の先の肉のきはより、手のひらの指の付きはの筋まで、わらしべ〔藁〕か紙より〔こより〕にて寸をとり、それを三つに折りて三角にして、ゐりくびよ

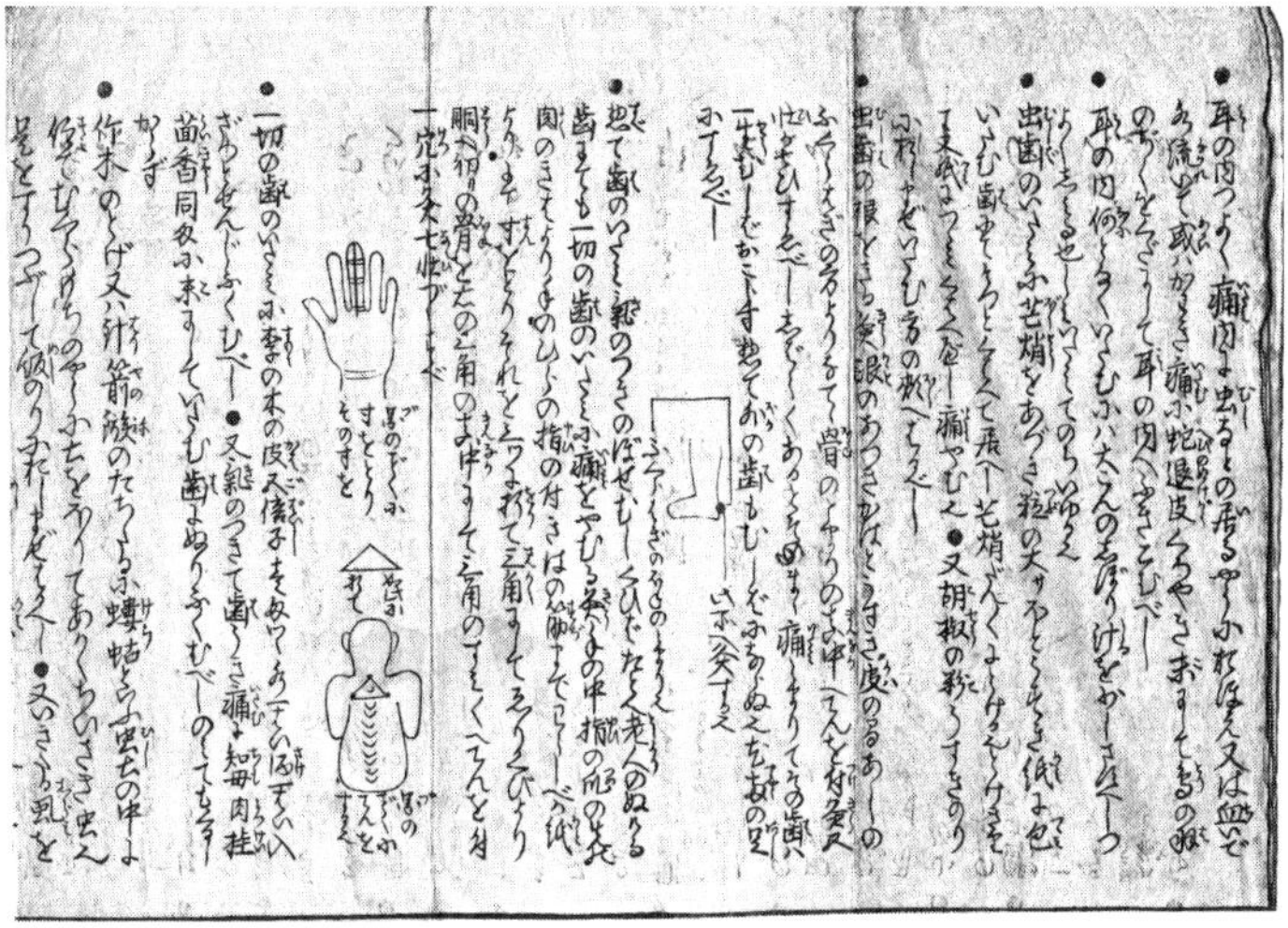

歯痛には手の中指の爪の先の肉の際に灸をする。『備急續方』

り胴へ初々の骨を右の三角の真中にして、三角のすみずみへてんを付、一穴に灸を七炷づつすべし

鍼灸師に尋ねたところ、この寛永時代のお灸のツボは、現在の歯痛のツボとは違うという。

民間療法

『救民妙薬集』(元禄六・一六九三年)は、水戸光圀が藩医の穂《ほ》積《づみ》甫《ほ》庵《あん》に命じて作らせた、身近な薬草の効能・使用法を記した庶民向けの手引書である。歯が痛いときは、藜《あかざ》と昆布の粉末を同量まぜて付けるとよいとか、松葉と柚子の木の表皮を薄くきざんで煎じて口に含むとよいとある。虫歯のときは、焼酎で口をすすいだり口に含むとよい、杉や檜の脂を丸めて歯の穴に入れるとよい、葱の白根をごま油で煮たものを含むとよいなどとあり、

江戸中期の民間療法は、このようにレベルが低かったことがわかる。

儒学者貝原益軒《かいばらえきけん》は、『養生訓』（正徳三・一七一三年）で歯についても語っている。毎朝干した塩を使って歯と歯ぐきを磨き、毎日ときどき歯を三六回くらいカチカチ噛み合わせていれば丈夫になり、虫歯にもならない。若い時に堅いものを食べてはいけない。私は楊枝を使わないが、こうして八三歳のいまも歯が一本も抜けていないと。彼は幼少期から病弱であったが、八五歳の天寿を全うした。

佐山半七丸《さやまはんしちまる》は文化一〇年（一八一三）に、『都風俗化粧伝《けわいでん》』で歯痛を治すための療法をいくつか紹介している。「壁土を粉にして、同量の塩と合わせてよく炒り、右の歯が痛むときは右の鼻へ吹き入れ、左の歯が痛むときは左の鼻の中に吹き入れる」「胡麻を水で煎じ、口に含んでたびたびうがいをする」「もぐさを火で焼き、その煙を鼻の中に入れて口から吐き出す」「杉の脂を丸めて虫歯の穴へ入れる」などである。

佩芳園《はいほうえん》蔵版『経験千方』（文化一四・一八一七年）には、歯の痛みに「だいこんのしぼり汁いたまざる方の耳へそゝぐべし」「杏仁くろやきにしきぬにつつみくはえてよし」「楊梅皮《ようばいひ》せんじ含べし」「骨《こっ》砕補《さいふ》細末糊に丸し歯の孔へ入置べし」「ふし粉をきれに包み含むべし」とある。

現代人からみると奇異に考えられるが、江戸時代には民間療法として動植物を黒焼きにした炭素が効くと信じられていた。惚れ薬としてイモリの黒焼きが有名であるが、歯痛のほかにも結核、梅毒、ハンセン病などいろいろな病気の薬として用いられた。筆者は、今では東京で唯一となった「黒焼き専門店」を上野に訪ねたことがある。現代でも歯痛に効く黒焼きが売られているのか興味があり、店

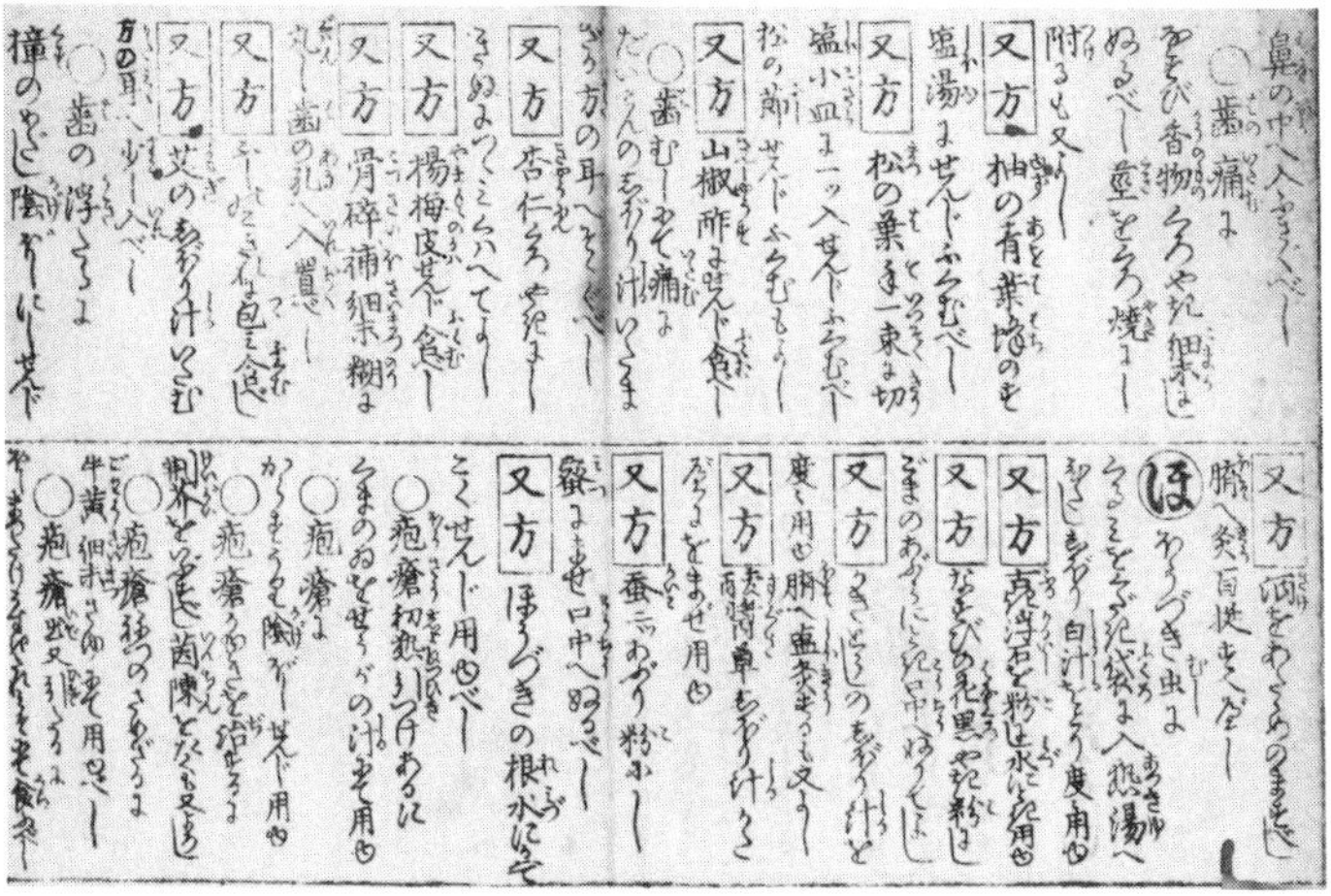

民間療法をまとめた『経験千方』。上段に歯痛，むし歯の痛み，歯の浮いた時の処方がある

に入った。しかし、歯痛向けは売っていなかったため、咳に効くという蜻蛉《とんぼ》の黒焼きを試しに買いもとめた。この粉末は、原料が何であったかわからない黒い炭素であった。このように江戸時代の民間療法に歯痛を治す薬効があったかどうかは疑問である。むしろ病は気からというように、心理的な効果があったのかもしれない。

渋沢敬三らは昭和七年（一九三二）に塩などに関する各地の言い伝えの調査を行ない、虫歯については次のような回答を得た（『塩俗問答集』）。

虫歯を病む人に、焼塩を絹の布に包み嚙ませる（青森岩木村）

塩を布で巻き、痛む歯で嚙むと治る（弘前市）

虫歯に塩をなすりつける（秋田神代村・香川高篠村）

焼塩を虫歯の時に嚙む（盛岡市）

虫歯に焼塩を用いる（新潟菅谷村）

虫歯の中に塩を詰める（長崎仁田村）

なんとなく薬効のありそうな処置もあるが、迷信にすぎないものも含まれているようだ。庶民の、なんとか病気を治したいという期待もあるのだろう。筆者は子供の頃、親から歯痛の時には梅干しを竹の子の皮に包んで頬に当てるよいと聞き、試したことがある。年寄りがいる家には、このような昔からの言い伝えが残っているものである。

黒須一夫と櫻井達也は「口腔領域における民間療法」で、民間薬は「植物を中心に、動物、鉱物を用い、その材料となるものは、身辺にあるもので、素人でもわかりやすく、入手しやすい」と述べている。薬理作用は「烈しいものはなく、毒性や副作用も少ない。効果については、効くものもあるが、明確でないものも少なくない」という。言い伝えによって広がり、ためしたら効果があるかもしれないという主観的なものも多いとみなす。

今村充夫は『日本の民間医療』で、「民間医療は荒唐無稽な事例も介在するが、概して自然で無理がなく治癒をはかり、抵抗力のつくのを待ち、根本的に健康をたて直す傾向が顕著である。大事なことは、精神の安定や抵抗力・忍耐力を鍛えるものである」と評価する。

口中薬

口中医や入れ歯師のなかには、独自に調合した歯痛止めの薬を販売する人もいた。江戸初期の有名な口中医、兼康祐元《かねやすゆうげん》は医薬品を扱う店も商っており、痛み止めの「三白散」を販売した。宣伝文句は「むしは口舌やふれたたれ歯痛ニ付て吉のんどはれいたむにハよしのくだにてふき入て吉其外口中一切の痛付て妙也」（虫歯や口内炎、歯痛には付ける。のどの腫れや痛みには、葭《よし》の管で吹き付ける。その他口の中の痛みにも効果あります）であった。

江戸中期の「歯のいたみ秘密妙薬」の引札には、「此外《このほか》口中一切のいたみ舌のいたみ、のと《ど》のいたミなとにもよろし　松子《まつかさ》五ツ六ツ塩つけにして四五にちもをく〇葉《は》昆布《こんぶ》五六寸右の二品赤土にてつつみぬりいろ里の中火をたく下にほりうづミ《む》もしやきに一夜もをきとりあけぬりたる　土をはらいのけ細末ニなすなり」とある。

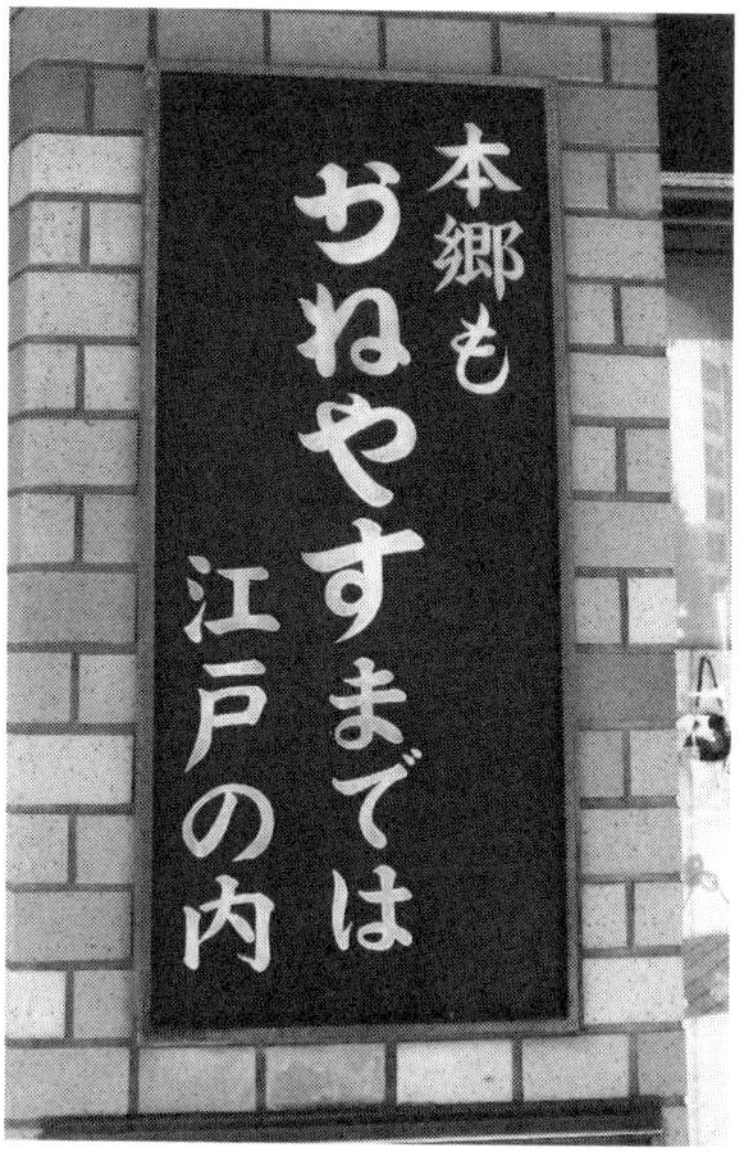

兼康祐元が開いた店は，現在も同じ場所にある。店先に掲げられたプレート

歯痛止めには、いろいろな処方があり、七～一一種の生薬を配合していた。たとえば鎮痛鎮静作用のある丁字、紫《し》丹《たん》（檀）、川芎《せんきゅう》、細辛や、止血作用のある蓮葉《れんよう》が使われた。現代からみても十分歯痛を止める効能があったと考え

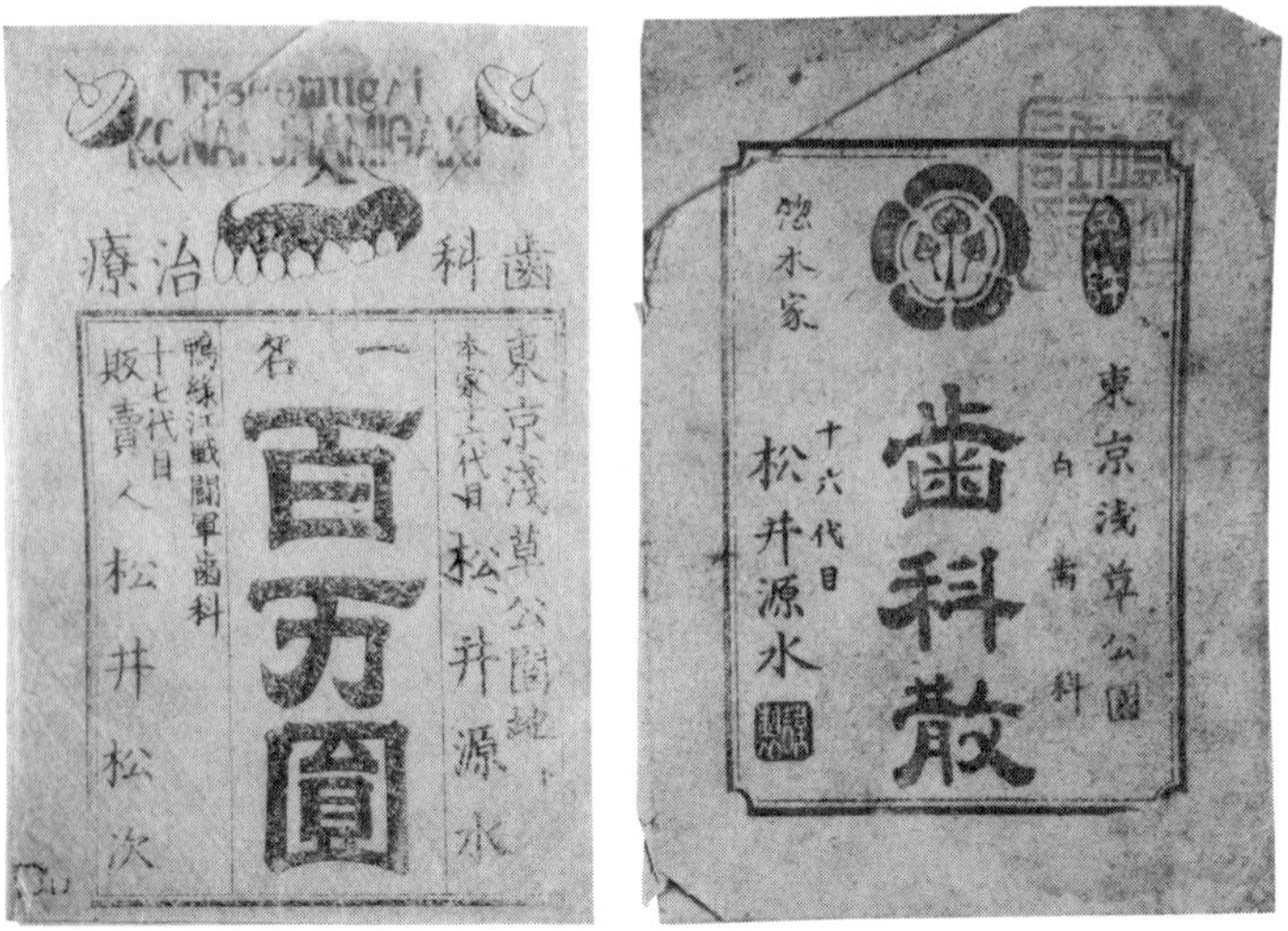

歯痛止め「百万圓」と「歯科散」の紙袋

られる。歯痛止めの薬には、乳香散のほかにも丁香散、定痛散などがある。定痛散にも「白芷、細辛、川烏各一匁、乳香三分右末にして用い歯痛の痛い所にさすなり」とある。

　明治期、北埼玉郡常泉村の竹澤傳次が作った「奇方　口中乃薬」の引札は、虫歯には痛む歯の穴につめたり根に付ける。歯草〔歯周病〕で悪臭を生じたり歯肉から膿血が出る場合にも効くと謳っている。この薬も、虫歯と歯草の両方に効能があったようだ。

　一六代松井源水《げんすい》〔有名な香具師の子孫〕は、「百万圓」という歯痛止めの薬を売っていた。その説明書には、「虫歯ノ穴洞アルモノハ軟キ紙ヲ以テ其中ヲ掃除シ一名百万圓ヲ極メテ小キ綿ニ浸シテ穴ノ中ニ入レ壱分間程置テ之ヲ取出シ水ニテ洗ウ〔数文字不明〕一時ニ痛ミヲ取リ又口中〔数文字不明〕與ク去ルハ最モ妙ナリ」

と記されている。

和田信義の『香具師《やし》奥義書』によると、香具師とは自らの舌を唯一の資本として、巧みに客の購買心をあおる口上をもって小品を売る人びとのことである。その商品として絵本や見切り品の靴下からおもちゃ、栓抜き、ステッキなど、五五種を挙げている。薬はたいてい歯薬（歯痛止めの薬）、目薬、傷薬の三種に限られていたという。

下野国塩谷郡の喜連川宿が販売していた「口中一切薬」の薬袋には長太刀の絵が、先に述べた「百万圓」の薬袋には独楽の絵が描かれており、香具師の手がけていた歯痛止めの薬であることがよくわかる。

明治期になっても、歯痛止めは販売されていた。筆者の所蔵しているものだけでも口中薬、口中之薬、口中一切ふくみ薬、成田山一粒丸、御歯薬、歯痛液、今治水《こんぢすい》など名称はさまざまあり、西洋の処方を取り入れていたようだ。幕末から明治初期にかけて、クレオソートなどの鎮痛効果のある薬がもたらされた。

4　歯草の治療

歯草《はくさ》とは江戸期の病名で、現代の歯周病である。息が臭くなることから歯草、歯瘡《くさ》と呼ばれていた。病名の解説書、桂州甫編『病名彙解《いかい》』（貞享三・一六八六年）には、歯周病に相当する症状には、歯草、走馬下疳《そうまげかん》（俗に歯草）、歯挺《してい》（根が露出して挺が出る）、牙宣《げせん》（歯肉が宣露して血が出る）、口臭（口中の臭き）などが記されている。

平安時代末期から鎌倉時代初期に製作された土佐光長の絵巻「病草紙《やまいのそうし》」には、病気や治療がユーモラスに描かれている。ここには、歯草《はくさ》で悩む男女がカラーで登場する。「口臭のひどい女」は、美しい女性に男性が心ひかれて近づくが、鼻をつまんで退散してしまう話である。あたり一面プーンと悪臭が漂うほどのすさまじさであった。女性はお歯黒をして右手に歯木《しぼく》を持っており、装いから高貴な方と見受けられる。

一方、「歯草を病む男」には、烏帽子を冠った男が食膳を前にし、妻に向かって大きく口を開け、指で歯をつまんで痛みを訴えている場面がある（口絵1）。男の前には食事の支度がしてあるが、歯草で歯が動くため硬いものが食べられないようである。詞書には、「男ありけり。もとより口の内の歯みな揺るぎて、少しも硬《こわ》きものなど噛み割るに及ばず。なまじゐに落ち抜くることなくて、物食う時は障《さは》りて耐え難かりけり」とあり、歯周病の症状を表している。歯草は病状が進行すると、支えている歯槽骨が下がって揺らぐようになる。歯肉の炎症を起こして膿瘍ができ、痛みが出ることもある。平安時代や鎌倉時代も虫歯だけでなく歯草に悩まされていたことがわかる。

歯を失う原因は、虫歯より歯草のほうが多かった。加藤増夫は著書『漢方歯学と麻酔』に、江戸初期の医学書「金安秘方」を掲載している。ここから歯草にかんする治療法を抜き出してみよう。

・歯草ヲ治ス。ハウ木、木ノ実ヲ粉ニシテ点ズ。
・歯草ヲ治ス。牽子一両スモモ木皮同焼塩少右末シテスモモノ皮煎ジ口中ヲ洗イ薬ヲ点ス。
・歯草ヲ治ス。茄子ノカウノ物霜〔黒焼き〕右末シテ患フ歯ニ塗ル。或ハ乳香散ヲ合シテモ妙也。
・歯草ヲ治ス。フンチウヲ六月土用ニ取リ、陰干ニシテ、ナモミノヨウジニテサス也、亦黒焼ニシテモ可也。

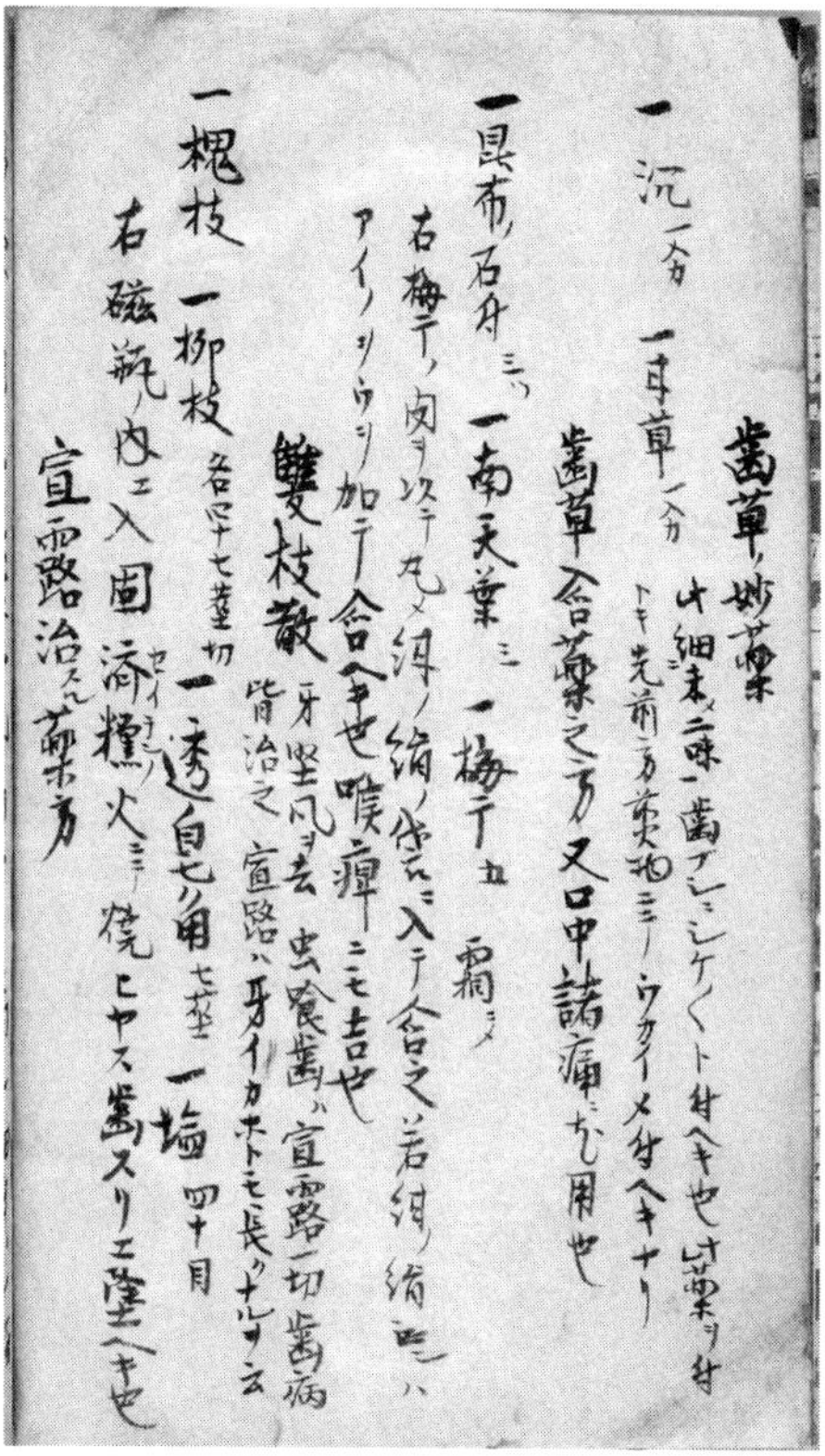

歯草の処方がみられる。『家傳歯秘書』写本より

・歯草ヲ治ス。アカサ、ケタテ各霜シテ等分　丁字、蓮葉霜右末シテ点ズ。
・口中息ノ香クサキヲ治ス。桂心、甘草、細辛、右等分末シテ酒ニテ一日、三度、用イル可シ。三七日シテ癒ユ。
・息ノクサキヲ治ス。細辛一味煎ジ含ム可シ。
・歯草口熱歯ノ根クリ痛ムヲ治ス。山椒六粒桂心二両右末シテ酒ニ入レ、カキタテテ服下ス。
・歯ノ根浮テヌケントスルヲ治ス。梅干、昆布黒焼右等分ニシテ含ムベシ。
・歯浮キ痛ムヲ治ス。生地黄右一味ヲ絹ニ包テクハエシ。
・歯グキノ薬。丁字、シタン〔紫丹〕、沈香、乳香、メウハン〔明礬〕、アカサ〔藜〕、霜等分、右末シテ歯ノ根ニ塗ル可シ。メウハン、右各等分、蓮葉、茄ノ葉、イッテ黒ス　右五色粉ニシテ、二色ハ右之五種ノカサ程ニ合テ、歯根ニ付ク也。

写本の『二宮口科傳書』には、急性炎症で歯肉が腫れ、膿瘍ができると鍼で刺して破って膿を出し、うがいをさせたとある。

江戸後期の家庭医学書、佩芳園蔵版『経験千方』には、民間療法が記されている。

歯の浮きたるに、

・樟《くす》のめだし陰ぼしにしせんじふくむべし　いぼたをせんじ毎日含むもよし

・松のみどり陰干《かげぼし》せんじふくむべし　南天の葉せんじ含むも又よし

歯かたむるに、

・あかにしの殻へ塩をつめはこべの汁もみ込《こみ》くろやきにし常にぬるべし

はぐき腫《はれ》たるに、

・かん木の葉くきとも水にせんじ含むべし
・南天茎実ともに水にせんじふくむべし

歯くき腐《くされ》膿《うみ》いづるに、

・尾長うじくろやきみやうばんすこし入れ　粉にし附けべし
・はすの葉三年みそをぬり黒やきにし附けべし

『経験千方』は、今から約二〇〇年前の民間療法書である。漢方医や口中医が使用していた処方ではないが、当時、民間に伝承されていたものを集めた家庭医学書の類である。

◆コラム　歯痛

古代の西洋では、歯蟲が原因で虫歯になると信じられていた。歯蟲の駆除には、ヒヨスを燻して口の中に入れる治療法がとられた。一七世紀頃のヨーロッパでは、砂糖が大量に消費されるようになり、虫歯が増えた。

砂糖を口にできたのは王侯貴族などの上流社会層で、虫歯で黒くなった歯はステータスシンボルだった。砂糖を口にできない庶民には虫歯はほとんどなく、砂糖と虫歯は密接な関係があったのである。エリザベス一世は甘いもの好きで虫歯が多く、舞踏会で踊る時には豪華な鳥の羽根の扇子で黒い歯が見えないように口元を隠していた。

一五九八年にイギリスを訪れて六六歳のエリザベス一世に謁見したドイツ人ポール・ヘンツナーは、「女王の歯が黒かった、それは砂糖をたくさん使いすぎるイギリス人に多く見られる」と書いている（『砂糖の歴史』）。

顕微鏡の発明によって、歯蟲が虫歯の原因とは考えられなくなった。オランダのレーヴェンフックは、自分の歯垢を手製の顕微鏡で見て、細菌の動物園のようだと報告した。

一七二八年、『歯科外科医』の著者のピエール・フォシャールは、顕微鏡で虫歯や歯垢を調べたが歯蟲は見つけられなかったと述べている。一八八三年にミラーは、口の中の細菌により食べかすが発酵して酸をつくり、歯質を壊し虫歯になるという「化学細菌説」を発表した。不潔な口の中の細菌と虫歯には、密接な関係があった。

一八～一九世紀には、歯が痛む時、乳香、丁子、クレオソートなどを虫歯の穴につめていた。神経まで炎症が及んだ虫歯には、ドリルで歯の根まで穴を開けて膿や血液を出した。虫歯の治療は、歯を削る切削道具の改良によって進歩し、病状が進んでも歯を抜かずに治療できるようになった。一九世紀半ばの切削道具は、親指と人差し指で回す形式からゼンマイで回す形式になり、一九世紀後半には足で踏んで滑車を回し切削する「足踏みエンジン」がアメリカで考案された。

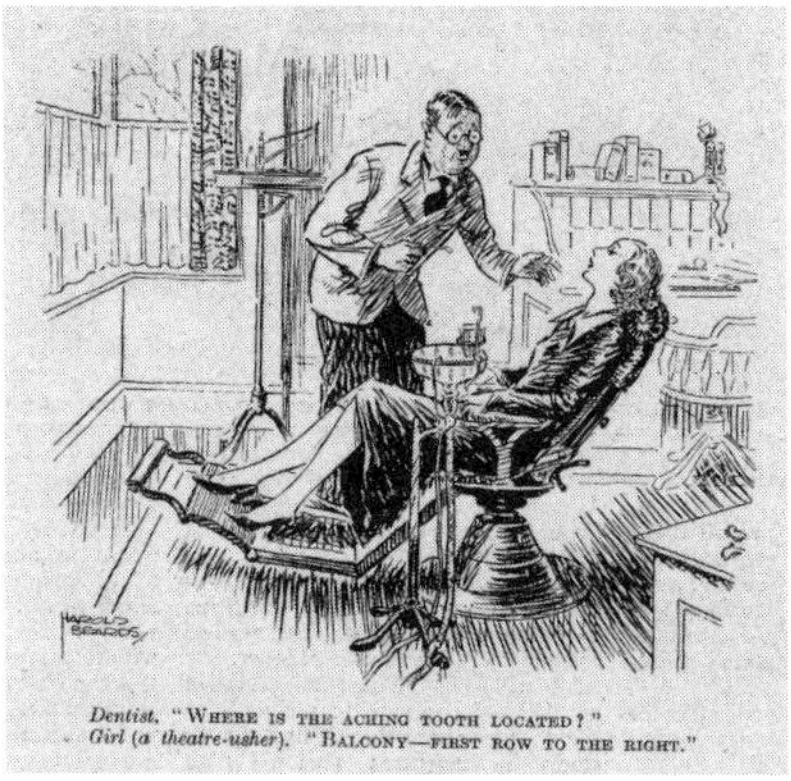
HAROLD BEARDS
Dentist. "WHERE IS THE ACHING TOOTH LOCATED?"
Girl (a theatre-usher). "BALCONY—FIRST ROW TO THE RIGHT."

歯科医　痛い歯はどこですか？
劇場案内係の女性　桟敷席，第一列右側になります（羽坂勇司蔵）

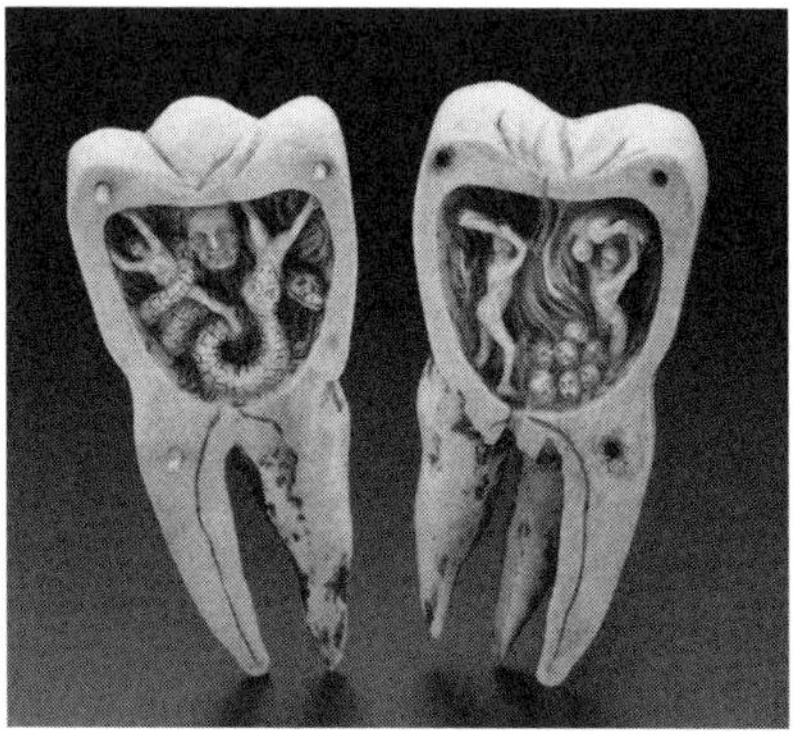

虫歯は歯蟲が原因とされていた。『歯科医学の歴史』より

第二章　歯を抜く

あ、ちょつと待つて下さい、ええと、悪いがやはり明日にします、どうも、今日はかくごがぐらついてゐるんです。やはり抜歯は一思ひにやつて了はないと、やりにくい気がするんです。

室生犀星『歯の生涯』

1　古代人の風習

シンボルとしての意味

かつて日本でも、人工的に歯を抜いたり加工する飾歯《しょくし》の風習が見られた。日本の石器時代の風習については、小金井良精による報告が最初であった。その後、松本彦七郎や長谷部言人などが、抜歯様式や各遺跡の事例を紹介した。研究者によって多少意見の相違はあるが、飾歯は縄文後期から弥生時代前期までが最もさかんで、その後弥生人が渡来し、徐々に混血するにしたがってなくなったというのが通説である。

こうした抜歯の風習は、現代人からすると不思議に見える。歯痛が進行し病んだ歯を抜く医療とは、まったく目的が異なる。この風習が世界各地に分布していることは、民族の移動と分布、文化圏の広がりなどと関係があるのだろう。

春成秀爾は『図解・日本の人類遺跡』でこう述べている。

> 日本では、抜歯は沖縄県港川発見の後期旧石器時代（約一・八万年前）とされる人骨にすでに認められ、九州地方の家船生活者の一部では、今世紀にいたるまで成女式の一環として残っていた。しかし、もっとも盛行したのは、縄文時代後期から弥生時代前期までの約二〇〇〇年間のことで、縄文時代晩期には集落の成年に達した構成員のほとんど全員が抜歯し、一人が計一〇本以上抜去した例も少なくない。

春成はまた、「抜去の対象となった歯は、上顎の側切歯・犬歯・第一小臼歯、下顎の中切歯・側切歯・犬歯・第一小臼歯で、口をあけた時に容易にみえる範囲に限られていた。しかし、抜去される歯は、時代によって地域によって変化した」ともいっている（『日本歴史地図』）。

このように、上下の前歯を中心に口を開けた時に見える範囲の歯が抜かれていることから、何かを識別する目印のような意図があったと思われる。抜歯以外にも、前歯の先端をギザギザに加工する叉《さ》状研歯《じょうけんし》の事例も見られる。

縄文・弥生時代における抜歯の目的については、さまざまな説がある。吉岡郁夫は、①成人式（オ

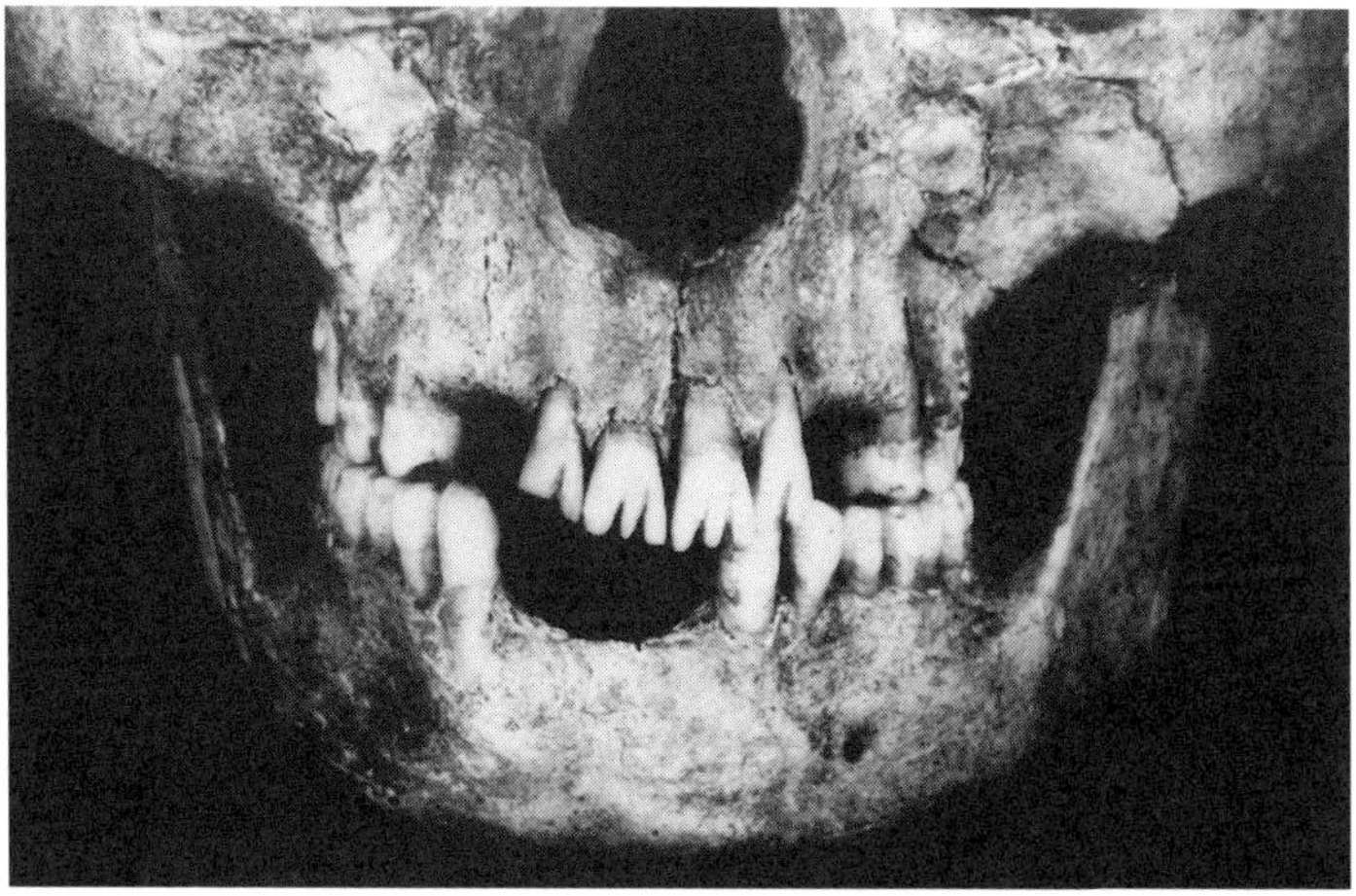

愛知県渥美町伊川津貝塚で出土した叉状研歯。縄文時代晩期。抜歯は成人の儀式・婚姻のしるし。橋本正次氏撮影

ーストラリアやインドネシア、中国、台湾、東部シベリア、アフリカなど)、②服喪(ポリネシアなど)、③婚姻(中国華南や台湾)、④刑罰(ヨーロッパの中世から近世まで、中国の春秋・戦国時代、日本の平安時代から近世まで)、⑤その他(台湾の美容のためなど)の五つに分類する(『身体の文化人類学』)。

舟橋京子は、縄文時代は成人儀礼にともなう集団成員の獲得が目的であり、弥生時代になって韓半島の影響を受け服喪としての意味もふくまれるようになったとし、婚姻説を否定する。

施術の年齢については、春成は「抜歯の意義1」で、縄文・弥生時代の遺跡で発掘された人骨からみて、思春期より二、三年早い若年期と考えるのが妥当という。舟橋は、平均一三〜一六歳、遅い事例でも二〇歳までに施術された可能性が高いと述べている。

古代中国の抜歯

抜歯の風習は、日本だけではなくアジア、環太平洋にもみられた。中国の抜歯について、戸出一郎は『日本歯科医史学会々誌』に詳細な報告をしている。それをまとめると以下のようになる。

山東や河南、遼東で古代の欠歯の事例が報告されている。苗族や仡佬《ケーラオ》族では近代までその風習が残っていたが、清朝後期にはなくなったようだ。古代には精霊や父祖の霊の祟りを防ぐ目的だったようだが、後代には美容のため、あるいは意味のわからないまま単なる習慣として行なわれることもあったものと考える。

縄文・弥生時代にどのような方法で歯を抜いていたのか、遺跡からその道具が出土していないのでわからない。考古学者、人類学者は、叩いて抜いたのではと推測している。野谷昌俊が昭和初期に行なった台湾先住民の調査が参考になるかもしれない。

野谷はタイヤル族、プヌン族、ツオウ族、サイセット族では抜歯に三つの方法が見られたと述べる。一つめは、歯に木片や布をあて、その上から蕃刀や斧などの金属もしくは石片で打つ方法。歯を抜くのは少年なので歯槽骨が比較的弾力に富んでおり、容易に脱臼する。二つめは、日本や台湾で行なわれていた、糸を歯にかけて弓矢で抜くという方法である。三つめは、麻糸の端を二本の木に結び、その糸の中央を抜く歯にかけて、一人は後方に廻り二本の木を握って強く引く方法だ。この場合は父兄が手伝うことが多く、上体を支え、かけ声をかけて一気に抜くという。

野谷は、骨が丈夫だと力ずくで抜けば歯槽骨や歯冠が破損したり、出血や激痛が生ずるとも記している。時には、抜歯後に炎症が起きて二〜五日の安静が必要になるという。麻酔がなく暴力に近い方法で歯を抜くため、抜かれる人には相当なダメージがあったと推測される。現代人であれば、無麻酔で木槌と棒で叩いて歯を抜くと聞けば、怖くてまずやろうとは思わないだろう。

抜歯後は止血のために炭の粉、爐灰、食塩をすり込むとある。灰にはカリウムが含まれ、食塩も止血効果がある。このことを先住民は、経験的に知っていたのだろう。施術者が技術に長けていたかどうかの記述はないが、報酬として銀二円と酒一升を払ったと記載されている。おそらく熟練した経験者が抜歯したのだろう。

春成秀爾は、弥生時代の中期以後、抜歯の風習がほとんどなくなってしまったことから、新来の弥生人がこの風習をたずさえて日本にやってきたとは考えにくく、土井ヶ浜遺跡の弥生人に抜歯の形跡が見られるのは、縄文人を継承したものだろうと述べている。抜歯の風習がどのように伝わったのか、わからないようである。

日本のお歯黒は、南方諸島の檳榔の実を噛む風習が伝わったものという南方渡来説がある（第三章参照）。金関丈夫によると、「染歯すなわち歯ぐろめを、抜歯の簡便化だと見るのは、ほぼ定説である。……歯ぐろめをするのは、近親者の死に際して変装、変貌を以ってカムフラージュすることと同じ意味である」（『発掘から推理する』）。確かに、お歯黒を塗ると歯が抜けているように見えるが、筆者には想像もつかなかった発想である。抜歯やお歯黒の風習は、日本人の起源と深い関連があるのだろう。

吉岡郁夫は中国と台湾の抜歯習俗について、「晋代に張華の著した『博物誌』によると、この時代には、貴州、雲南、湖南および四川省に抜歯の風習があり、貴州省と雲南省では清代までこの風習が行われていた。……台湾原住民における抜歯の報告は多く、近年までこの風習を行っていたのは、タイヤル、サイセット、ヴヌン、ツオウの四族であり、アミ、ビューマ、パイワン族には、この習俗は見られない。日清戦争後、台湾が日本の領土になってから、政令によって抜歯が禁止された」という。

2　日本の伝統的な抜歯

奈良時代に誕生した耳目口科医は、平安時代に独立して口科医・口中医になった。鎌倉時代から江戸時代にかけて兼康流、親康流が生まれ、名のある口中医も現れる。口中医は、大名に召し抱えられて藩医になる者もあり、主に上流階級層を対象に治療をしていた。

ここでは比較的資料が多い江戸時代の医療としての抜歯に絞って説明したい。庶民を相手に抜歯や入れ歯づくりをしていたのは入れ歯師である。この頃の抜歯方法は、次のように分類できる。

さまざまな抜歯の方法

1　弓と矢で抜く方法。この方法は、日本や台湾で行なわれていた。弦を抜く歯にかけ、背後から助手が頭を抑えて抜いた。

2　銅線や三味線の糸などを歯に引っかけて抜く方法。香具師が居合い抜きや独楽まわしをして人寄せをし、歯痛止めの薬や歯みがきを売ったり、時にショーとして歯を抜いた。銅線や糸の一端を寛永通宝などの穴開き銭や小さな木の棒に結び、手のひらに隠して一瞬の早業で引き抜いたという。また、口中医が殿様の歯を抜く時、絹糸で縛って引っ張ったという話もある。

3　木槌と棒を歯に当てて叩いて抜く、鉄棒を歯に当てて石で叩く方法。入れ歯師や歯抜き師が用いる手法である。シーボルトが帰国後にまとめた『日本』や本間玄調の『瘍科秘録』（天保八・一八三七年）にも、木槌と細い木の棒を使う手法が記録されている。古代中国にも打牙という抜歯法があった。

4　釘抜き型の鉗子や歯鋏《はばさみ》を使い、摑んで抜く方法。歌川国芳の浮世絵「きたいなめい医、難病療治」で有名である（口絵4）。入れ歯師が釘抜き型の鉗子で年配の女性の歯を抜く様子である。筑前伊澤家（麻布鳥居坂）の『口科道具図』（天保六・一八三五年）には、歯抜と歯鋏が描かれている。江戸時代には、歯を摑んで抜く鉗子が主として用いられていたようである。

5　尖端が扁平な鉄棒で残根を抜く方法。この細い鉄棒は、現在歯科医が使用しているエレベーターという器具に似ている。

6　指で歯をつかんで抜く方法。香具師は、指で歯を摑んで抜いた。ふだんから木の板に打った釘を指で抜き、握力をつける鍛錬をしたという。

このほか親康家伝『口内抜書』（刊行年不明）には、「歯を抜箸《ばっちゃくく》口伝《でん》」とだけある。江戸時代に割箸を使って抜歯する秘法があったというが、詳しくは伝わっていない。江戸時代には口中医、入れ歯師、歯抜き師がさまざまな方法で自分の患者の歯を抜いていたのである。

香具師の抜歯

香具師の本業は、居合い抜きや独楽廻しなどの大道芸で客寄せをし、歯みがき粉や歯薬などを売ることだったが、歯を抜く者もいた。和田信義は『香具師奥義書』で、香具師の「小売の内種々あり、路上の商人多し、歯抜きも此の一種也……人を集め、歯磨粉及歯薬を売り、又歯療入歯もなす也」と述べている。

香具師は、歯が健康な人ではなく、歯周病などのぐらぐらしている歯の持ち主を事前に選んでおき、ショーとして抜いた。香具師の茗荷屋《みょうがや》紋次郎の引札はこのような文言だった。

若歯《もし》のぬきたい方があって御急キなら、ぬかつしやりませ。歯ハ子供のぬけ替り、年寄がたのゆるぎ歯、其外八重歯、虫くい歯、ぬく歯とぬかぬ歯がある。人のからだ中で歯ほど大事な物ハ無イ。すいあまい、にがいからい、五味のあじわい、歯によってわかる。(花咲一男『江戸広告文学続』)

入れ歯師の抜歯

江戸時代の入れ歯師は、庶民の歯痛の治療、抜歯、入れ歯づくりを生業としていた。その技術は口伝で授けられ、決して他人に漏らさなかった。そのため秘伝書は残っていない。

入れ歯師に対する貴重な聞き書き資料として、大橋平治郎著「八王子市須田家ニ伝ハリシ我邦百年前後ノ歯科施術」がある。幕末から明治二〇年前後まで入れ歯師をしていた二代須田松兵衛の語った記録である。


当時ノ抜歯ハ鉗子モナク、局所麻酔法ト云フモノモ勿論ナク、所謂抜歯ノ術デアッタ最モ此方法ハ原始的デアリ且ツ根治療法デアルカモシランガ、其方法ハ主トシテ鉄棒、銅線ノ二通リヲ応用シテ其目的ヲ達シタノデアル。

鉄棒ハ丸棒ニナッテ居テ、先端ガ稍扁平デアッテコレヲ歯頸部ニ圧定シテ、「押シゴク」ト云フ押方ニ依ッテ抜歯スルト云フ「押方ノ極意」トデモ云フ意味ノ言葉ヲ使用シタ。

鉄線ノ応用法ハ、適当ナ長サノ一本ノ鉄線ヲ其両端ニ一方大キク、一方小サキ輪ヲ作ッテ、小サナ方ニ患歯ヲ嵌メ、大キナ方ニ指ヲ掛ケテ、引クノデアルガ、此器具ハ患者ニ見ラレナイ様ニ秘スル為メニ、半紙又ハ布片デ包ンデ施術ヲ行フノデアッテコレヲ「引キゴク」ト称シ、「引方抜去ノ意極」ト云フ意味ダサウデアル。押ゴクハ相当腕力ヲ必要トスルガ、尚力及バズシテ抜歯出来ナイ場合ハ、上述ノ先端扁平ノ鉄棒ヲ更ニ歯頸部ニ圧定シテ、予メ布片ニ包ンデアル石塊ヲ以ッテ「エイ」ト、気合諸共打降シテ、如何ナル頑固ナ植立ノ歯牙モ脱臼セシメタト云フコトデアル。

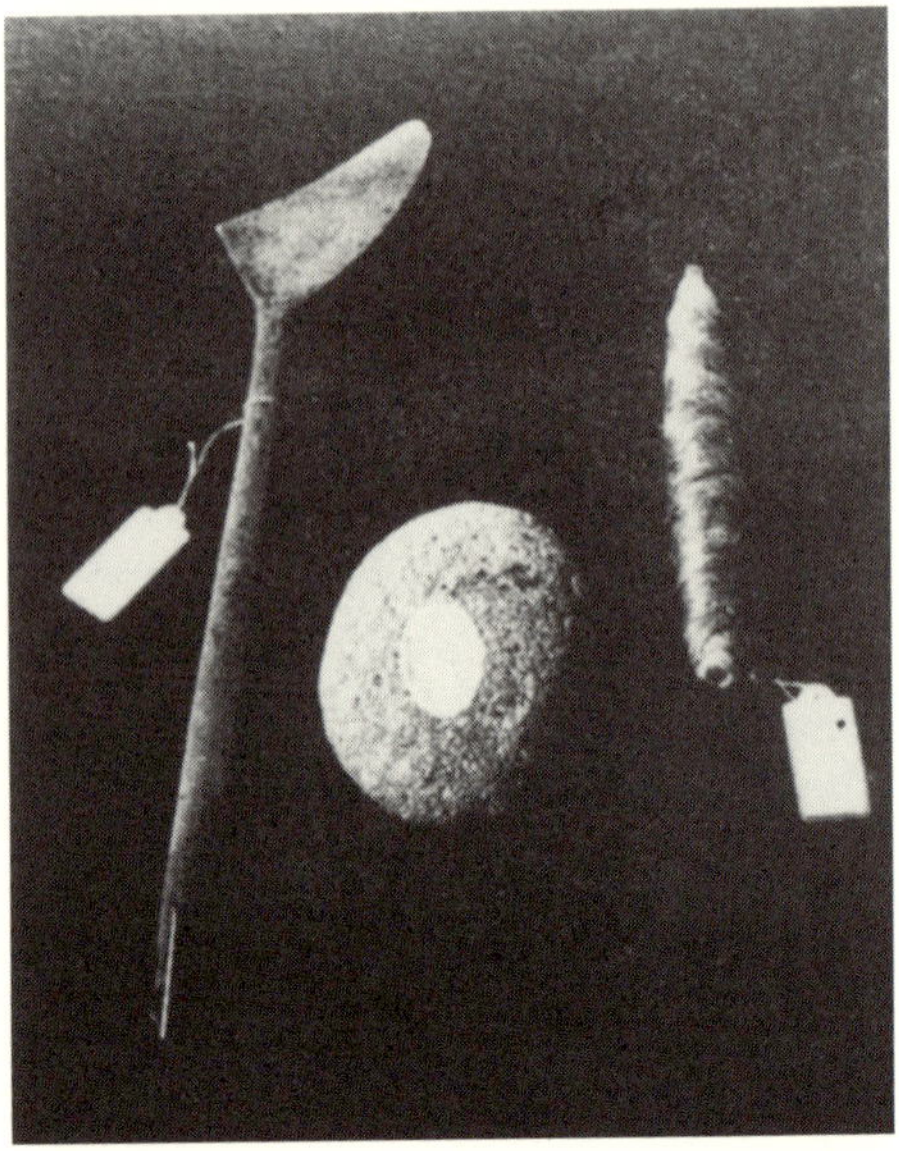

入れ歯師が抜歯に使った道具。金属の棒２種類と叩く石。『よはひ草』より

此鉄棒ハ今日ノエレベータ（挺子）に相当シ、鉄線ハ抜歯鉗子ニ相当スルコトハ、前者ノ押方後者ノ引方ニヨッテ、抜歯ノ目的ヲ達スルコトニヨッテモ肯クコトガ出来ル。此抜歯術ノ呼吸ハ、相当ノ練習ヲ要スルコトデ、一ツノ極意トナッテ居ッタサウデアル。

このようにして抜歯し、その抜歯創には六味合剤を押し込んで、半紙を丸めて堅く噛みしめさせる、いわゆる圧迫止血法をとったのだった。

入れ歯師の抜歯方法には、細く先端が平たい鉄の棒で残根を押し出して抜く「押しごく」と、鉗子で引っこ抜く「引きごく」があったことがわかる。幕末には、歯鋏（抜歯鉗子）や口中万力（鉗子についているねじで歯を締めて抜く）といった抜歯用の器具はあった。しかし、入れ歯師は自分の得意とする方法で歯を抜いたのである。

口中医と麻酔薬

平安中期に藤原道長が記した『御堂関白記《みどうかんぱくき》』の長和元年（一〇一二）二月八日条には、「今日、内裏〔三条天皇〕は御歯を抜かせられたということだ。藤大納言と藤中納言が云ったことには、「天皇は御歯を抜かせなさいました。大した事は無かったようです」と。藤中納言は、御歯を持って来て、私に見せた」という内容がみられる。

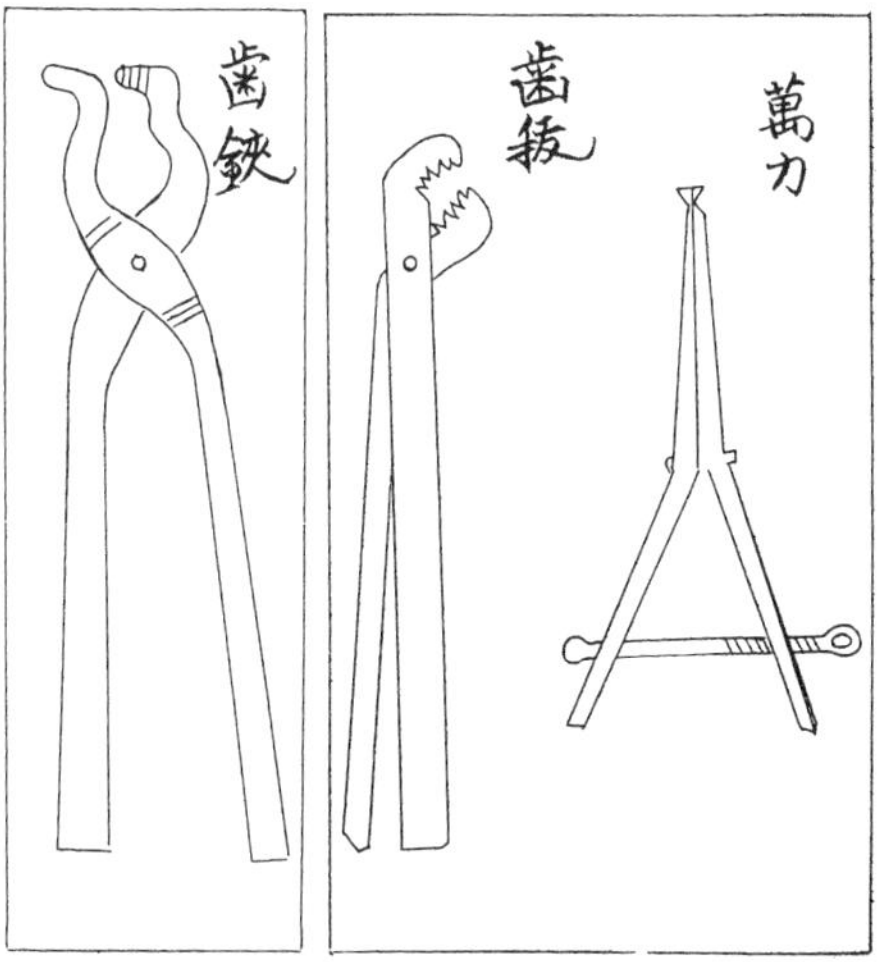

伊澤家の「口科道具図」。抜歯道具として萬力，歯鋏がある

また、鎌倉初期の公家・九条《くじょう》兼実《かねざね》の日記『玉葉《ぎょくよう》』にも、歯痛の記載がある。源頼朝の後援により摂政となり、後に関白となった人物で、和歌、書道に通じていた。寿永二年（一一八三）九月六日条には「女医博士経基を召し、歯下針を加ふ」、閏一〇月一八日には「女医博士経基来たる。姫君并びに中将〔良経〕等の歯を取る〔抜歯〕」と記す。経基《つねもと》という婦人科医を呼んで、兼実の娘の歯を抜いてもらったという意味である。

室町時代や江戸期になると、口中医のなかには大名に抱えられ藩医や徳川家の御典医になる

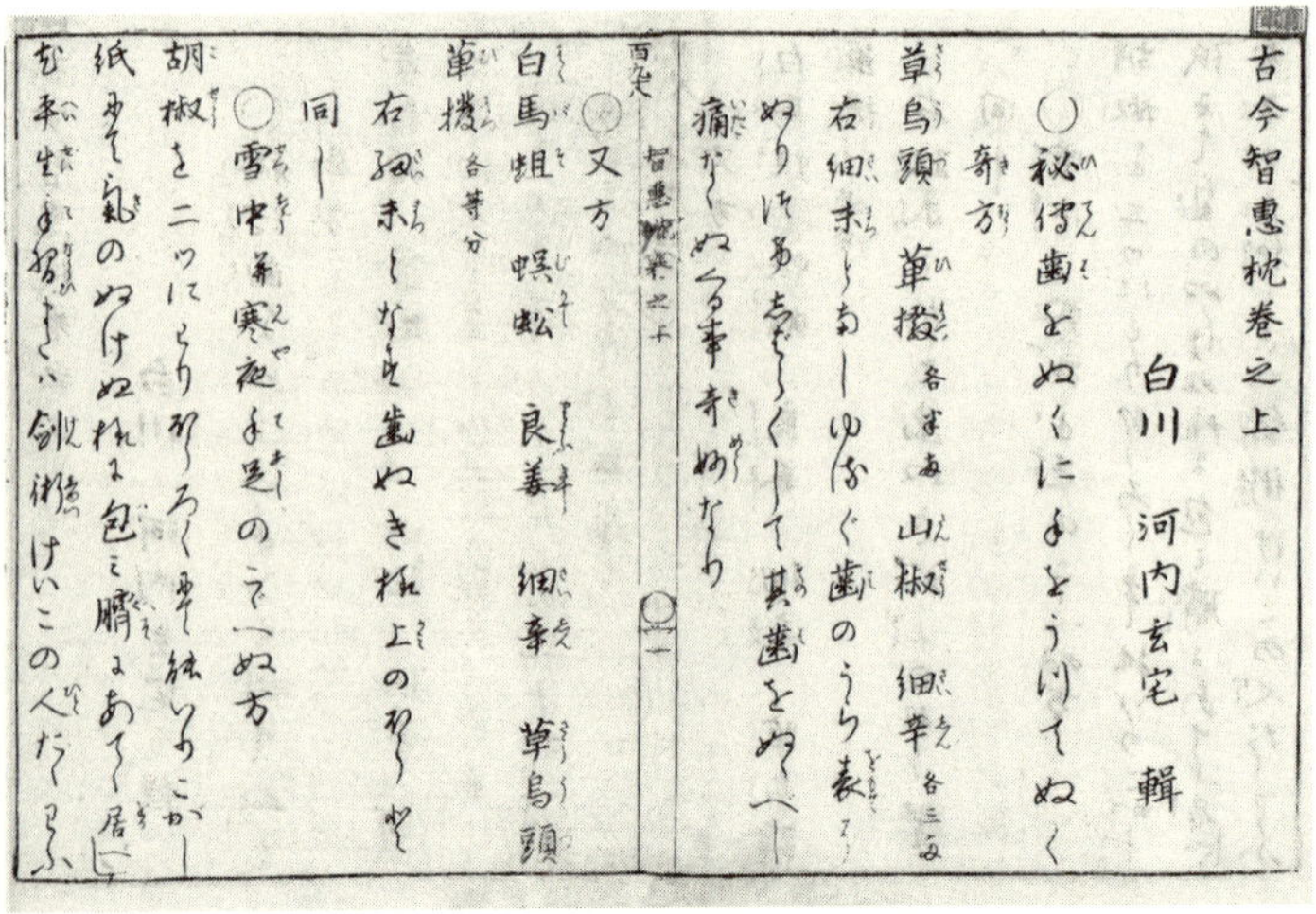
古今智恵枕巻之上
白川　河内玄宅　輯

『古今知恵枕』。抜歯の秘伝が載っている

者も現れる。口中医は一家相伝で秘法を伝え、免状を許可する印として弟子に秘伝書を筆写させた。

口中医は抜歯する際、鍼や灸とともに麻酔として歯落薬《はおちやく》を使った。現在、抜歯を行なう時は、局部麻酔の注射をする前に痛くないように歯肉に塗布麻酔薬を塗ることが多いが、歯落薬はこの塗布麻酔薬程度の痺れしかもたらさなかっただろう。

江戸時代には、麻酔をせずに歯を抜いていたというのが通説である。しかし歯落薬の記載が当時の文献にあるので、一般の人にもその存在は知られていた。口中医書には、歯落薬を抜歯前に歯肉に塗る、糸に染み込ませて歯根を何回か結わえる、鍼の先に歯落薬をつけて歯肉を切ってつけるなどの方法で痺れさせて抜くと痛くないという記述がある。

江戸中期の生活書『古今智恵枕』（享保九・一七二四年）は、「秘伝歯を抜くに手を打って抜く方

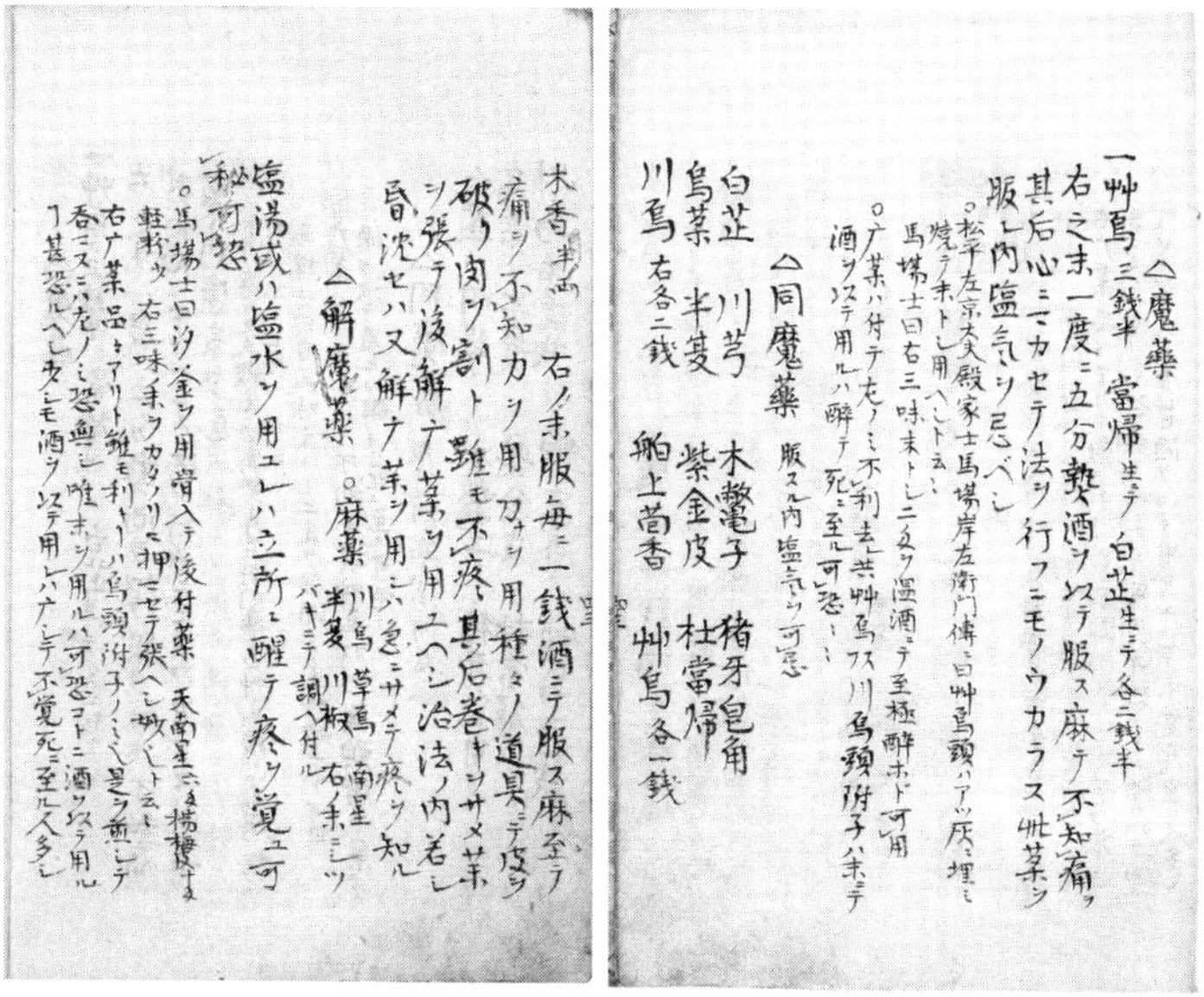
△魔薬
一艸烏三銭半　當帰生テ　白芷生ニテ各二銭半
右之末一度ニ五分熱酒ヲ以テ服ス麻テ不知痛ヲ
其后心ニマカセテ法ヲ行フニモノウカラス此薬ヲ
服シ内塩気ヲ忌ベシ
△同魔薬
白芷　川芎　木鼈子　猪牙皂角
烏薬　半夏　紫金皮　杜當帰
川烏　右各二銭　舶上茴香　艸烏各一銭
木香半両　右ノ末服毎ニ一銭酒ニテ服ス麻至テ
痛ヲ不知カヲ用　刀ヲ用　種々ノ道具ニテ皮ヲ
破リ肉ヲ割ト雖モ不疼　其后巻キヲサメ薬
ヲ張テ後解ノ薬ヲ用ユヘシ　治法ノ内若シ
昏沈セハ又解ナ薬ヲ用ニハ急ニサメテ疼ヲ知ル
△解魔薬
塩湯或ハ塩水ヲ用ユレハ立所ニ醒テ疼ヲ覚ユ可
秘可恐

「魔薬」の処方を紹介する『家法難波骨継秘傳』

法」として、「草烏頭、蓽撥各半匁、山椒、細辛各三匁、右細末となし、ゆるぐ歯の裏表に塗りつけしばらくしてその歯を抜くべし。痛なく抜くる事奇妙なり」と歯落薬を紹介する。

　庶民向けの藤井見隆著『妙薬博物筌』（享保期）には、「歯を脱《ぬく》方」として、「手を付ずして歯を取るには、草烏頭、蓽撥各五匁、山椒、細辛各十匁、各細末の少許、脱と思う歯の内外に揩付べし。其歯自落し」とある。

　一般向けのこの二冊に歯落薬の記事があるということは、庶民にも歯落薬を使うと痛みがなく歯を抜けることが知られていた証でもあろう。

　江戸後期に、外科医・華岡青洲《はなおかせいしゅう》（一七六〇～一八三五年）が通仙散という全身麻酔薬を妻にかけすぎ、彼女が失明した話は有名である。しかし青洲よりも前から整骨医は麻酔薬を使っており、青洲もその処方を参考に改良したと言われている。

『家法難波骨継秘傳』（明和七・一七七〇年）には、整骨医が用いた麻酔薬を魔（麻）薬と称し、処方を紹介している。おそらく、歯の周りにつける表面麻酔のようなものだろう。「草烏《そうう》三銭半、当帰《とうき》生ニテ、白芷《びゃくし》　生ニテ各二銭半、右之末一度ニ五分熱酒ヲ以テ服ス。麻デ痛ミヲ知ズ。其後、心ニマカセテ法ヲ行ウニモノウカラス。此薬ヲ服シ内塩気ヲ忌ベシ」とある。効きをよくするため温めた酒と一緒に魔薬を飲ませ、醒ます時には塩水を飲ませた。しかし現代では、アルコールに血管を拡張する作用があるため、酒を飲んだ人の抜歯は避ける。

歯落薬の処方

口中書には、さまざまな歯落薬の処方が見られる。口中医は、抜歯時の痛みを少なくするために、歯落薬を歯肉に擦り込んだり、鍼の先につけて歯肉に刺して塗布し、痺れさせてから抜いた。流派によって歯落薬の名称は、抜薬《ぬきやく》、脱歯《だっし》薬《やく》、歯《は》取落薬《とりおちやく》、去落散《きょおちさん》、患牙散《かんげさん》など異なる。

山田平太は「明治前日本口歯科史」で次のように説明している。

　抜歯の手技は、歯茎の両側に刺針し歯落薬を指で針目に塗擦し、数日を経て揺がせた後、鉗〈鉗子〉を以つて抜く。重《かさなりば》　歯の場合は古歯を抜き、肉かゝり動かないものは、その歯の上を少し切り廻わし貼薬くつろげて抜く。襲《おそれば》歯は牙根の露出部から中央を切開し貼薬して、耳掻きのようなもので引懸けて抜く方法と、針で襲歯を切りまわし日を重ねてよく揺がせて抜く方法がある。

このように薬を塗ってもすぐに麻酔効果が表れるのでなく、しばらく時間をおいてから鉗子などを用いて抜歯をしていたことがわかる。

加藤増夫は著書『漢方歯学と麻酔』で、江戸初期の医学書「口中万病治方　金安秘方一流」を紹介している。ここには歯抜き薬として、「草烏頭《そううず》、ヒハツ各一分、川椒、細辛各二両右細ク末シテ歯ノ根ニ塗ル」とある。また、作者不明の「口中之療治」における歯抜薬之法も挙げ、「川烏頭、草烏頭等分粉にして、痛む歯の根を切まわし、其所に附る也。そろそろうごきしものを抜く、呑まぬ様にすべし」とある。

伊澤家の『口科道具図』には、脱歯薬と血止薬が図示されている。黄金顕光剤（血止め薬か）の処方として、第一方「緑礬《りょくばん》四銭、硝石一銭二、食塩四銭」、第二方「緑礬五銭、硝石三銭、薫陸一銭、食塩三銭五」、第三方「膽礬二銭、硝石二銭、薫陸四分、緑礬二銭、食塩一分」の三種がある。

筆者が所蔵する『二宮口科傳書』（写本、文化六年）には、「歯生コト小児乳スヒ歯抜ケ歯齦厚クナ歯ヲレズハ齦ニ横針ニサス薬ヲ付金（焼金か）ヲモ当ツル」「小児ノカワリ歯ヲ抜クコト苧《ヲ》糸《イト》ニテ歯ノ根ヲ結ヒ置ヘシ其ノ間ヨリ薬ヲ付ヘシ」「八重歯ヲヌクコト口伝患牙散（歯落薬）或ハ乳香散ニ胡椒少入ル也。大人ノ歯ハ動トモ抜コト先れ含薬付薬可用」「糸切歯ノ上ニ歯ノ先三角ニシテ生ル有。其根鼻下マテ入此故ニ卒爾ニ抜ヘカラズ。患牙散ヲ付テ針ヲ刺、血ヲ出又ハ灸ヲスエテ肉ヲノケ、歯ノユルクヲ待テ、鋏（歯鋏と呼ぶ抜歯鉗子）ニテ抜ヘシ」などとある。ぐらぐらする古い歯は歯肉に歯落薬を塗り、二、三日経ってから抜く。歯肉が覆っている場合は歯の上の歯肉を鍼で切ってから歯落薬を付け、二日後に歯のまわりを切り抜くという。

口中書、奥田秀的著『家傳歯秘書』（年代不明）には、歯取落秘方として「草烏頭、蓽撥各半匁、川椒、細辛各三匁。右末シテ少計内外ニ塗ヘキ也。自ラ落ル者也」。同口伝として「仙人草其侭スリテ付ヘキ也」、歯取落薬薬方として「草烏《そうう》、蓽《ひ》撥《はつ》、各一匁半、川椒、細辛各三匁、右末シテ用ヘキ也。痛ニハヌルヘシ、ヲノツカラ落モノヘシ」とある。ここでは麻酔を歯取落薬と呼んでいる。「自ラ落ル」とは、痺れているので器具を使わないでも引っ張ったら抜けたという意味だろう。

口中書、奥田家伝『歯口中一流秘傳』（享保年間）には、歯を抜く薬にかんして「仙人草半匁、蓽撥三匁、細辛三匁」と記してある。『兼康口中秘傳写本』には抜薬《ぬきぐすり》のところに「細辛粉、明礬粉、二味等分を少しとり、添い歯、重なり歯の歯肉を切りまわし、この薬を塗りつけて抜く。去落散と云うなり」と説明がある。

歯落薬には、江戸時代から整骨麻薬として用いられた草烏頭や当帰、白芷が使われていた。ちなみに烏頭とは、知覚麻痺効果がある猛毒のトリカブトである。細辛には解熱・鎮痛効果、蓽撥や白芷、当帰、仙人草には鎮痛作用がある。

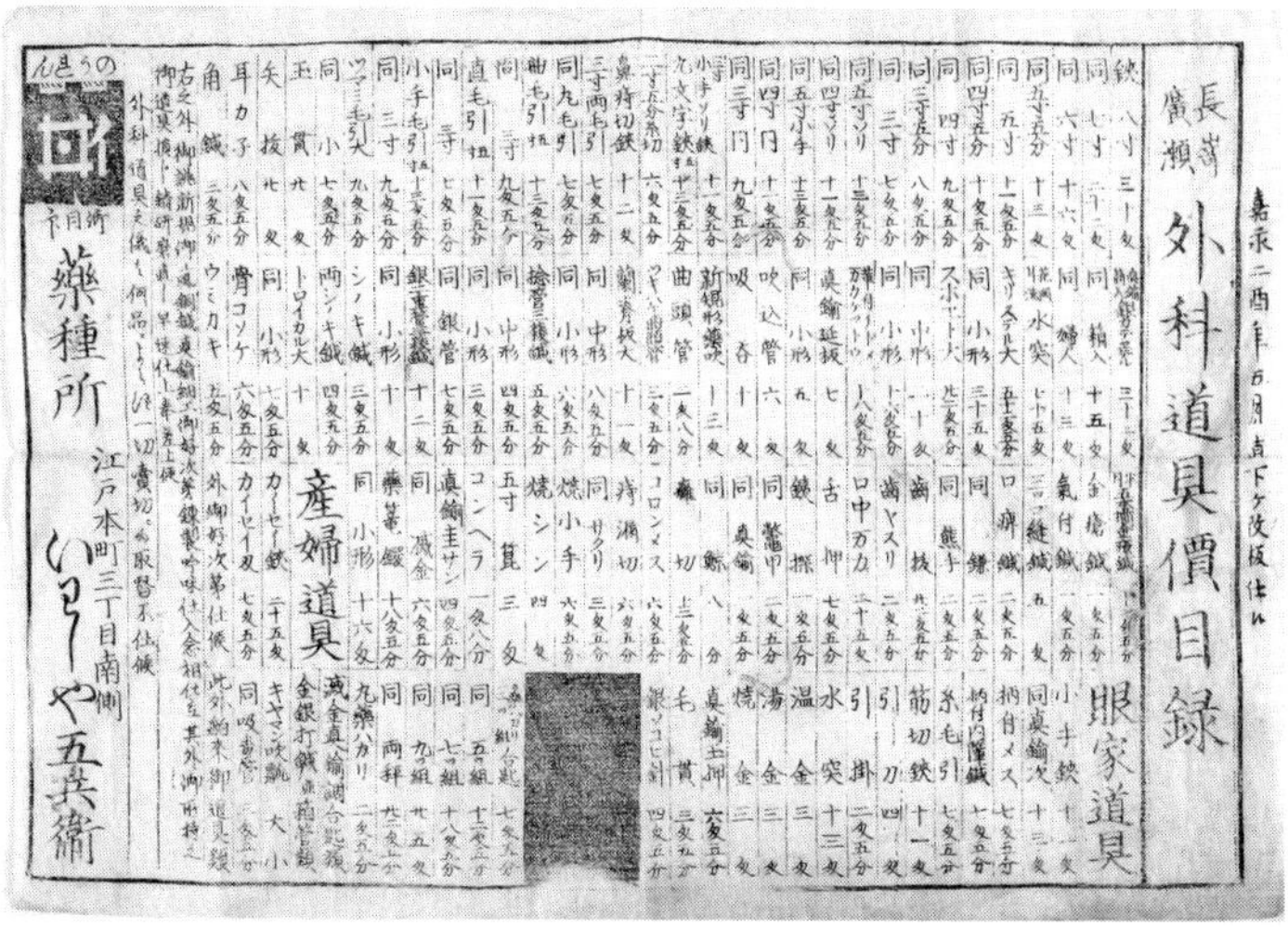

「長崎広瀬　外科道具價目録」。下から 2 段目に歯抜，口中万力がみえる

明治期に使われた器具

幕末から明治初期に、横浜居留地で開業したアメリカ人歯科医により近代歯科医学が伝わったため、抜歯器具は日本伝統のものから西洋式の歯鍵《しけん》などへ変わっていった。

嘉永二年（一八四九）に発行された「長崎広瀬　外科道具價目録」には「口瘴鍼、口瘴鎌、口瘴熊手、歯抜、歯ヤスリ、口中万力、舌押」など伝統的な日本の抜歯器具が載っていた。

しかし、明治一〇年（一八七七）に石代（遠州屋）十兵衛が編んだ『醫術用図書』という、ドイツのカタログ図を翻刻した日本最初の医療器具のカタログでは、これらは完全に姿を消している。かわりに抜歯鉗子、挺子、歯鍵などが掲載されており、すでにこのころ西洋式の抜歯器具を輸入し使っていたことがわかる。慶応元年（一八六五）にアメリカ人歯科医イーストレーキが初めて来日し、横浜居留地で主に外国人の治療をしていた。それから約一〇年あまりで日本の医療器具は一気に西洋化したのであろう。明治八年には、歯科開業医日本第一号になった小幡英之助が、医術開業試験の口頭試問に「歯鍵を示してその用法を問う」と出題されたことからも、歯鍵が早くも歯科関係者に認知されていた様子がうかがえる。

明治中期の医術開業試験用の教科書は、アメリカやドイツの歯科医学書を参考につくられていた。高山歯科医学院編『歯科汎論』（明治二九・一八九六年）には、「抜歯器械ハ主トシテ鉗子トス其刃ハ歯牙ノ各種類ニ随ヒ種々ノ形状ヲ為シ歯ヲ破壊スルコトナク最モ把持ニ便ナラシメ……」とある。抜歯には主に鉗子を用いていた。同書はまた、外国で使われていた残根を抜くスクリューボード（ネジ込み式の残根抜歯器具）と起骨器（エレベーター）の使い方も紹介している。だが「往時歯鍵ヲ用フルノ時代ニ在リテハ其通常ノ結果トシテ歯齦ノ破傷ヲ免レサリシト雖モ輓近鉗子ヲ用フルニ及ンテハ亦此危険ニ遭遇スルコトナシ」とあり、歯鍵はあまり使われていなかった。

中川大介は著書『抜歯術』（大正一四・一九二五年）で、「抜歯ニ対シテハ古来種々ナル器械使用セラレタリ、抜歯鉗子、歯鍵、鉤、歯根挺子《ていし》、螺旋《らせん》等之レナリ、然レドモ現時専ラ使用セラレツ、アルハ抜歯鉗子及歯根挺子ノ二種ニシテ他ノモノハ特別ノ場合ノミ使用セラル、ニ過ギズ」と述べる。

抜歯鉗子と挺子（エレベーター）の二種は、現在でも歯科口腔外科で使われている。しかし、歯鍵や歯根螺旋（スクリューボード）は、まったく使われなくなった。

3　西洋の技術と道具

フロイスの記録

日本では江戸時代から明治中期まで、入れ歯師や歯抜き師が中国の打牙の名残りのような方法で、歯を叩いて抜いていた。戦国時代に三〇年近く日本に滞在したイエズス会士ルイス・フロイスは、日本のさまざまな風習を西洋と比べて記録した。その多くの著書は、比較文化や文化人類学の資料としても非常に重要である。

本国への報告をまとめた『フロイスの日本覚書』は、一六世紀後半の日本人男女の衣服、風習、宗教、食事、病気、医師、家屋、庭園、道具などの観察があふれている。抜歯については次のような記述がある。

われらは、抜歯鋏、鉗子、鸚鵡《ピコ・デ・パパガイオ》の嘴などを用いて歯を抜く。日本人は、鑿《のみ》、小槌、歯につける弓と矢、または鉄の釘抜を用いる。

西洋では、日本の歯鋏と同じように、鉗子で歯を摑んで抜く。しかし、鑿や棒などを歯に当てて叩いて抜くやり方は、日本だけでなく中国や台湾にもあったが、西洋にはない。ちなみに歯に関する記

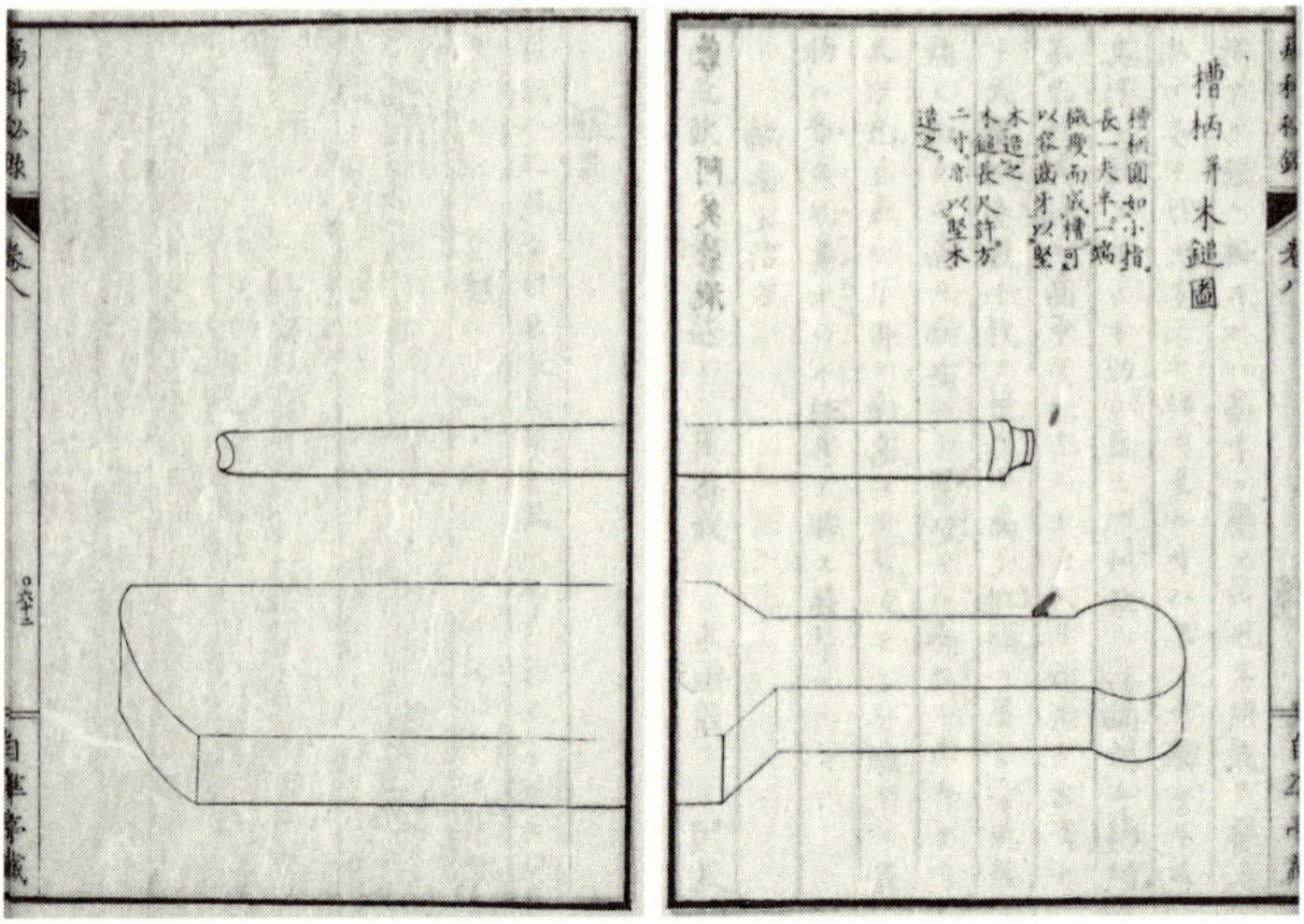

『瘍科秘録』。抜歯道具として槽柄と木槌が描かれている

述もいくつか見られる。「ヨーロッパの女性は、技巧と調合物とで歯を白くするように努める。日本の女性は、鉄と酢とで口と歯とを（数字不明）黒くするように努める」「われらが歯（の掃除）に使う羽毛はいとも短い。日本人が歯（の掃除）に用いる棒切れは、ときに（長さ）一パルモを超える」「われらが食後に歯を清める心づかいを、日本人は朝する習わしで、顔を洗うまえに歯を磨く」。

幕末の『瘍科秘録』

シーボルトにも師事した華岡清洲の門下、本《ほん》間《ま》玄調《げんちょう》が著した『瘍科秘録』（天保八・一八三七年）には、シーボルトの『日本』に記載された器具とやや異なる、羽子板型の木槌や槽柄《そうへい》の図と解説が見出せる。要約すると、次のとおりである。

医師は患者の前にひざまずき、左の歯を抜こうとするときは自分の左手の指を手ぬぐいで包んでその歯の内側に当て、右手に槽柄を持って患部の歯の外側に当てる。そうして左側に座った助手が木槌を持ち、狙いを定め力を込めて槽柄を打つと、歯は簡単に抜け落ち、歯痛も消え去る。

シーボルトの医療器具

シーボルトは、文政六年（一八二三）にオランダ商館の医師として長崎に着任する。その後、鳴滝塾を開いて高野長英らに医術を教え、日本人の診療も行なった。

山崎清は、「シーボルトが洋方医術を伝へ、日本人に科学の根を植へ付けたことは文化史上没すべからざるもので、系統ある歯科医術ではないが、在来の歯科医術に影響を及ぼしたところは大きいのである」と述べている（『歯と民族文化』）。

シーボルトの専門は外科だったが、外科の道具だけでなく抜歯セットも携えていた。当時ヨーロッパでは、歯科外科は一般外科に含まれていた。抜歯セットの内訳は次のとおりである。いずれも長崎歴史文化博物館が収蔵している（口絵6）。

・歯鍵《しけん》（歯を鉤で引っかけて抜く器具） 1
・挺子（エレベーターと呼ばれ残根を抜歯する器具） 1
・抜歯鉗子 3
・歯齦刀《しぎんとう》 1

歯痛劇烈ニテ堪ヘ難キ者ハ抜去ルノ外他技アルコトナシ師塾嘗テ一器ヲ得タリ私ニ臂鉤名ク施用最モ簡便ニシテ患者能ク其術ニ堪フ便ト謂ベシ是重学家ノ謂フ所、載・支・力ノ三点ヲ備ヘタル一種ノ桿ナリ其大サ図ノ如シ【甲】小鉤其端筈状ニシテ横ニ刻歯アリ是歯牙ヲ挟テ滑脱セザラシム鉤大小二三個ヲ備ヘ置キ歯牙ノ大小ニ応ジテ宜ニ適ス其接続ノ如キハ螺釘ヲ以テ固定シ掛卸ニ便ニス【乙】桿一端直角ニ曲リ中間ニ深刻アリテ凹字状ヲナス刻間ニ小鉤【甲】ヲ挟ミ上頭ヨリ【丙】ノ螺釘ヲ以テ固定シ左右自在ニ滑転ス【丁】ハ柄ナリ亦

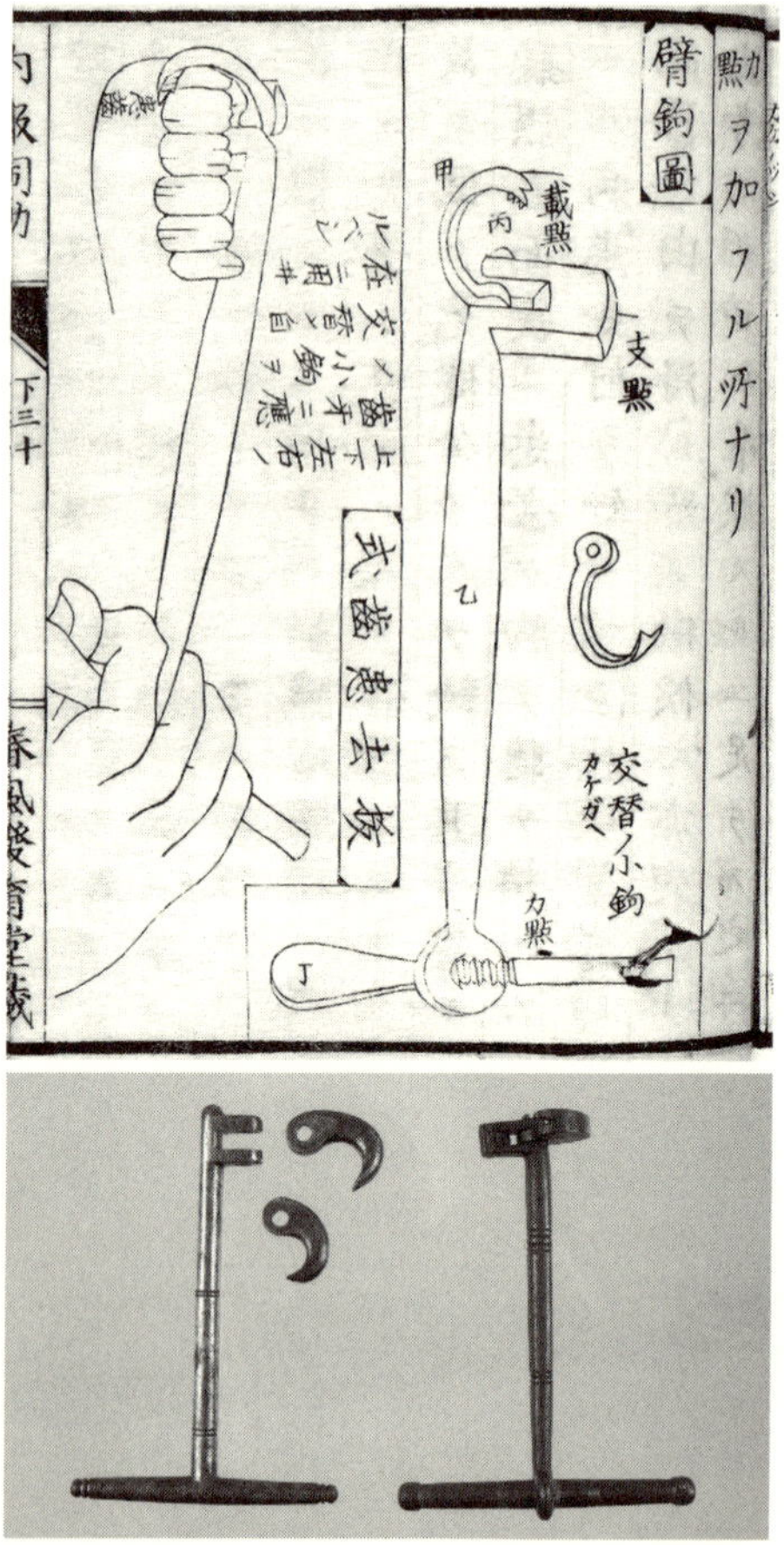

西洋の歯鍵（下）を臂鉤として紹介した『内服同功』

螺旋ヲ以テ掛卸《カケハジツ》ス是歯牙ヲ抜去ルトキ此ニ力《力点》ヲ加フル所ナリ

数種の鉤のなかから歯の大きさに合うものを選ぶ。この鉤を歯に引っかけて、歯ぐきをテコの支点にして固定し、ハンドルの回転力で歯を抜くのである。

臂鉤《ひこう》は西洋では Tooth Key と呼ばれ、蔵の鍵のような形をしており、通常は歯鍵と訳される。『内服同功』の刊行後、臂鉤（歯鍵）が実際に使われたかどうかはわからない。前述したように、西洋の抜歯の技術や器具にかんする情報は、すでに幕末に伝わっていた。だが残念ながら、当時の日本はこれらを取り入れるレベルに達していなかったのである。歯学史の研究者・谷津三雄は、江戸末期に伝えられたオランダの医学は、わが国の歯科の発展にほとんど影響を及ばさなかったと述べている。

箕作阮甫が訳した『外科必読』

文政一一年（一八二八）にシーボルトが帰国する際、国外への持ち出しが禁じられていた日本の地図などを持っていたことが発覚した。このシーボルト事件を機に蛮社の獄といった弾圧が相次いで起こり、蘭学は受難の時代を迎える。箕作《みつくり》阮甫《げんぽ》がオランダ語の外科の教科書を『外科必読』の書名で訳出したのは、そうした時代だった。現在、数種の写本が伝わっており、原本はチットマンが一八一〇年にドイツ語で著した『Lehrbuch der Chirurgie（外科の教科書）』で、そのオランダ語版を底本にしたといわれる。『外科必読』は、外科医療全般について三六編から構成され、抜歯にかんしても一項

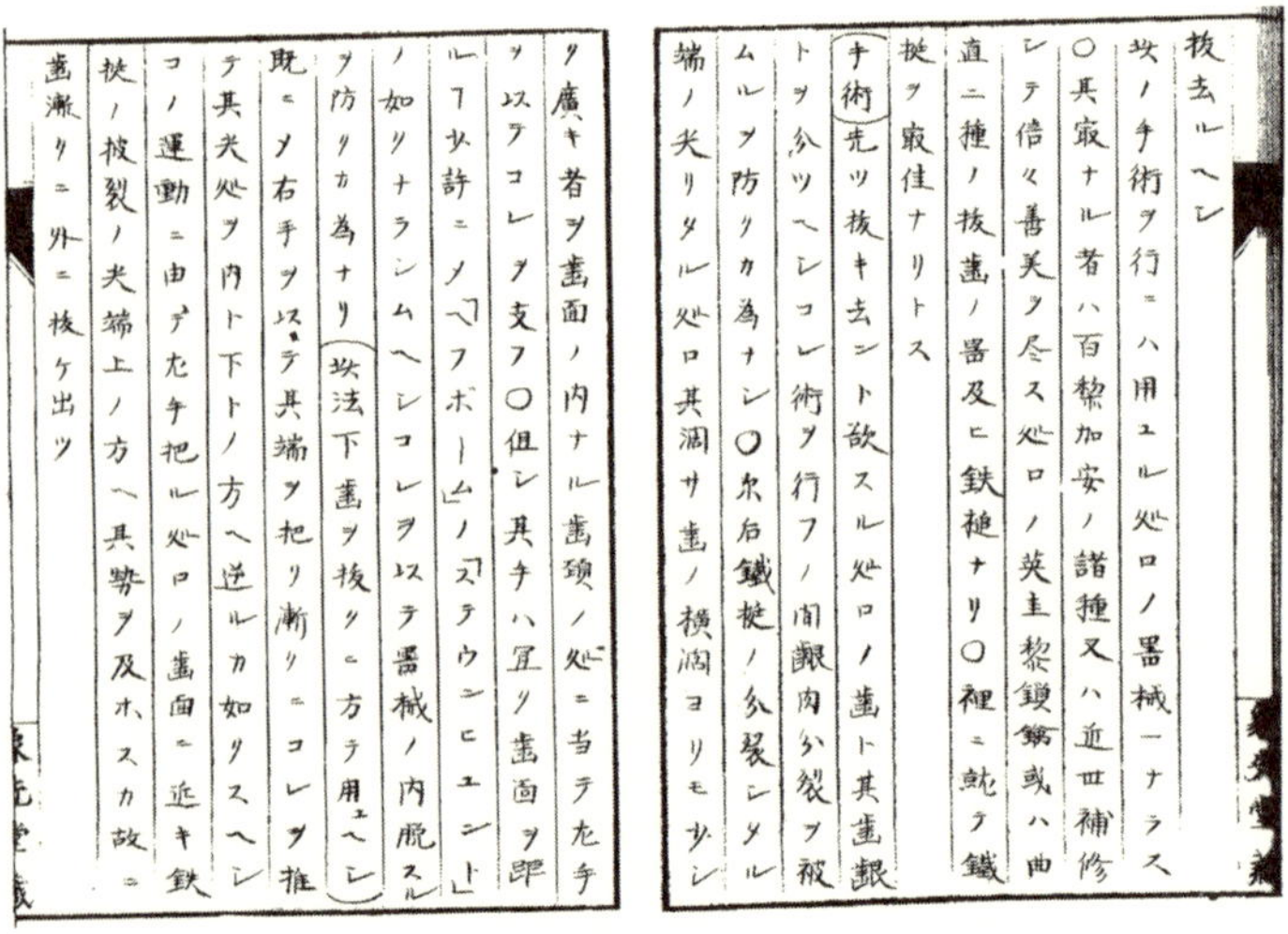
抜去ルヘシ
此ノ手術ヲ行ニハ用ユル処ロノ器械一ナラス○其最ナル者ハ百黎加安ノ諸種又ハ近世補修シテ倍々善美ヲ尽ス処ロノ英圭黎鎖鑰或ハ曲直ニ種ノ抜歯ノ器及ヒ鉄槌ナリ○裡ニ就テ鐵梃ヲ寂佳ナリトス
手術 先ツ抜キ去ント欲スル処ロノ歯ト其歯齦トヲ分ツヘシコレ術ヲ行フノ間齦肉分裂ヲ被ムルヲ防クカ為ナシ○尓后鐵梃ノ分裂シタル端ノ尖リタル処ロ其濶サ歯ノ横濶ヨリモ少シク廣キ者ヲ歯面ノ内ナル歯頸ノ処ニ当テ左手ヲ以テコレヲ支フ○但シ其手ハ宜ク歯面ヲ跟ルヿ少許ニシテ「ヘフボーム」ノ「ステウンヒユント」ノ如クナランムヘシコレヲ以テ器械ノ内廃スルヲ防クカ為ナリ 此法下歯ヲ抜クニ方テ用ユヘシ
既ニメ右手ヲ以テ其端ヲ把リ漸クニコレヲ推テ其尖処ヲ内ト下トノ方ヘ逆ルカ如クスヘシコノ運動ニ由テ左手把ル処ロノ歯面ニ近キ鉄梃ノ披裂ノ尖端上ノ方ヘ其勢ヲ及ホスカ故ニ歯漸クニ外ニ抜ケ出ツ

オランダ語版の外科教科書を箕作阮甫が翻訳した『外科必読』

を割いている。

此ノ手術ヲ行ニハ用ユル所ロノ器械一ナラス。其最ナル者ハ百黎加安《ヘリカーン》ノ諸種人又ハ近世補修シテ倍々善美ヲ尽ス所ロノ英王黎鎖鑰或ハ曲直二種ノ抜歯ノ器及ヒ鐵槌ナリ。裡ニ就テ鐵槌ヲ寂佳ナリトス

百黎加安はペリカン（ペリカンの嘴のような形の抜歯鉗子）、英王黎鎖鑰は歯鍵、曲直二種は現在も使われているエレベーターを指すと考えられる。これらの器具を使った抜歯法や止血法についての説明も付されているが、江戸末期の口中医や入れ歯師がこの本を見たという資料はない。

西洋式器具の評判

シーボルトが持参した西洋の医療器具のうち、

歯鍵については蘭医の杉生方策が著書『内服同功』（安政六・一八五九年）で説明している。しかし、幕末に実際に使われたという記録はない。英国の宣教医、ベンジャミン・ホブソン（合信）の中国語医書『西醫略論』（一八五八年）では、forceps（抜歯鉗子）は「牙《げ》鉗《かん》」と表記している。

アメリカではすでに一八四六年にH・トッド社が鉗子、歯鍵、エレベーターを製造販売しており、幕末から明治初期に来日し開業したイーストレーキ、エリオットなどのアメリカ人歯科医はそれらの

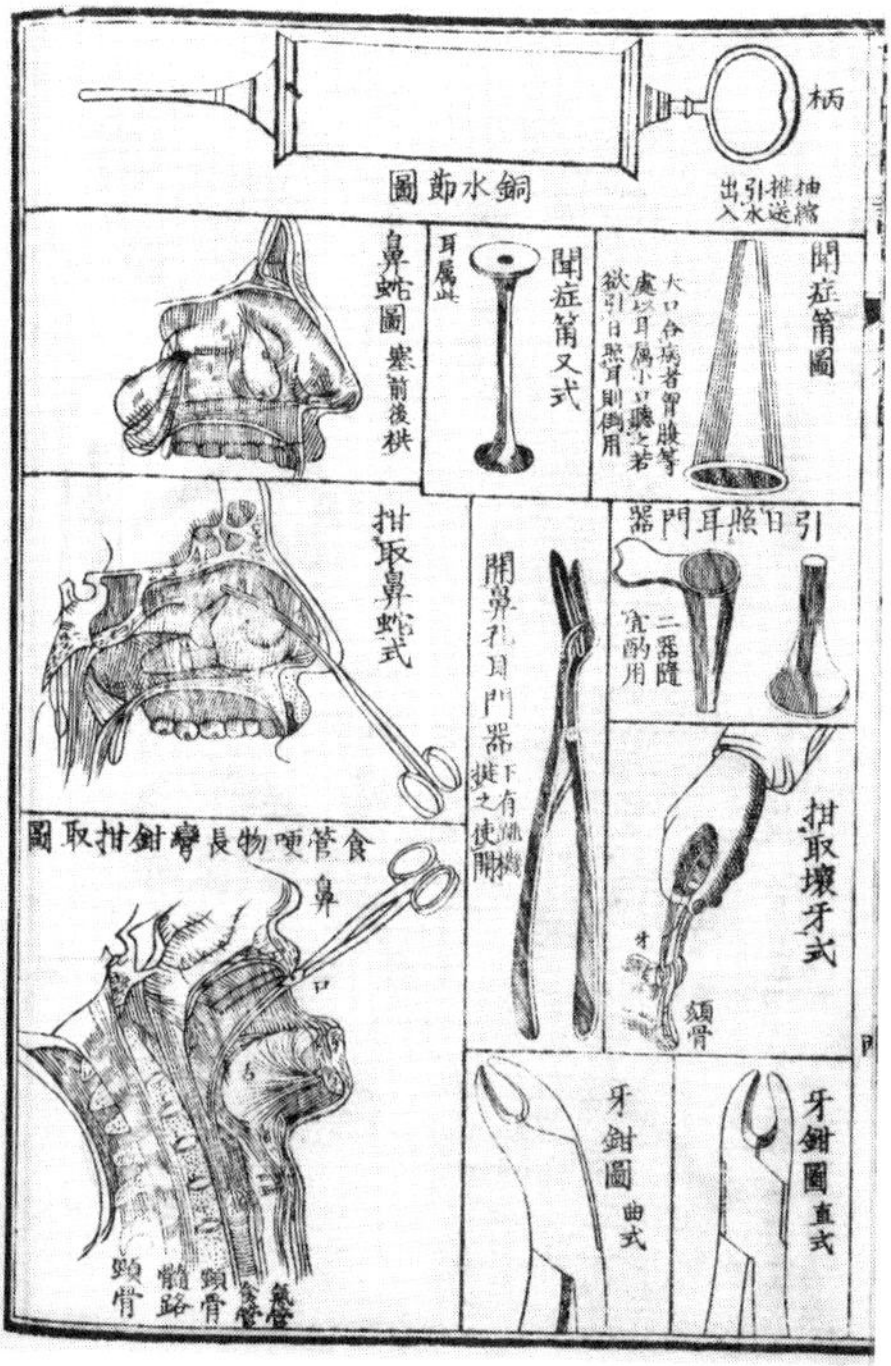

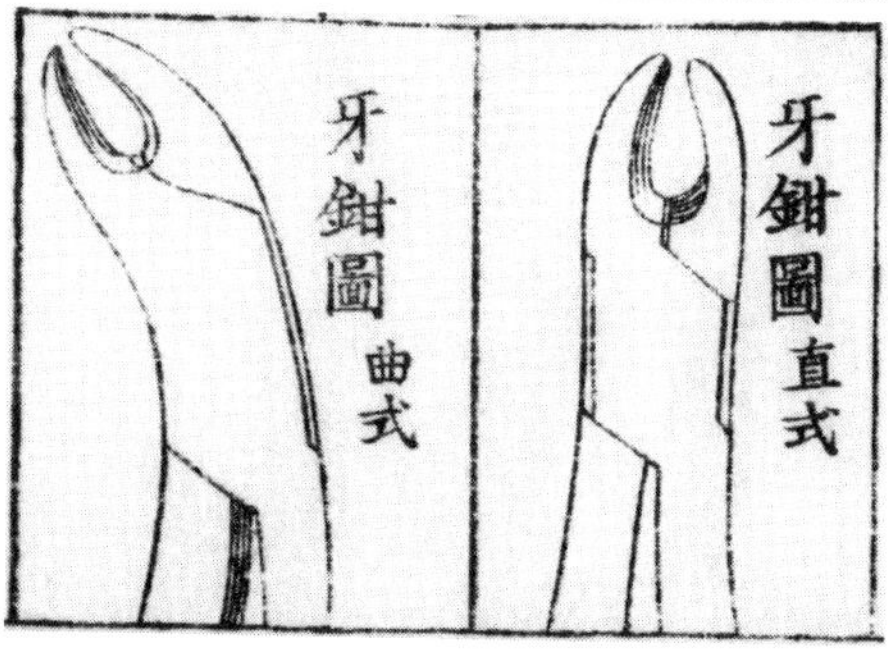

『西醫略論』。forceps（抜歯鉗子）は中国語で牙鉗と訳されている

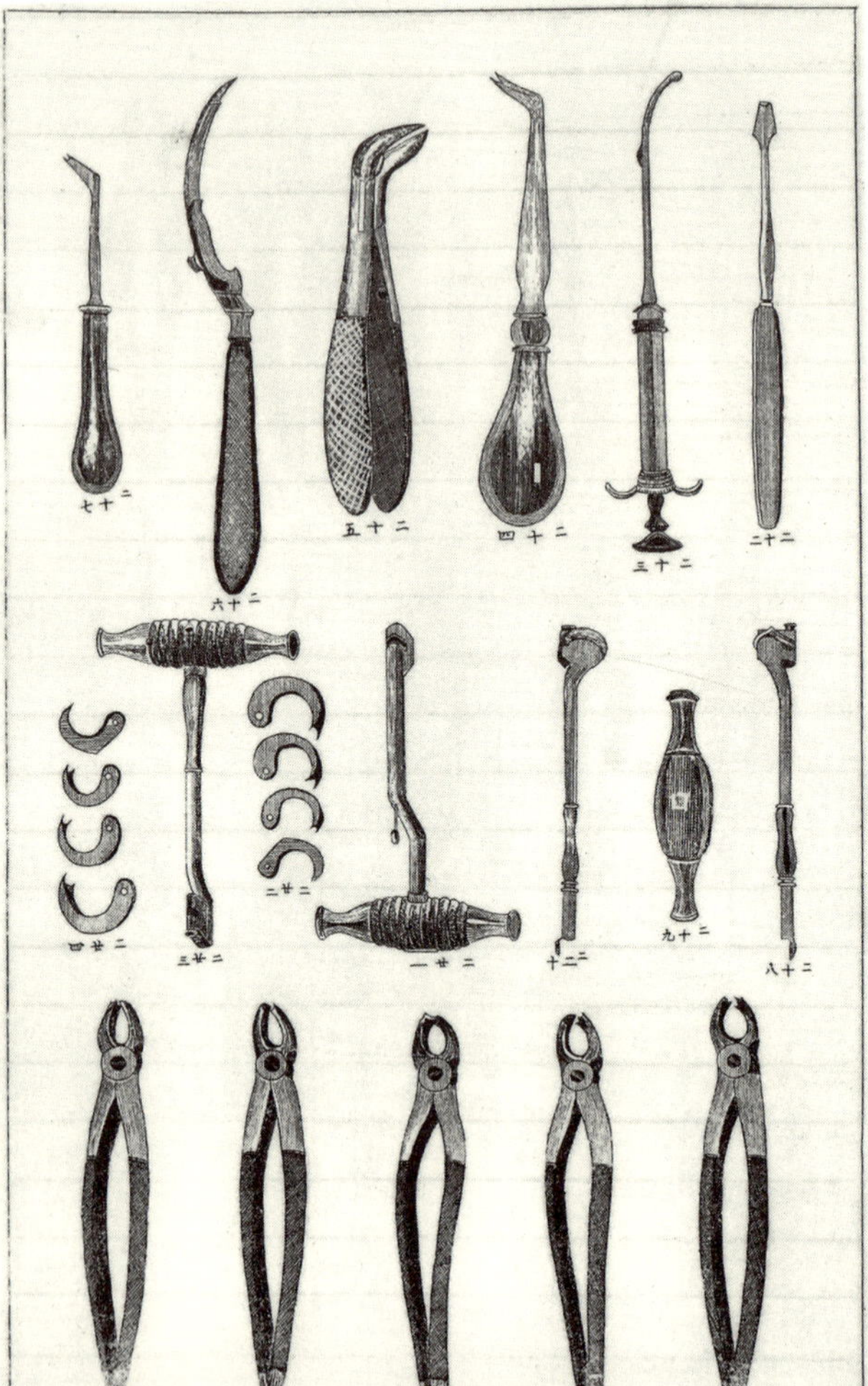

日本で最初の医療器具カタログ『醫術用図書』。明治 10 年刊。西洋の抜歯道具もある（神奈川県歯科医師会・歯の博物館蔵）

器具を使っていた。また、慶応元年（一八六五）一〇月一三日に横浜居留地の診療所でヘボンが少年の歯を抜いたという記述が、『ヘボン書簡集』に出ている。

慶応三年（一八六七）のパリ万国博覧会に日本人商人として唯一参加・出品した清水卯三郎は、翌年帰国すると日本橋に「瑞穂屋《みずほや》」を開き、洋書や歯科器材の輸入販売をしながら『歯科雑誌』などの出版も行なった。明治八年（一八七五）には、アメリカのホワイト社などから陶歯、アマルガムなどの歯科材料とともに抜歯鉗子二本を輸入している。清水は、明治一四年に東京上野で開催された第二回内国勧業博覧会に国産の抜歯鉗子を出品した。欧米の模造品で、歯科医と製造者の協力があったという。そして明治二八年の第四回内国勧業博覧会では、国産の抜歯鉗子で有功一等賞を受賞している。

前述の石代十兵衛が編んだ『醫術用図書』（明治一〇・一八七七年）では、国産の西洋式外科器具として抜歯鉗子や挺子、歯鍵などが販売されている。松本市左衛門編『医療器械図譜』（明治一一年）には、抜歯鉗子、歯鍵、歯根螺旋、挺子、齦刀などが掲載されている。

明治初期に誕生した日本人の歯科医は、アメリカなど外国から輸入された器具や、その後国産化された器具を、西洋の技術・材料とともに用いた。よいものは取り入れ、改良していく技術は日本の伝統なのであろう。

◆コラム　西洋の抜歯と麻酔

一五〜一八世紀の西洋では、庶民相手の歯抜きは、シャルラタン、クァックなどと呼ばれる香具師系の人たちが行なっていた。

中世のヨーロッパでは、医師（当時の内科医）の指示で外科医や理髪外科医が瀉血、膿瘍の切開を行なった。歯抜き屋は町から町へ馬車で巡回し、街頭で大勢の人を集め、巧みな話術で薬や歯みがき粉などを売った。見物客を集める時には、楽器を吹き太鼓を打ち鳴らしショーとして歯を抜いた。

麻酔がなかった時代に楽器やドラムの音は、痛がる患者の悲鳴をかき消す効果があった。当時、理髪外科医と外科医の二つの組織があってお互いに反目していたが、戦争で負傷した兵士の治療の技術が認められ、外科医の地位が高くなった。

一五〜一九世紀の西洋の抜歯器具は、鳥の嘴のような形のペリカン、扉の鍵のような形をした歯鍵、抜歯鉗子などであった。麻酔がないため、痛くても一瞬の早業で抜くことが歯抜きの腕だった。

一九世紀のアメリカには、新天地を求めてイギリスやフランスから歯抜き屋や理髪外科医が渡った。喜劇役者のボブ・ホープが歯科医を演ずる西部劇「腰抜け二挺拳銃」が、昭和三〇年代に日本で上映された。ホープが演ずる歯抜き屋（移動歯科医）は、幌馬車に乗って町を巡回し、携帯用の抜歯道具や笑気麻酔の器具を使って抜歯や虫歯の治療を行なった。笑気やエーテルによる全身麻酔法を発見したのは、二人のアメリカ人歯科医である。

一八四四年に笑気ガス（亜酸化窒素）パーティーが開かれ、興奮して室内を走り回り家具にぶつかり負傷した人がいた。参加していたアメリカ人の歯科医ホーレス・ウェルズは、痛みを訴えない人を見て

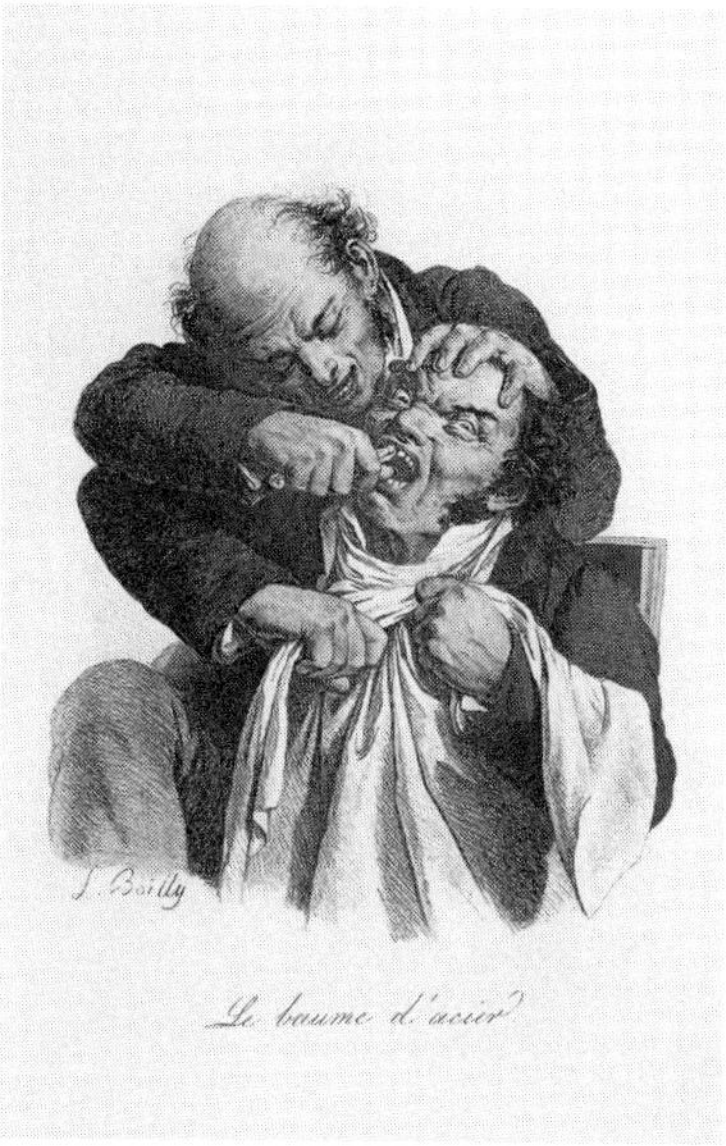

歯抜き屋。術者が患者の頭をおさえて固定し，麻酔なしで素早く抜く。痛みに耐えている表情がリアル（1824年）

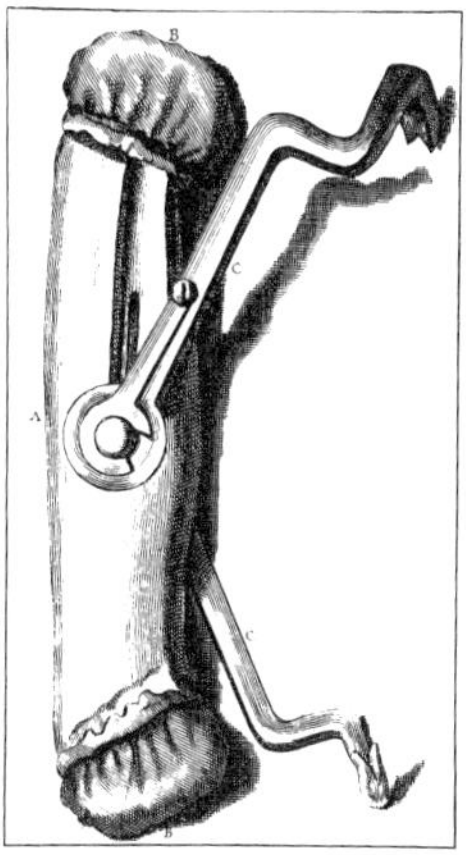
抜歯器具のペリカン

無痛抜歯に利用できると考えた。彼は自ら実験台になり笑気ガスを吸って抜歯をしてもらい、麻酔効果を確かめた。一八四六年に歯科医ウイリアム・モートンは、エーテルの吸入により無痛抜歯を行ない、公開実験に成功した。

ウェルズは吸入麻酔による公開手術には失敗するが、麻酔の発見は一九世紀における医学上画期的なことであり、麻酔が発見されてから患者は痛みがなく抜歯や外科手術を受けられるようになった。

第三章　お歯黒をする

鏡を見ると、まっ黒な前歯が艶々としていた。口許を拭って、紅盃の中味に薬指を入れて、下唇に紅をさすと、玉虫色の紅と黒い歯は互いに光りあって思いがけない妖しさになった。

有吉佐和子『真砂屋お峰』

1　お歯黒の起源

日本の歯を黒く染める文化には、古い歴史がある。お歯黒は古くは、はぐろめ、はぐろみ、涅歯《でっし》、鉄漿《かね》、かねつけ、歯黒、黒歯などと呼ばれていた。お歯黒の研究は、人類学者、民俗学者、化粧や歯科分野の研究者により行なわれてきた。日本のお歯黒の起源についてはいろいろな説があるが、いつ頃から始まったのか明らかではない。ここでは、日本古来説、南方伝来説、大陸伝来説を紹介する。

日本古来説

中国の魏の歴史書、俗に『魏志倭人伝《ぎしわじんでん》』と呼ばれるものは、古代日本の倭《わ》に関する記述があること

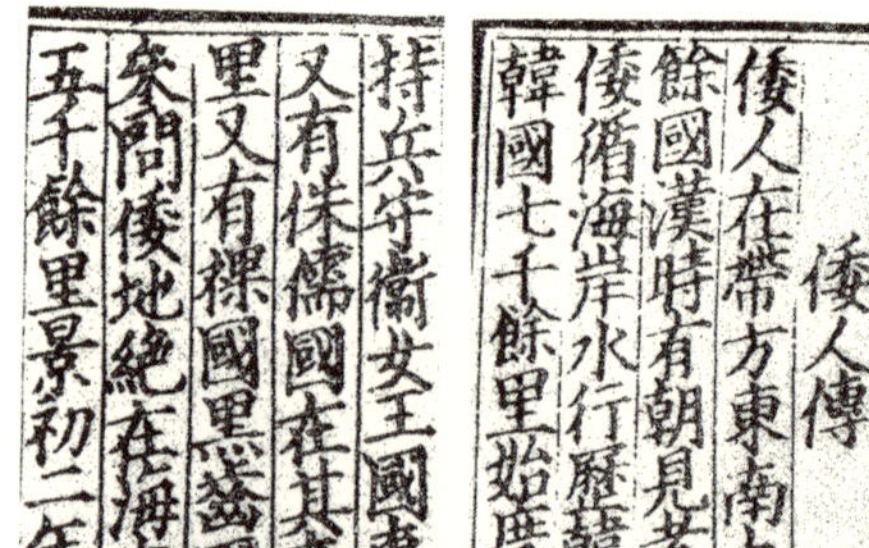
倭人傳
倭人在帶方東南大海之中依山島爲國邑舊百
餘國漢時有朝見者今使譯所通三十國從郡至
倭循海岸水行歷韓國乍南乍東到其北岸狗邪
韓國七千餘里始度一海千餘里至對海國其大
持兵守衞女王國東渡海千餘里復有國皆倭種
又有侏儒國在其南人長三四尺去女王四千餘
里又有裸國黒齒國復在其東南船行一年可至
參問倭地絶在海中洲島之上或絶或連周旋可
五千餘里景初二年六月倭女王遣大夫難升米

「有裸國歯黒國」の記述が見える『魏志倭人伝』

で知られる。そこに「女王国（倭）から南へ四〇〇〇里行くと小人国があり、そこから東南に船で一年で裸国と黒歯国に着く」とある。また、中国の戦国時代から秦、漢代の作で、古代の神話や伝説、地理などが記されている『山海経《さんかいきょう》』には、「その北に黒歯国がある。そこの人は黒い。稲を食い、蛇を食う」とある。黒歯国という名称は、古代に住民が歯を黒く染めていた証拠といえるだろう。

日本最初の百科・漢和辞書『倭《わ》名《みょう》類聚抄《るいじゅしょう》』（平安前期）には、「東海に黒歯国があり、その国の人は草で歯を染めている、俗にお黒歯をした女性がいた」という記述があり、当時この国の女性はお歯黒をしていたことがうかがえる。

備前地方の古墳で発掘された古代人の骨に黒歯の痕跡があったとか、上野国（群馬郡）箕輪で口内を黒くした土偶が見つかったという報告もある。人類学者の坪井正五郎は「人類学の上から見た歯の話し」で、歯に「鉄漿を塗ることは、古くから行はれて居ることであるけれども何から起つたかと云ふことは能く分らない。……歯を黒くする事も或いはマレイ風の遺りかと思われる」と述べている。

応神天皇が求婚するときに、姫の光り輝く歯を椎や菱のようだと讃えたという古事記の記述をめぐって、本居宣長は姫の歯は尖っていたと考えた。しかし古来の女性の風俗を考証した『歴世女装考』（弘化四・一八四七年）の著者で戯作者の山東京山《さんとうきょうざん》は、尖った歯ではなく黒く塗った歯であると主張した。吉永喜久雄も「涅歯の研究2」で、椎の実や菱の実は黒いため黒歯を指すとして、お歯黒説に同意している。ポーラ文化研究所の『化粧史文献資料年表』も同様に、椎や菱の実の外皮は茶褐色でタンニンを多く含んでおり、お歯黒に使う五倍子《ごばいし》の代用にされたと解釈する。

南方伝来説

檳榔《びんろう》は、熱帯や亜熱帯のアジア南方地域で広く栽培されるヤシ科の樹木である。台湾、東インド諸島、マレー半島、中国南部、インド、セイロン、南洋諸島のトラック、パラオ、ヤップなどの地域では、古くからその種子を噛んで楽しんできた。

村井吉敬も、「パプアといえば、ビンロウジ（檳榔子、*Areca catechu L.*）を噛む習慣がある。……苦いだけでおいしいものではないが、パプアでもパプア・ニューギニアでも、実に多くの人がビンロウジ（インドネシア語でピナン pinang）を噛んでいる。……パプアに限らない。台湾にもあるし、インドにもある。太平洋の島じまでも一般的である」と述べる。

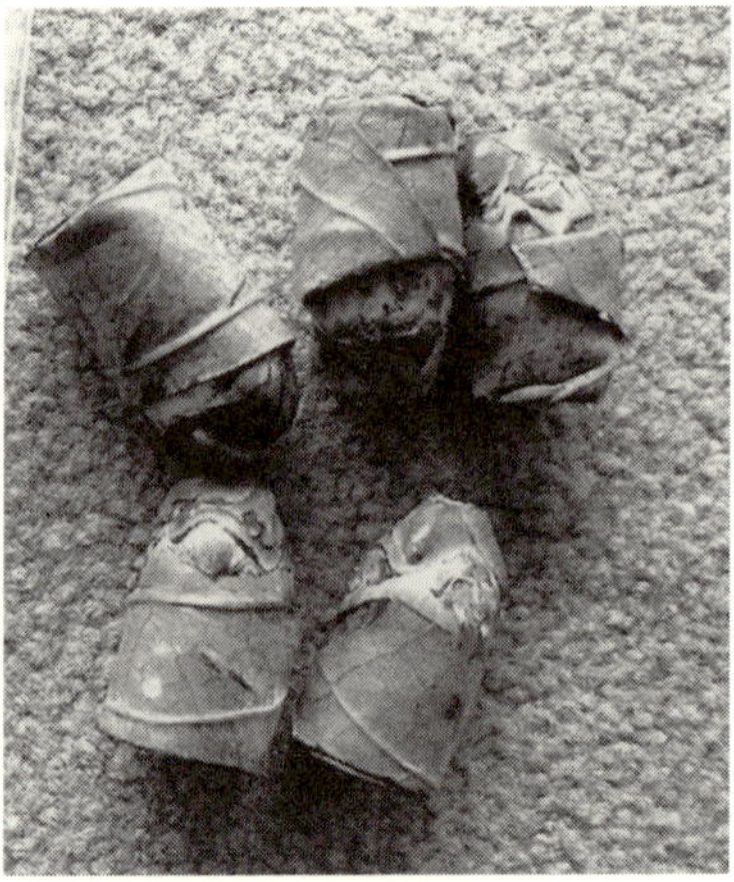

檳榔の実を割って石灰を入れキンマの葉で包み噛む

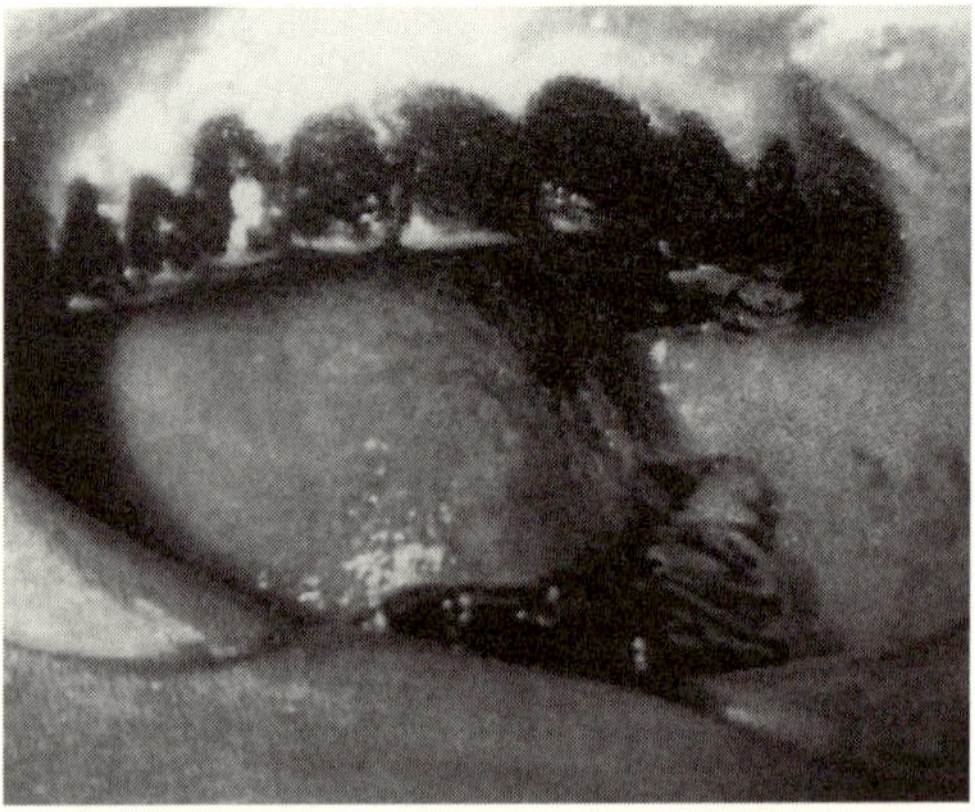

檳榔の常習で黒く染まった歯

唐の僧玄奘《げんじょう》三蔵が六二九〜六四五年までの一六年にわたる旅を記した『大唐西域記』には、インドの人は檳榔子を嚙む習慣があるため、歯が赤や黒に染まっているという記述がみえる。檳榔子の実はまずナイフで割って石灰を混ぜ、キンマの葉で包んでから嚙む。嚙んでいると赤い汁が出て口中にたまり、飲み込むと体に悪いので、真っ赤になった唾液をペッと道路に吐きだす。長年常習している人は、歯が真っ黒に染まり、ちょうどお歯黒を塗ったようになる。筆者も台湾で、ドライバーが眠気ざましに檳榔を嚙むと聞いた。ちょうどブラックガムのようなものなのだろう。檳榔を嚙むと口腔粘膜に強い刺激がある。台湾政府や医師会は、口腔癌の原因になると禁止を呼びかけているが、たばこと同じように習慣性があるため、あまり効果はないようである。

明治二四年（一八九一）に、人類学者の樋口貞次郎は檳榔について、「印度洋より潮流に従て本邦に来り。此邦を征服せし人種なり。彼等は巳に本邦に殖民せりと雖も蒲葵実の味忘れがたく印度洋より之を移植培養して其実を嚙みたり。……最富貴の人のみ該実を嚼み該樹の葉を以て車を飾るに至れり。然れば則歯の黒き事唇の紅なる事……高等種族の歯は男女共に黒かりしなり」と説明した（「涅歯の風俗は神代の遺風なり」）。

同じ年に佐藤重紀は、「馬来〔マレー〕は其の産地の中心にして西方は印度に至り北は支那の南部に及ぶ。……されば嚼実涅歯《でっし》の風の行はるる区域も自ら知らるべし。……檳榔子〔種子〕を嚙む、黒歯の結果を来すこと知るべし。按ずるにこの風之を安南〔ベトナム〕に得たるか」と推測する。また、「自然の涅歯と故意の涅歯とは全く異なりや、将同じきや、凡風俗は時代の流と共に移りて已《や》まず、前の必要的は後の儀式的となり」とし、習俗は時代とともに変化すると述べた（「檳榔子を嚙む風俗」）。このように檳榔子を嚙む風習に日本のお歯黒の起源を求め、南方渡来説を説く人類学者も多かった。台湾や東南アジアでは、友人宅を訪問する時や結婚式には土産やお祝いとして檳榔子を持参する慣習があったという。

大陸伝来説

仏教がインド、中国、朝鮮（百済）を経て日本に伝わったように、歯を黒く染める風習も大陸、朝鮮半島を経由して伝来したとされる。

『歴世女装考』で山東京山は、「扶桑国考には豊後国《ぶんごのくに》の伊波比洋の西南に姫島と云嶋あり黒歯之国といひしは疑なく是也」という。筆者も二度姫島を調査で訪ねたが、大分県国東半島沖のこの島にはお歯黒伝説がある。島内には、内乱で百済を追われた姫がお歯黒を塗った石の台（お歯黒石）、塗った後うがいをした池、楊枝を地面に刺した後茂った柳の木（逆さ柳または栄柳）、鉄漿《かね》という名がついた町や公民館がいまでも残っていた（その後名称は変わった）。

ところで、百済にはお歯黒を塗る風習があったのだろうか。田中香涯は、「女子の涅歯の風は、古代我国と密接な関係にあった百済でも行なわれており、欽定満州源流考に百済西部人・黒歯《こくし》常之《じょうし》と明記してある。恐らくは百済の方面から涅歯の風が我国に伝わったのであろうと思われる」と記している（「涅歯考」）。

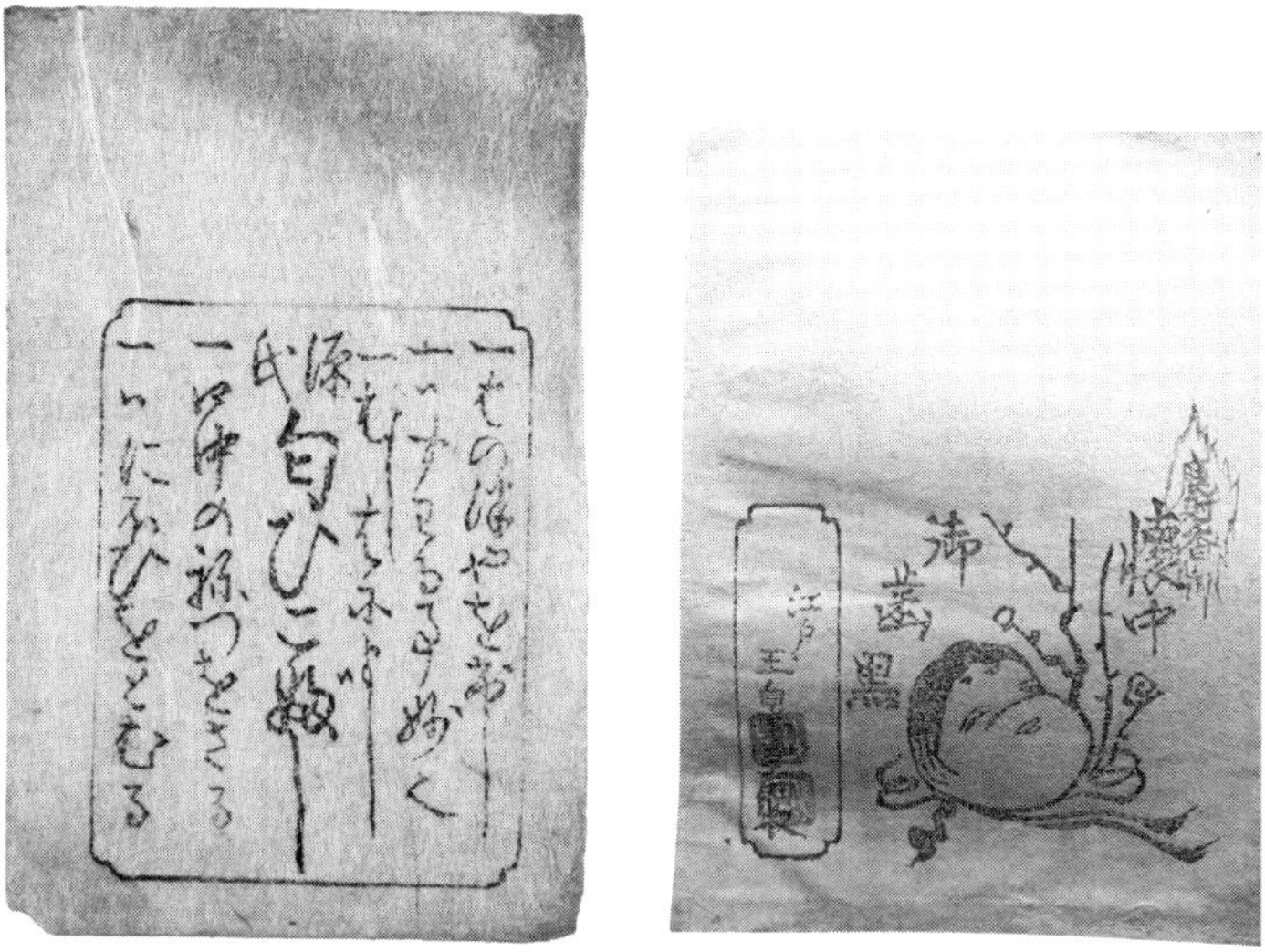

江戸時代の携帯用のお歯黒の袋

蘇鎮轍『百済武寧王の世界』によると、黒歯常之は、六八九年に六〇歳で波乱万丈の生涯を終え、異国の地、洛陽忙山に埋葬された百済人だという。「銘文によると、百済は当初、黒歯常之の曾祖父である文大（ムンデ）を黒歯国の王、若しくは酋長のような位に任じたようである」という。この曾祖父は一団を率いて遠く離れた異国の黒歯国に赴任し、百済が管轄していたと思われる。蘇は、黒歯国は現在の海南島北部とタイ南部の間にあったのではないかと推測している。

周大成『中国口腔医学史考』という歯科の歴史書には、「中国雲南地方で歯を黒く染める習俗があり、即という樹木の葉を焼いて歯を黒くする」と記されている。筆者は、海南島出身の中国人歯科医から、現地には檳榔子を嚙む風習があると聞いたことがある。中国のハワイと呼ばれる海南島は暖かく、檳榔樹が育つという。

山賀禮一の『お歯黒のはなし』によると、唐の僧侶鑑真《がんじん》は何度も日本へ渡航を試みて失敗し、海南島に滞在していた。鑑真が布教の資金づくりでお歯黒の処方を教えたという話が残っている。岡山県香登《かがと》（現備前市）には、インスタントのお歯黒を生産し、全国へ卸して莫大な利益を上げた。民俗史家・島村峃の『香登お歯黒』という本が地元のお歯黒研究会により出版されている。

2　かね水の作り方、塗り方、かね下

お歯黒は、鉄漿《かね》水とタンニンの粉（五倍子）を湿らせた房楊枝や筆につけて、数回繰り返して歯の表面に塗っていく。かね水は、通常、お粥や麴、濃い茶、酒などを入れたお歯黒壺に、火にあぶった錆びた古釘や鉄屑を加えて作る。壺のなかでデンプン質が発酵して酸ができ、鉄分が溶けだす。かね水は酢酸第一鉄の溶液で、これとタンニンの粉が歯の表面であわさるとタンニン酸第二鉄の薄被膜ができ、黒くなる仕組みである。人それぞれ独自の工夫やコツがあり、光沢を出すため壺に飴、米糊、砂糖、茶、餅、葛、酢などを混ぜた。

田中香涯著『變態風俗の研究』には、かね水の作りかたが詳しく載っている。「鉄漿壺に番茶五合位を煮つめて之に一合許りの酒を混じ、その中に古くなつた鉄屑三十匁を入れ、之に檳榔子三箇を加

へて密封すると、約十日を経過すれば鉄漿が出来上る」。

岡山地方には、かね（金）が良くつくからと、褌を脱いだ男性がへのこを出してお歯黒壺を跨ぐ風習があったという。冬など寒い時には、壺を日当たりのよい場所や、かまどや火鉢のそばに置いて温め発酵させた。かね水は独特の臭いがあった。

元禄時代の女性の心得書『女重宝記』（元禄五・一六九二年）は、白粉《おしろい》や紅《べに》は薄くつけたほうが上品だが、お歯黒は濃いほうがよい。毎朝つけるのが女性のたしなみだといっている。お歯黒は、一日一度つけるは上、二日に一度は中、三日に一度は下と、女性の身だしなみとして勧めている本もあり、毎日塗ることがよいとされていたようだ。

化粧の指南書、佐山半七丸著『都風俗化粧伝』（文化一〇・一八一三年）には、かねをつけるコツが載っている。要約すると、消し炭で歯を静かにこすって古いかねをよく落とし、歯の間のかすを取ってからつけるとよくつくし、光沢が出る。その上に紅を塗れば、色も光沢もよくなる。かねをつけるとき、唇がしみる場合には髪の油を塗ればよい、という。長旅に出るときなどは剝げにくくするため本漆をかねの上に塗ると落ちにくく、艶も出るという工夫も紹介されている。

三松館主人なる者が嘉永四年（一八五一）に出版した『廣益秘事大全』は、「おはぐろを即座におとす法」として、笹の葉を灰にならない程度に黒く焼き、それを指に付けて歯をこすればたちまち落ちて歯が白くなるとアドバイスしている。お歯黒をきれいに塗るには、剝げた部分だけ塗るのではなく、いったんすべて落としてから均等に塗り直したようだ。

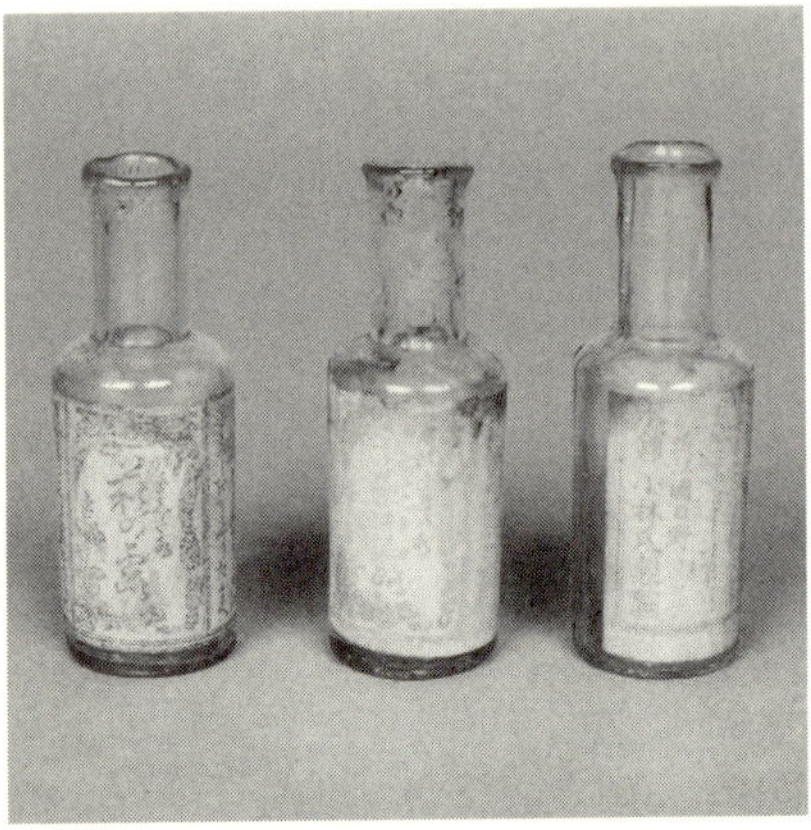

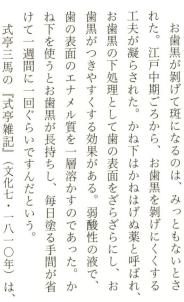

かね下「萩の露」のビン。近江国日野・小林氏製

剝げにくくなる薬・かね下

お歯黒が剝げて斑になるのは、みっともないとされた。江戸中期ごろから、お歯黒を剝げにくくする工夫が凝らされた。かね下はかねはげぬ薬と呼ばれ、お歯黒の下処理として歯の表面をざらざらにし、お歯黒がつきやすくする効果がある。弱酸性の液で、歯の表面のエナメル質を一層溶かすのであった。かね下を使うとお歯黒が長持ちし、毎日塗る手間が省けて一週間に一回ぐらいですんだという。

式亭三馬の『式亭雑記』（文化七・一八一〇年）は、「おはぐろのはげぬ薬、るりの露といふもの、通油町炭屋喜十郎家にて発販。三能水といふもの、鹽川岸某家にて発市、世上に大く流行。水薬にて硝子入四十文、箱入四十八文」と紹介しており、江戸末期にかね下が流行っていたことがわかる。

かね下は、弱酸性の液体なので小さな瓶に入れて売られた。筆者はかね下の瓶を何本か持っているが、ラベルは漏れた酸液の影響で茶色に変色し、ぼろぼろになっている。かね下を用いるとお歯黒は落ちにくくなるが、エナメル質を溶かすため歯の質を傷める欠点があった。しかし、お歯黒を塗る回数が減って便利なため、江戸後期から明治初期にかけて、かね下は玉の露、梅露丸《ばいろがん》、瑠璃光散《るりこうさん》、歯うるし、三能水《さんのうすい》、萩の露、かねはげぬ薬、かね下歯薬といったさまざまな商品名で販売された。

明治期の歯科医たちは、かね下は歯を傷めるので有害であるとし、これを使わないよう、お歯黒そのものを止めるように主張した。口腔衛生に関するそうした啓蒙書も何冊も刊行された。かね下の有害説については、後述する。

3　さまざまな道具

お歯黒の道具には、かね碗、かね沸かし、渡しかね、うがい茶碗、お歯黒壺、ふし箱（大小）、耳だらい、房楊枝、羽根楊枝、手鏡などがある。武家や大商人などの使うお歯黒箱や耳だらいは、家紋入りで黒漆塗り、蒔絵といった豪華なつくりであった（口絵7）。かね碗、かね沸かし、渡しかねの金属製の道具は、銀、真鍮、銅製である。立派なお歯黒道具は大切にされて後世に残るが、庶民用のお歯黒道具は粗末なため捨てられ、現存するものは少ない。

長屋や農家のおかみさんたちは渡しかねを使わず、かね碗やかね沸かしなどの金属製の道具は銅や真鍮の薄い板でできていた（口絵8）。すべての道具は小さめのお歯黒箱に入る。この箱は、塗るときには道具を載せる台になった。上層階級の女性は座敷でお歯黒を塗ったが、庶民の女性は台所で塗った。玩具絵《おもちゃえ》（子どもが遊んだり絵本にする浮世絵）でも、お歯黒道具は上層階級では座敷道具として、庶民用は台所道具として描かれ、身分によって異なっていた（口絵11）。

お歯黒道具に関しては、河越逸行が「鉄漿つけ道具について」、松田信隆が「お歯黒道具について」で書いているので、これをもとに若干解説する。

・**お歯黒箱**　黒塗りの長方形の箱で、お歯黒壺、うがい茶碗、耳だらいを除いた道具類一式を収納する箱である。家紋や蒔絵入りの高級品もある。上蓋を開けると、一段取り外しの中段があって渡しかねや房楊枝など長めの道具を収め、その下は厚みのあるかね椀やふし箱などが入るように深くなっている。浮世絵にも、化粧道具一式が入る大きな化粧箱が描かれている。これにはお歯黒道具も収納でき、化粧時に鏡台立てに手鏡を置き、蓋を開けると櫛、房楊枝、羽根楊枝を手に取れるようになっている。下には引き出しが何段かあり、化粧道具が入る。

・**ふし箱**　ふし粉を入れる蓋つきの大小の二つの箱。小さい箱には懐中お歯黒を、大きな箱にはふし粉を入れた。ふし粉は五倍子の実を乾燥し、石臼で挽いて粉にしたもので、タンニンが七〇％ぐらい含まれている。

・**渡しかね**　銀や真鍮、銅などでできた金属製の長い板。お歯黒を塗るときは、この渡しかねを耳だらいの上に置き、かね椀、かね沸かし、ふし箱を並べた。渡しかねにはめでたい鳳凰などの模様が彫刻してあり、子どもが一人生まれると一つ穴を開けるという言い伝えがある。高級品は真鍮製で模様が彫ってある。旅行に携帯できるように、二つに折りたためる木製や真鍮製のものもある。

・**かね沸かし**　お歯黒壺から使う分だけかね水をここに移して温める。温めると臭うため、夫が朝起きてくる前に塗るのがふつうだった。かね椀に移しやすいように柄がついている。お歯黒沸かしとも呼ばれた。

・**かね椀**　かね沸かしで温めたかね水を入れる容器。耳だらいの上に渡しかねを置き、その上に置く。

・**耳だらい**　ふし粉に含まれるタンニンのせいで塗りたてのお歯黒は苦いため、うがいをして吐き捨てる容器。洗面所などがなかった時代には、座敷や台所に置いて使った。家紋や蒔絵入りで、耳だらいを一定の高さに支える筒のような台がついている高級品もある。お伊勢参りや湯治など女性の旅行向けには携帯用の二分の一程度のものもある。鎌倉、室町時代の品は四本の柄がついており、角だらいと呼ばれた。江戸後期になると、銀や銅製の耳だらいが使われるようになる。かね吐き、つばだらい、お歯黒半ぞうなどと呼ぶ地方もある。

・**うがい茶碗**　うがいをする時に水を入れる茶碗。古伊万里など骨董品は貴重である。花鳥、松竹梅、唐草、山水風景、風俗などおめでたい柄が色絵や染めつけで描かれ、ご飯茶碗より背が低く大きなものが多い。庶民はそば猪口などで代用した。

・**手鏡**　銀、青銅などの金属でできた小ぶりの鏡。曇ると、ざくろの皮で鏡をみがいた。大きなものは、化粧箱の鏡台に斜めに立てて使った。ガラスに水銀を塗った現在のような鏡は、幕末から明治初期にかけて使われた。

・**お歯黒壺**　かね水を発酵させたり蓄えておく壺。壺を温めて発酵させられるように、壺の置き場所がへこんだかまどもあった。持ち運びやすいように、上部に持ち手（耳と呼ぶ）がついているものもある。発酵するとくさいので台所の隅や縁の下に置いた。備前、越前、丹波、瀬戸などの焼き物が多い。

・房楊枝《ふさ》　江戸時代の歯ブラシで、房楊枝でよく歯を磨いてからお歯黒を塗った。女性用には柔らかな柳でできたもの、男性用には黒文字などの肝木でできた硬めのものがあった。歯みがき楊枝とも呼ばれる。

・羽根楊枝　お歯黒は、房楊枝を温めたかね水に浸し、ふし粉を歯の表面につける作業を何度も繰り返す。仕上げには、鳥の羽が筆の先についた羽根楊枝（筆楊枝とも呼ぶ）で歯の表面を滑らかにする。高級な羽根楊枝は、雉、おしどり、鶴、うぐいすなど夫婦仲の良い鳥の羽根を用いる。庶民用は雀、ほおじろなど身近にいる鳥の羽根を使い、手作りも珍しくない。

4　儀式としてのかね付始め

お歯黒を初めて塗る儀式をかね付始めといった。かね始め、かねつけ、つけがねといったり、花街では初染め式、初鉄漿《はつかね》の式と呼んだ。室町時代には、八〜九歳でかね付始めを行なった。江戸時代になると十三かねつけ、十七かねつけというように一三歳、一七歳と徐々に年齢が上がった。『風俗画報』の「女子かねつけの祝」という記事には、「女子の始て歯を染るの年齢は一定せず。……九歳にても已《すで》に其の式を為せしものと見ゆ。近世は十三歳をかねそめとするも。多くは成年となり。若くは婚姻の約定り。若くは婚姻後に至り之を行へり」とあり、時代とともに年をとってからになっている。

結婚するときに行なう場合は、媒酌人の他に親類縁者の叔母や知己の年輩の女性がかね親（または筆親）になり、お歯黒を塗る手ほどきをした。二五年ほど前のことだが、筆者の長野県松本市の親戚は、結婚式に媒酌人のほかにかね親を立てた。地方にはまだ古い風習が残っており、仲人がかね親を

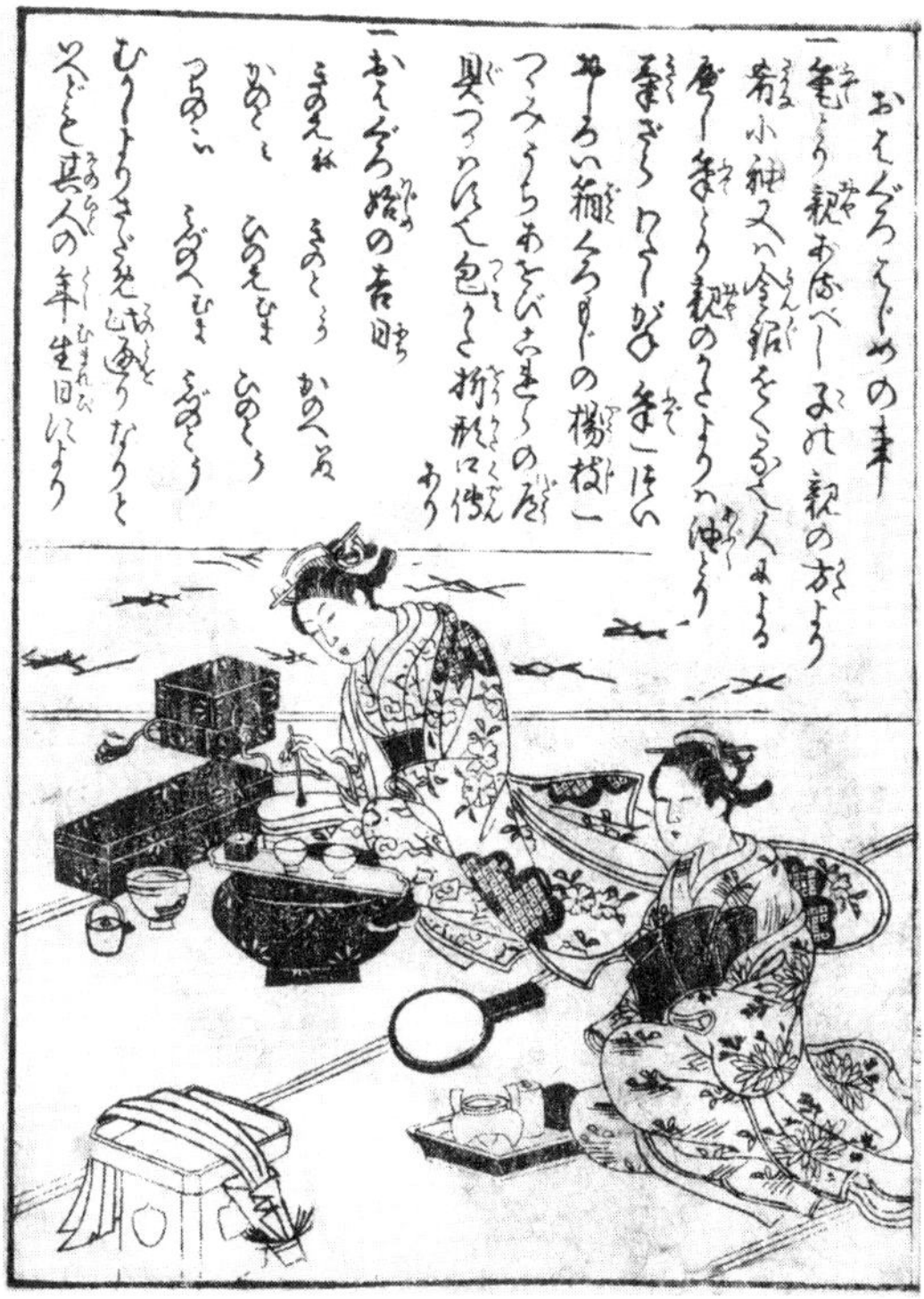

かね親が新婦にお歯黒の塗り方を教えた。『女芸文三才図絵』江戸期

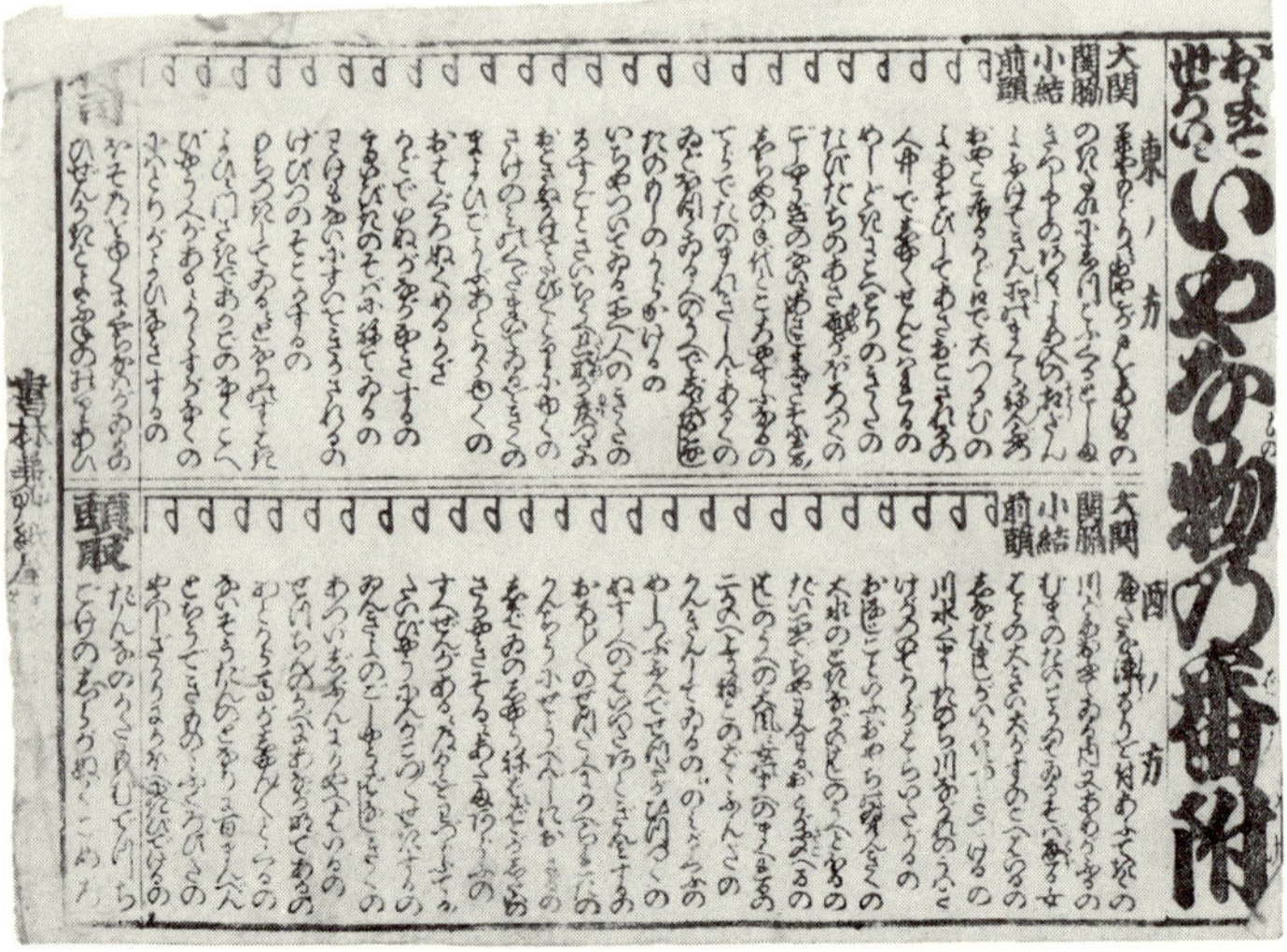

「およそ世かいにいやな物の番付」江戸期。上段左に，お歯黒を温めた時のかざ（香）とある

兼ねることもあった。かね親は、お祝いとしてお歯黒道具一式や反物などを贈った。かね親には、夫婦揃っていて仲がよく、健康で子どもがいる年輩の女性を選んで依頼した。

京都御所ではかね水をふしの水、ぬきすの水といい、公家や武家ではお歯黒、江戸庶民ではかねつけ、つけがねと呼んだ。かね親はかね水の作り方も教えたが、かね付始めには、近隣で健康で仲のよい夫婦の七軒から少しずつかね水を集めた。これを七《なな》所《どころ》かねと呼んだ。しかし、時代により徐々に簡略化され、七軒でなく二、三軒ですませるようになった。また、仲の悪い家を飛ばしてかね水を集めると、後で文句を言われることもあったという。かね付始めが終わると、富裕な家では酒、肴、黒豆の入った強飯などでもてなし、庶民は茶と香物ですませた。新郎新婦にとってかね親は実の親と同じような存在で、亡くなると喪に服すなど親同然に扱った。

新婦のかね付始めは微笑ましい門出の光景であった。初めてお歯黒を塗った新婦は、かね水をくれた七軒にお礼にまわり、よく似合う、愛らしくなったなどと褒められ、冷やかされた。黒い歯になると、急に成熟した女性と見られる。新井白蛾《はくが》『牛馬問《ぎゅうばもん》』（宝暦六・一七五六年）には、「日本にて女の歯を染る事は、必ず婚礼定りての事なり。黒色は変《へん》ざる故に、夫婦の間もかはるまじとの義也。上代には女のみに限らず、武人も歯を黒色にす。忠臣、二君に仕へずと云心なり」と書いてある。伊勢貞《さだ》丈《たけ》『貞丈雑記』（天保一四・一八四三年）には、「女は九のとしよりかねを付くる。……おとなしき女房かいしゃくして吉方に向わせ申して鉄漿付けそめさせ申すべし。男は元服以後かねを付くるなり。男には祝もなし」とあり、男子の元服には、とくにお祝いはなかったようだ。

お歯黒は、平安時代には貴族や武士の男子女子が大人になる儀式であった。それが江戸時代になると、武士では廃れて男性は公家しかお歯黒をしなくなり、女性は結婚後するようになった。黒色は他の色に変わらないことから、武士にとって変心しない契りや証の意味があり、江戸時代の女性では夫に貞節を守る意味があった。丸髷を結い、お歯黒をしていると、その女性は結婚しているとわかった。

5　文学、川柳、浮世絵

男性に広まった平安時代

平安朝の宮廷が舞台の物語や随筆には、歯を黒く染める黒化粧が登場する。初期には女性だけの習慣であった。末期頃より鳥羽天皇をはじめ公家、武家の男子にもお歯黒の風習が広まる。江戸後期の『世事百談』には、「男子の化粧することは、白河院〔平安中期の天皇。在位一〇七二～一〇八六年〕の頃より始まるといひ」とある。その他、恵命院正宣守『海人藻芥《あまのもくず》』（一四二〇年成立）、伊勢貞丈『貞丈雑記』、茅原定《かやはらさだむ》『茅窓漫録《ぼうそうまんろく》』（天保四・一八三三年）などでは鳥羽院のころから始まり、当初女性だけの習慣だったが、男性も行なうようになったという。鳥羽天皇は、白河法皇の後を受けて一一二九年から二八年間院政を敷いた人である。『莚響録《ていきょうろく》』（明和四・一七六七年）には、次の記述がある。

歯黒の事、或抄に、鳥羽院の御時より、男も抜眉染歯のよし載たり。女は一条院以前、専染けるにや。栄花物語、紫式部日記など、此時代の物には多く見え侍る。男は高倉院の御時よりは慥に所見候。平家物語に、東の武士の平家の通盛がいづれかのかねつけたるを見て、あつぱれみかたにかねつけたり者はなきをと、申たりことのあれば、武家はつけぬ事分明に見え侍る。室町殿の時分は、武士も付けたる也。当時はむかしにかへりて、武士は付ぬ事と成たり。……室町家前後、一向の下部は染ず候得共、中分の人より染候か、白歯者と書て、アヲハ者と訓ず。……宗吾が記にも、かねを付ぬは狼藉なりとあり。……いつ比《ごろ》より染ぬ事に成たるにや、信長公の時節より国家多事なるゆへならんか。

男性のお歯黒は鳥羽院の時に始まり、室町時代には武士もつけた。下級の者はつけないため、白歯者と呼ばれた。信長公の時代からは、国が混乱したためつけなくなったのだろうという。

『枕草子』『紫式部日記』『源氏物語』『栄華物語』『堤中納言物語』といった文学作品では、「はぐろめ」「はぐろみ」などと表現されている。その後、『とりかへばや物語』では「かねつけ」、『源平盛衰記』や『平家物語』では「鉄漿《かね》」「涅歯《でっし》」などと呼び方が変化する。平安時代の宮廷の女性にとって、お歯黒は大切な化粧であった。

平安中期の『枕草子』は、清少納言が中宮定子に仕えた頃を中心に、鋭い写実と才気ある筆致で描いた随筆である。心ゆくものの項には、「河舟のくだりざま。歯黒めのよくつきたる。うるはしき糸の、あはせぐりしたる」とある。河舟が流れ下る様子やきちんと整った糸がよりあわせてある様子など、たくさんの事例とともに、お歯黒が上手についていることを「気持ちのよいもの」している。

紫式部が、一条天皇の中宮彰子に宮仕えした約一年半の見聞や感想をまとめた『紫式部日記』一二月三〇日の条には、「つごもりの夜、追儺《ついな》はいと疾くはてぬれば、歯ぐろめつけなど、はかなきつくろひどもすとて、うちとけゐたるに」とある。大晦日の晩に用事が思ったより早く終わったので、お歯黒を付けたり、ちょっとお化粧をして、のんびりしていたが、という意味である。

彼女の『源氏物語』の末摘花《すえつむはな》の巻には、「古代の祖母君の御なごりにて、歯黒めもまだしかりけるを、ひきつくろはせ給へれば、眉のけざやかになりたるも、うつくしうきよらなり」とある。現代文にすると、「古風な祖母君のお躾のままで、お歯黒もまだであったのを、お化粧をさせなさったので、眉がくっきりとなっているのも、かわいらしく美しい」という。

次に、当時の化粧の常識をはずれた姫を紹介しよう。小式部作『堤中納言物語』には、一風変わった虫めづる姫君の話が収められている。この姫は「人はみな着飾らずありのままの姿がよいのです」と言って、年頃のふつうの女性のように眉をまったく抜かないし、お歯黒も「とても面倒だし汚いわ」と言ってつけない。そして真っ白な歯を見せて笑い、虫たちを愛でる人である。化粧を嫌い、お歯黒もせず、毛虫をかわいがる型破りなお姫様であった。

作者不詳『とりかへばや物語』では、それまで男の格好をしていた女性が「眉ぬきかねつけなど女びさせたれば、かくてはいとゞにほひまさりけるをやと見えていみじくうつくしげなる」、眉毛を抜いてお歯黒をされるといっそう美しくなられたのである。このように平安時代に上流階級の女性の間では、お歯黒は必ずすべき化粧として定着していた。

武士の死に化粧

江戸中期に武家故実の研究で名をなした伊勢貞丈によると、後三条天皇の孫の源《みなもとの》有仁《ありひと》は風流を好

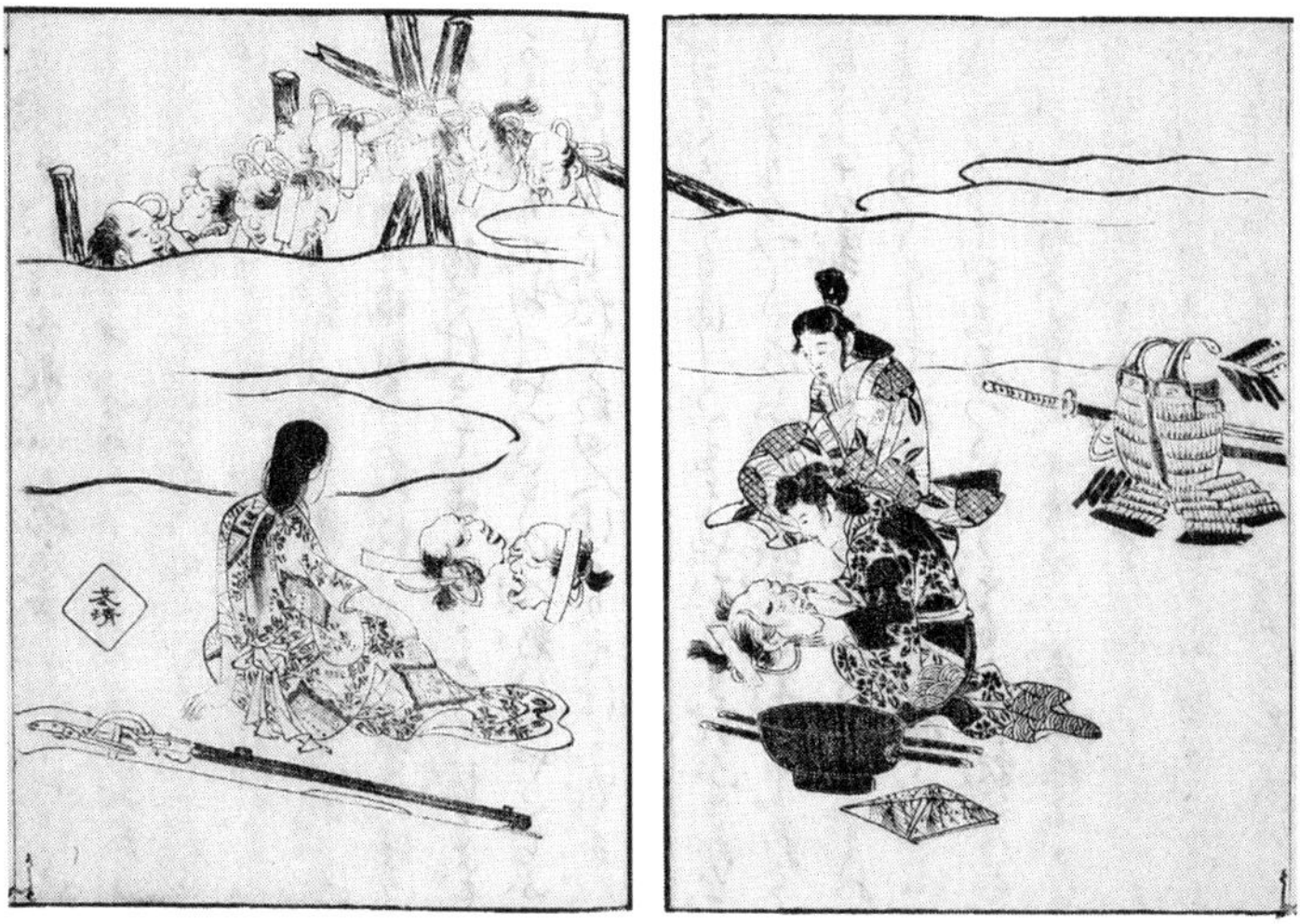

手柄にしようと，女たちは敵の首の歯にお歯黒を塗る。『おあむ物語』

み、女のまねをしてかねをつけるようになった。保元の乱、平治の乱以降、出陣に際し公家の大将はかねをつけ薄化粧をしたが、それが伝わって京の武士は皆かねをつけたという（『貞丈雑記』）。宮廷の女性の化粧を公卿や武将がまね、それを大勢の武士がまねて広がったのである。

　平家の武将は、出陣する時に死に化粧としてお歯黒を塗った。平家一門の栄華と没落・滅亡を描いた叙事詩『平家物語』には、薩摩守平《たいらの》忠度《ただのり》の最期の場面がある。「薩摩守忠度は、一の谷の西手の大将軍でいらっしゃったが、紺地の錦の直垂に黒糸おどしの鎧を着て、黒馬の太くたくましいのに、立派な鞍を置いてお乗りになっていた。……猪俣党《いのまたとう》の岡辺六野《おかべのろくや》太《た》忠純《ただずみ》が目をつけ、馬に鞭打ちあぶみをあおり、追いついて、「そもそもいかなる人でいらっしゃるのですか、お名乗りください」と申し上げた。すると「この隊は味方だぞ」と言って振り仰ぎなさったが、兜の中を覗きこむと、お歯黒で歯を黒く染めている。味方にはお歯黒をしている人はいない。平家の公達でいらっしゃるにちがいないと思い、馬を押し並べてむんずと組んだ」。こうしてお歯黒をしていたため、平家とばれて殺されてしまったのである。

明応四年（一四九五）、北条早雲は小田原城に入り関東を支配したが、彼は京の人なので、東国に下っても京の風俗のかねつけをやめなかった。そのため家中の者も老若男女問わず、かねつけをした。その影響で関東の然るべき地位の武士にもこの風習が広まった。武士に仕える中間《ちゅうげん》や小者はかねつけをしないため、あをは者（白歯者）と呼ばれた。武士は、出陣の折にはお歯黒を塗り、髪を黒く染め、死に化粧として身繕いをしたのである。

石田三成の家臣、山田去暦の娘おあんが関ヶ原の戦い（一六〇〇年）に際して大垣城で見聞したことを晩年に語った『おあむ物語』には、味方が取った敵の首の歯に女性たちがお歯黒を塗ったという話が出てくる。お歯黒をつけるのは身分の高い人であるため、手柄に見せかけるよう味方の男たちに頼まれたのだった。

浮世絵に見られる風俗

浮世絵師は、華やかな江戸文化の核をなす遊里や芝居の情景、歌舞伎役者や力士、市井の評判の小町、風景や花鳥などを題材に取り上げた。代表的な絵師に鳥居清信、西川祐信、鳥居清長、喜多川歌麿、東洲斎写楽、葛飾北斎、歌川広重がいる。多色刷りで描かれた美人画、役者絵は、庶民の憧れの的であり、流行の衣装、髪型、生活用品などを知るうえで大きな情報源であった。

浮世絵に描かれた美人は、現代のファッションショーや雑誌のモデルのような存在で、江戸の流行をリードしたといわれている。柳屋のお藤は絶世の美女で、浅草寺境内にある楊枝店の看板娘であった。銀杏の木の下に店があったため銀杏娘と呼ばれ、浮世絵に描かれて大人気になった（口絵15）。楊枝店は、看板娘の器量によって、売り上げに大きな差があった。美人の看板娘の気を引こうと、自分には必要のないふし粉を買った男もいたという話もある。

浮世絵師にとって花魁《おいらん》の化粧姿は、人々が興味を持つ格好の題材であった。そこで遊郭に長く泊まり込んで馴染み客となり、彼女たちのしどけない姿を描いた。お歯黒を塗った後、きざみ煙草を吸うと、第一鉄の酸化が促されてお歯黒の色や艶がよくなるといわれていたため、浮世絵にはキセルできざみ煙草を吸う情景が多い。女性の化粧する様子を好んだ浮世絵師には歌麿、英泉、豊国、国貞、国芳、芳年、国周などがおり、房楊枝を使って歯みがきをしたりお歯黒を塗る遊女の姿を数多く残している。

川柳のなかの生活風景

川柳は江戸中期、明和のころから盛んになった。柄井川柳が始めたもので、川柳には季語や切れ字などの制約がなく、口語を用い人情、風俗、人生の機微を簡潔に機知を効かせて表現するのが特徴である。俳句とは違い、通俗的な表現や風刺で庶民に親しまれた。

小林富次郎編『よはひ草』、谷津三雄ほか「川柳にみられる歯科医療風俗史」、原三正『お歯黒の研究』から、お歯黒を詠んだものをいくつか紹介しよう。

房楊枝初めて汚す恥しさ
婿は歯を磨くが娘は汚すなり
初かねを熱湯の気で嫁はつけ
初のお歯黒に見物二三人
初かねはぱちぱちとした顔になり
半槽《はんぞう》で黒染めをする恥しさ
飛び飛びとかねを貰って憎まれる
七所《ななどころ》　袖《そで》をおおうて礼にくる
まじないのへのこがきいて歯が染まり

江戸時代の庶民の生活が目に浮かび、お歯黒を塗った新婦の表情まで伝わってくるようである。

6　旅行に便利な携帯用懐中お歯黒

江戸時代中期から後期にかけて、社寺の参拝や四国の巡礼が庶民の間でさかんになった。とくに「伊勢に行きたい、伊勢路が見たい、せめて一生に一度でも」と歌に唄われたほど伊勢参りはブームとなった。伊勢講で旅費を積み立てた人々が、全国から毎年参詣した。年末に暦やお守り札を配り、参拝者の案内や宿泊を業とした伊勢神宮の神職は、御師《おんし》と呼ばれた。いまでいう旅行ガイド兼旅館業者である。大名の参勤交代で街道や宿場は整備され、庶民も旅を楽しめるようになった。農閑期の農民や町人は、伊勢講、富士講、相州の大山講、長期滞在の湯治などを目的に旅した。既婚の女性は旅行をする時、お歯黒道具も持たねばならないが荷物になる。そこで携帯用の懐中お歯黒が人気を呼んだ。房楊枝を水で浸し、粉末をつけて塗る操作を数回繰り返すだけで歯を染められる。大和かね、はやがね、大黒かね、ぬれがらす、かめぶし、おかめぶし、小町かね、茶ぶし、柳ぶし、操ぶし、満るさぶし、道中ぶし、べんりお歯黒とも呼ばれ、女性に重宝された。

懐中お歯黒が江戸時代のいつごろから販売されていたか史料は少ないが、作者不詳『万世秘事枕』（享保一〇・一七二五年）の裏表紙には、宣伝文が載っている。「このおはぐろ粉は普段用としても手間がかからず、ゆるんだ歯をしっかりさせ、口臭を取ります。ご旅行中も房楊枝一本で簡単にお使いいただけ、ツヤツヤに。一包み三〇回分で六文」という内容である。江戸中期にはすでに懐中お歯黒

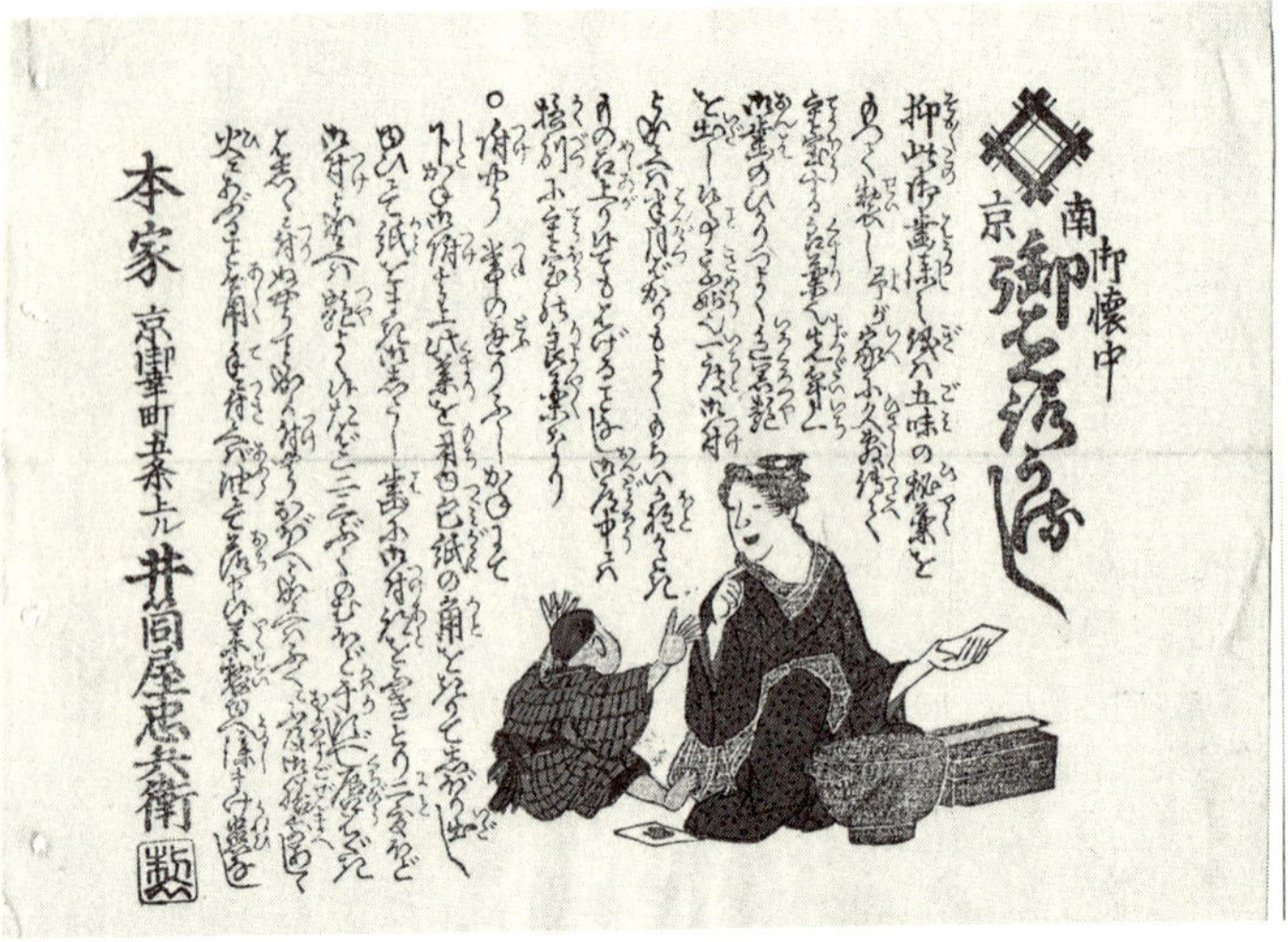

御懐中御はくろうるしの引札。京都・井筒屋製

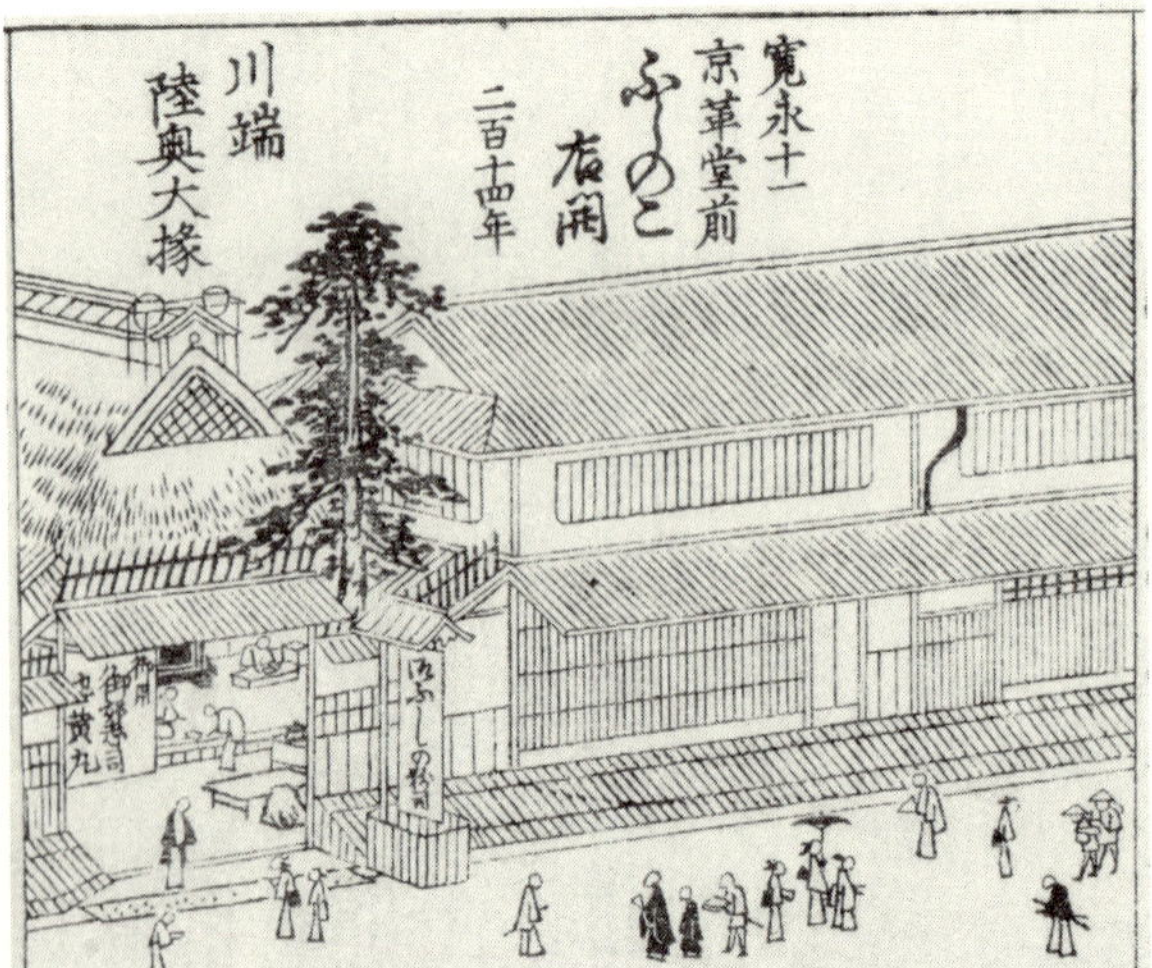

ふし粉で有名な京都の川端屋。『日本二千年袖鑒（そでかがみ）』江戸期

が販売されていたことがわかる。競合商品を意識してか、「包紙の商標をお確かめのうえご購入ください。進物用には、香り付きもございます」とも述べている。

『秘事百撰』（嘉永五・一八五二年）は、生活のちょっとした工夫を集めた書だが、懐中はやがねの秘法が載っているので、江戸中期から末期によく使われていたことは確かである。懐中お歯黒は便利で手間がかからないため、公家や武家など上流階級の女性は、ふだんから利用していたようだ。しかし値段が高いため、庶民は旅行やお歯黒の付きが悪いときだけ使ったという。お歯黒道具は通常、大小のふし箱がセットになっているが、一つの箱はふし粉、もう一つの箱には懐中お歯黒の粉末を入れた。

前述したように、江戸中期より岡山県備前市香登《かがと》では懐中お歯黒を製造していた。香登お歯黒研究会が、民俗史家・島村岦の著書を再編した『香登お歯黒』によると、江戸時代に香登村では四五〇戸のうち一〇〇戸以上が、お歯黒の製造、行商、紙袋用の和紙づくりなどに携わっていた。製造元と商標をならべて挙げると、港屋の大和金《やまとがね》・おたふく、板屋のはやかね、かね屋のぬれがらす、新田屋の大黒かね、小庄屋の小庄屋かねという具合で、全国に販売していた。また、卸先で別の商品名で販売されることもある。京都の有名なふし粉屋である川端屋や井筒屋も香登の品を仕入れて、江戸でも香登の製品を販売したという。

香登の懐中お歯黒は、緑礬《りょくばん》（硫酸第一鉄、ろうは）三一・〇％、貝灰（消石灰）一五・五％、ふし粉（五倍子、タンニン）五三・五％ほどからなる粉末であった。緑礬はベンガラから作られるが、香

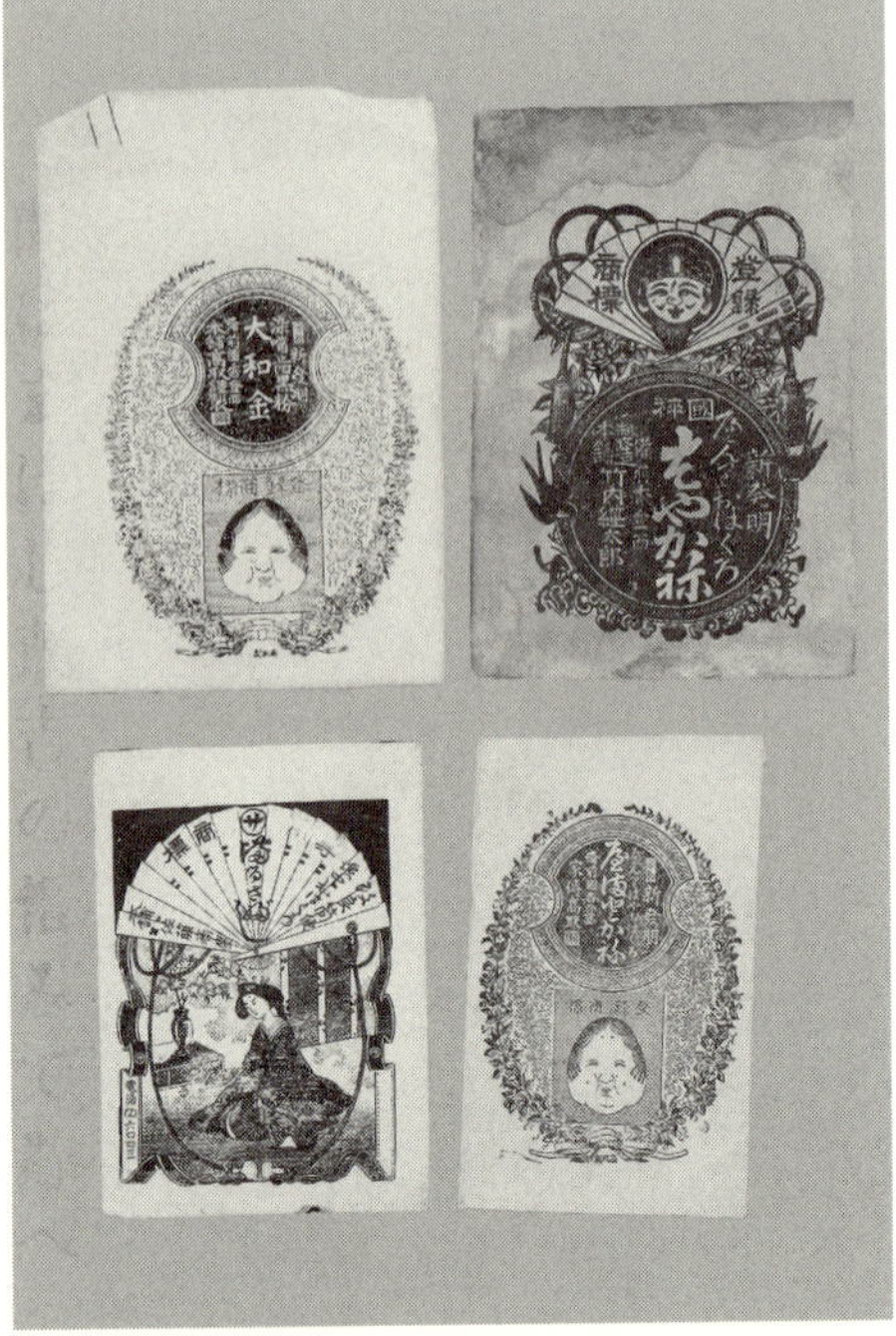

岡山県香登の懐中お歯黒の袋。明治期。左下のみ山形の満るさ婦し

登はベンガラの産地である岡山県高梁市吹屋に近いこと、吉野川で採れるシジミから石灰を入手できること、乾燥した気候であることから、お歯黒の製造に適していたようだ。

　ふし粉と硫酸第一鉄がすでに混合されているため、この粉末を水で湿らせるだけで簡単に歯を黒く染めることができた。この三つの原料の割合を間違えればお歯黒が歯に付きにくく、剝げやすく、唇や口の中がかぶれて腫れあがったという。懐中お歯黒は臭いがなく、携帯に便利で歯を傷めず確実に染まったため、全国で人気を呼んだ。原料の配合は決してよそに漏らさない秘密であり、材料も符牒で呼び、製造を相続する者には口伝で教えたという。

　一九八四年三月二日、読売新聞近畿版に、和歌山県御坊市塩屋の民家に保存されていた古文書「伝授覚帳」（天保一五・一八四四年）が紹介された。これによるとお歯黒の配合は緑礬約一六〇グラム、ふし粉二六〇グラム、漢方医の吉益東洞《よしますとうどう》が開発した牡蠣殻の粉末五〇グラムだった。山賀禮一は著書『お歯黒のはなし』で、御坊市のお歯黒は緑礬の硫酸を炭酸カルシウムで中和して石膏を作るので、香登のものと組成もよく似ていると述べている。

明治の初期、山形市には四軒のお歯黒製造業者があった。筆者は三〇年ほど前に、そのうちの一軒で懐中お歯黒「満《ま》るさ婦《ぶ》し」をつくる佐藤勇さんを取材で訪ねた。なかなか処方や製造法を教えてもらえなかったが、廃業前の最後の製造の際に見学と撮影を許され、飛んでいった。満るさ婦しは歯を染めるためではなく、板前さんや煮豆屋が黒豆を煮る材料として市場で販売されていた。お正月の黒豆は、錆びた釘を一晩いっしょに水につけてから煮たものだった。懐中お歯黒を入れるのもこれと同じ原理で、黒豆の皮のタンニンと硫酸第一鉄が結合して鮮やかな黒となり、防腐剤にもなる。この地方で煮豆にお歯黒を入れるようになったのは、料理研究家の辰巳芳子さんと佐藤勇さんの父親が対談し、この記事が婦人雑誌に掲載されて板前さんたちの話題になったからだという。しかし、現在はお歯黒の粉末を使うのは薬事法に抵触するため、製造販売されていない。

7　虫歯防止説と有害説

昔から、お歯黒をつけている女性には、虫歯が少ないことが知られていた。歯痛の時、かね水を沸かしてつけると、タンニンの収斂作用によって歯肉が引き締まるといわれた。お歯黒は歯を強くし虫歯の予防に効果があるという説と、歯を傷めるという二つの説があるので紹介する。

虫歯予防に効果があるという説

山賀禮一『お歯黒のはなし』によると、「かね水の成分である酢酸第一鉄とふし粉のタンニンが結合して歯の表面にタンニン酸第二鉄の被膜ができる。これが歯の表面のエナメル質を強化し、細菌の侵入を防いで歯を保護するという。また、タンニンには歯肉を引き締め歯肉炎を治す効果もある」とお歯黒の効用を説いている。山賀はお歯黒を研究して虫歯予防薬（商品名フッ化ジアンミン銀）を発明した。この薬は、子どもの虫歯が多かった昭和四〇年代、五〇年代に虫歯の進行を抑えるとして歯科医院で広く使われた。また、お歯黒は、塗る前に房楊枝で歯をよく磨いておかないと付きが悪かった。その歯みがきが口腔衛生を清潔に保ち、虫歯を予防したとも考えられる。

一九〇一年の『東京人類学会雑誌』（第一八二号）には、歯がゆるい（歯周病によるぐらつき）ときやしみる（知覚過敏）とき、男性でもお歯黒をつけたという話が紹介されている。

このほか虫歯予防に有効とする論文には、弘山秀直（一九五八年）や、関町比奈子（一九六二年）、相三衛（一九六七年）などがある。いずれも、お歯黒を塗ると歯の表面に耐酸性の被膜ができ、口腔内で食べ物が発酵してできる酸から歯を守り虫歯を防ぐと評価している。

歯を傷めるという説

お歯黒に害があるかどうかは、かね水とふし粉で黒く染める処理とその前に行なうかね下の処理を分けて考えなければならない。お歯黒は歯を傷めて虫歯の原因になると主張したのは、おもに明治期に西洋歯科医学を学んだ日本人の歯科医たちである。高山紀斎は、アメリカに留学中、歯痛の治療を受けたことがきっかけで歯科医学を学んで帰国したという変わった経歴の持ち主である。彼は帰国すると医術開業試験に合格し、日本の歯科界をリードした。

その高山紀斎は、お歯黒を塗る前のかね下が歯に有害であると主張した。明治一四年(一八八一)に著書『保歯新論』で、かね下は酒石酸、硫酸のような強い酸で、歯に塗布してエナメル質を腐蝕し鉄漿をつきやすくするが、健康な歯を損なうと警告している。お歯黒は虫歯や歯周病の予防をしたが、下処理に使うかね下は歯の表面を傷めた。明治期の歯科医がお歯黒に警鐘を鳴らしたのは、外国人のように女性差別と考えたからではなかった。高山紀斎は『歯の養生』(明治一五年)でも、

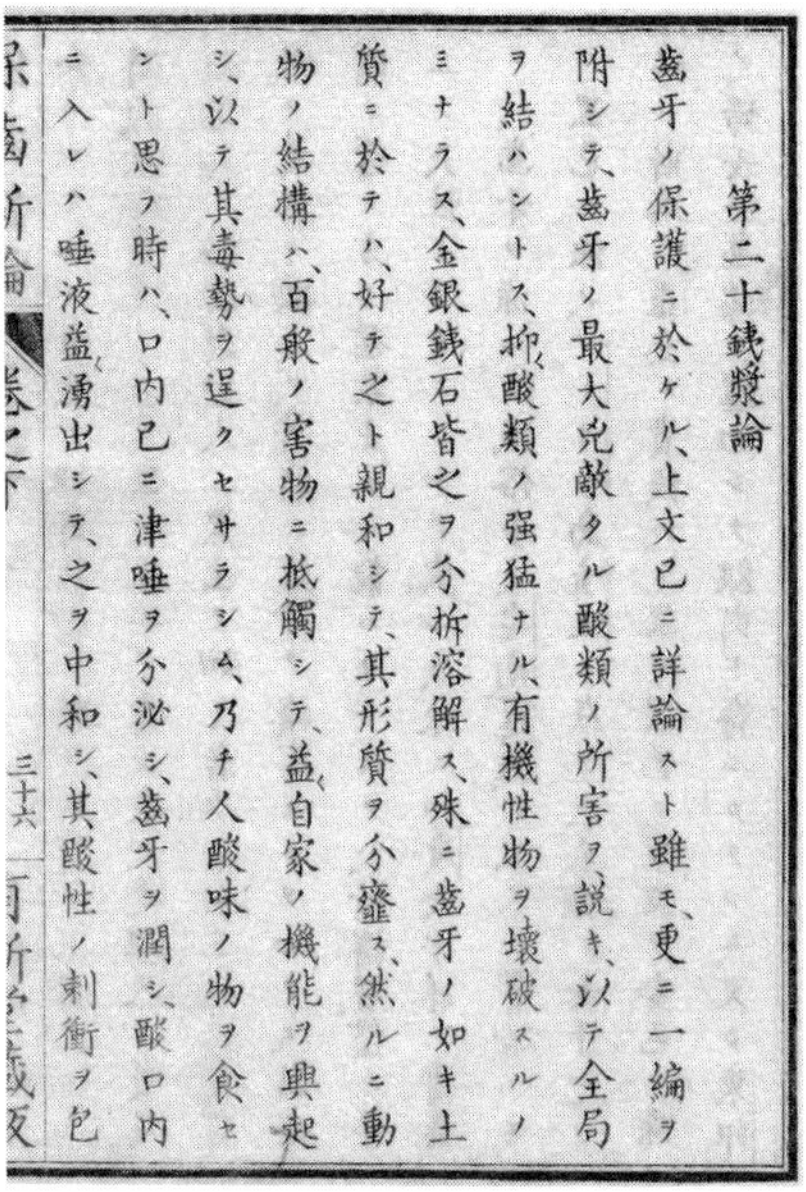
第二十銕漿論
齒牙ノ保護ニ於ケル、上文已ニ詳論スト雖モ、更ニ一編ヲ附シテ、齒牙ノ最大兇敵タル酸類ノ所害ヲ説キ、以テ全局ヲ結ハントス、抑〻酸類ノ強猛ナル、有機性物ヲ壊破スルノミナラス、金銀銕石皆之ヲ分析溶解ス、殊ニ齒牙ノ如キ土質ニ於テハ、好テ之ト親和シテ、其形質ヲ分釐ス、然ルニ動物ノ結構ハ、百般ノ害物ニ抵觸シテ、益〻自家ノ機能ヲ興起シ、以テ其毒勢ヲ遅クセサラシム、乃チ人酸味ノ物ヲ食セントス思フ時ハ、口内已ニ津唾ヲ分泌シ、齒牙ヲ潤シ、酸口内ニ入レハ唾液益〻湧出シテ、之ヲ中和シ、其酸性ノ刺衝ヲ包
保齒新論 巻之下 三十六

高山紀斎は『保歯新論』で,お歯黒は歯を傷めると警鐘を鳴らした

酸は表面だけでなく全体を侵し、日本人では歯が悪い女性が男性の数倍、外国人女性の数十倍いるのも、そのせいだと述べている。

歯科医の四方《しかた》文吉も、一般向けの啓蒙書『歯牙養生法』（明治二七・一八九四年）や『保歯要訣』（一八九五年）で「かね下の硫酸が歯にわるい」と主張した。歯科医の遠藤為吉も『歯牙衛生の警告』（一九〇四年）で、かね水は酸で鉄を溶かして歯を傷める。女性はお歯黒が剝げるのを恐れて口内を清潔にするのを怠るため、虫歯の原因になると述べている。

筆者は、お歯黒を塗る前に使うかね下が、歯を劣化させ虫歯の原因となったと考える。発酵させたかね水とふし粉の場合も、付きが悪いときは酒や酢を加えたりしていたが、これもかね水をより酸性にするので歯を傷めたのではないだろうか。虫歯になるかどうかは、そのほか歯の質、口内の清掃のしかた、食べ物の嗜好などが影響する。

明治三五年（一九〇二）三月に高山青嶂《せいしょう》が発起人となって大日本涅歯《でっし》習俗考究会ができた。一九〇二〜〇四年にかけて、『東京人類学会雑誌』には各地の涅歯風習に関する高山青嶂による調査報告が見られる。当時の懐中お歯黒の使用や虫歯についてのアンケート調査で、興味ある回答があるので紹介する。

つけているが、歯に悪し（備前）

近来かねの代用として、ぬれがらすと称す（美濃）

ぬれがらすは、便利なるが故に、用いるも歯を害する故あまり流行せず（駿河）
かねの代用として、ぬれがらすが当地にも流行せり（陸奥）
ぬれがらすを用いる者もある（日向）
道中はぐろというものあり。代用をなす（鹿児島県大隅）
ぬれがらすありしが、今日にては用いる者少なし。かめぶしとは、異名同物やもしれず（美濃白河）
早がねとて塗布する者あるが、いたって少ない（隠岐）
道中ぶし、かめぶし類を茶にてつける。近来はこれも略してぬれがらすの類を単にかねつけに塗布する（美濃可児）

このアンケート結果を見ると、懐中お歯黒のぬれがらす、かめぶし、道中ぶしが使われていたことがわかる。明治中期には、これまでの慣習でお歯黒をつけるのは年輩の既婚者が主で、白い歯の人が増えた。歯に悪いという回答もあるが、おそらく塗る前のかね下のことをいっているのだろう。

8 外国人が受けた印象

幕末から明治初期に来日した外国人は、お歯黒さえなければ日本の女性はすばらしいのにと物語や日記に書き残している。ここでは、外国人の目にお歯黒を塗った女性はどのように映ったのか、いくつか年代を追って示してみたい。

かなり時代はさかのぼるが、ポルトガルからやってきて、織田信長とも親交のあったイエズス会士ルイス・フロイスは、「ヨーロッパの女性は、技巧と調合物で歯を白くするように努める。日本の女性は、鉄と酢で口と歯を黒くするように努める」とすでに記している（松田毅一、ヨリッセン『フロイスの日本覚書』）。

一七七五年（安永四）、長崎オランダ商館医として出島に赴任したツンベルグは、著書『日本紀行』で、「既婚の婦人は猶その黒い歯によつて易く未婚の婦人と区別が出来る。……実際真黒な黒光りのする歯が、大きな口のなかに二列に並んでゐるのは、この上なく厭なものであるし、見憎いものである」と述べている。

ティーチングは、オランダの長崎出島商館長として一七八〇年代末に二度来日、そのたびに江戸参府旅行して将軍から庶民にいたるまで人々の習俗を詳しく観察した。彼の『日本風俗図誌』（文政五・一八二二年）には嫁入り道具の一つとして、「歯を黒く染めるのに使う鉄と墨の混じったもの（歯を黒く染めるのは既婚の女性を区別するしるしであって、結婚するとすぐ歯を黒くする者もあれば、はじめて妊娠したときに黒く染める者もある）」と説明されている。

一八五三年（嘉永六）と翌年、黒船に乗ってペリーは日本にやってきた。その遠征に随行したヴィルヘム・ハイネは、こう伝える。「既婚の女性は……まず眉毛を全部引き抜き、歯を黒く染める。……われわれの若い水夫がこれを実験してみたが、八日間の間、パンケーキのように口が腫れてしまった。しかも歯ぐきが浸されてほとんど歯が失くなったのである」。

ペリーの通訳官として活躍したサミュエル・ウェルズ・ウィリアムズは、「歯を黒く染めた婦人がいたが、彼女たちは、笑えば笑うほどわれわれに嫌悪の情を催させた」と一八五四年（安政元）の日記に記している。

一八五五年、やむを得ない事情で下田に八か月滞在したドイツ人商人リュードルフは、日記で日本の若い娘はほんとうにきれいな外貌をもっているとほめつつ、「ひどく嫌らしい印象を与えたのは既婚婦人であった。歯を真っ黒に染め、眉を落していた」と述べた。

一八五八年に日英修好通商条約を調印したイギリス側代表はエルギン卿だったが、その秘書オリファントの手になる『エルギン卿遣日使節録』（一八五九年）には、「旅行者が、日本人の……女性についで受ける最初の印象は、最高に醜いということである。白粉を厚く重ねた顔や胸のぞっとするような外観、眉毛のないこと、そして黒く染めた歯はきわめていたましい、不愉快な効果を生じている」とある。

日英修好通商条約が締結された翌年、ラザフォード・オールコックは初代駐日総領事に任命された。彼の『大君の都』（文久三・一八六三年）には、「われわれの概念をまったく混乱させたのは、女である。女は、幼児から、成人したならば大きな口いっぱいに黒い歯を見せ、くちびるには赤レンガ色の口紅を濃く塗りたくり、けっしてはげしい嫌悪の情を表わして人に背を向けたりしないようにしつけられる」と記されている。

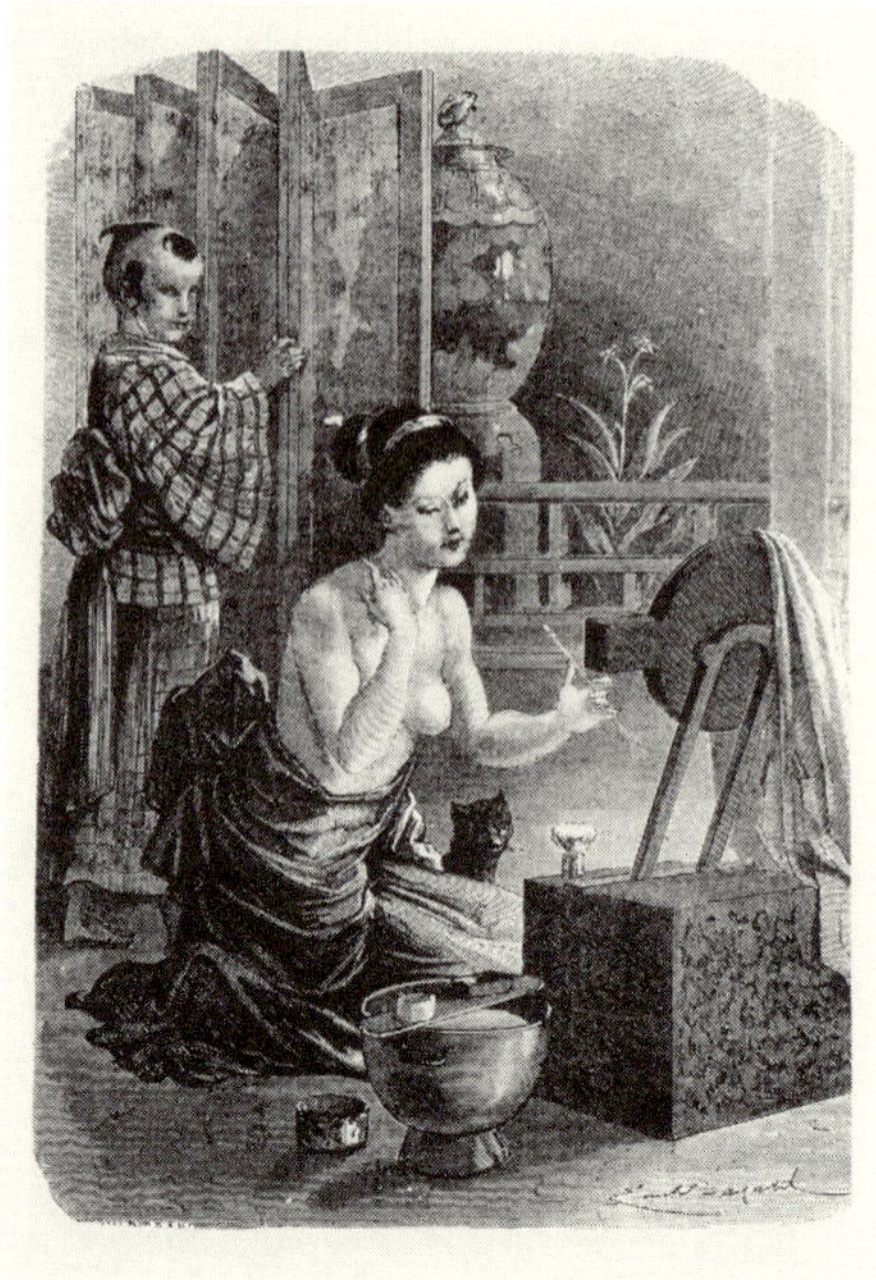

アンベール『幕末日本図絵』。お歯黒を塗る女性の顔が西洋人風である

一八六一年、プロイセンのオイレンブルクは、江戸幕府と修好条約を結ぶため使節団を率いて来日した。「女性は婚約の時、眉毛を引き抜き歯を黒く染める。この奇妙な習慣はあらゆる身分の間において行なわれている……。花嫁はほかの男性にはもはや美しく見せず、夫には内面的な美しさで気に入れられるために姿を変えるのである」と分析している。

日本と修好通商条約を結ぶため、一八六三年（文久三）に来日したスイスの使節団長エーメ・アンベールは、「既婚の女たちは化粧が非常にきびしくて、……顔には白粉をつけず、歯は黒檀のように黒く染めていた。これは日本では、結婚した婦人はすべて夫に従うという思想に基づくものである」と断定する。

トロイアの発掘で有名なドイツ人のシュリーマンは、世界を旅してまわり、一八六五年（慶応元）

には日本を訪れた。「婚礼の日、花嫁は眉毛を念入りに抜き、植物性のワニスのようなものの助けを借りて歯を黒く染める。日本の女性たちは生涯にわたって、たとえ未亡人になっても、週二回はこの化粧をつづける」と書き留めている。

アルミニヨンはイタリアの海軍軍人で、日本との通商を求めて来日し、一八六六年（慶応二）に日伊修好通商条約を江戸で締結した人物である。その『幕末見聞記』には、「日本の女は、唇を赤く、歯を黒く塗って、自分の美しさをさらに引き立てようとする。……離婚した女は、歯を元どおりに白くし、娘時代のように眉を伸ばす」とある。

一八七四年（明治七）に日本の上空で金星の太陽面通過という現象があり、世界各国から天体観測隊がやってきた。メキシコ隊は観測のあと日本中を旅行し、帰国後ディアス・コバルビアス隊長が『日本旅行記』を刊行した。ここで彼は「日本国民の習慣の中で最も嫌悪を覚えたのは、既婚女性が歯を黒く塗り、まゆ毛を剃る習慣である。……歯を美顔料で黒光りするほど塗りつぶした様は何とも気味が悪かった」とまで言っている。

一八七七年（明治一〇）に来日し、二年間東大で生物学を教えたエドワード・モースは、晩年になって当時を思い返して本を執筆した。『日本その日その日』にはお歯黒を塗る光景が描かれている。

先日いい折があって、私はある婦人……が、彼女の歯を黒く染めつつあるところを写生することが出来た。彼女は三日か四日に一度、これをしなくてはならぬといった。口をすすいだ水をはき出す特別な銅の器があり、それをかけ渡した金属板の上には、二つの真鍮の容器が置かれる。その一つは粉状で灰に似ている堅果《ナッツ》の虫癭《むしこぶ》を入れた箱で、他には鉄の溶液を含む液体が入っている。この溶液は彼女が古い壺を使用し、酢に鉄の一片をひたして、自分でつくる。刷毛は一端をささらみたいにした木の小片で、つまり普通の日本の歯楊枝である。彼女はこれを鉄の水にひたし、次に堅果の虫癭に入れ、あたかも歯を清潔にしているかの如くこすり、時々横に置いた鉢の水で口をそそぎ、また鏡を取り上げて歯を充分黒くなったかどうかを見る。これは、歯のためによいとされている。

以上のように、外国人にとってお歯黒はグロテスクで醜悪、薄気味悪く、女性差別と映ったようだ。異文化の風習として、とうてい理解できなかったのであろう。その背景には、母国における黒色に対する否定的なイメージや文化的価値観があるように思われる。

日本人にとって黒色は、漆器、畳のへり、床の間など日常生活でよく目にし、他の色をひきたたせる色である。黒色の着物は、粋であると好まれた。また、静寂さや落ち着き、情緒を生み出す色と捉える。お歯黒も伝統的な風習と受け止め、なんら違和感を持たなかったのだろう。

しかし、西洋人にとって黒色は、悪魔、魔女の衣服、不吉な黒猫、原始的なよからぬ色、不純、暗黒、死など悪い印象があり、お歯黒にどうしても嫌悪感を抱いたのではないか。歯を白くするホワイトニングが流行っている現代だが、日本には黒く歯を染める伝統があったことも知ってほしい。

9　明治初期の廃止令

明治政府は、欧米を手本に近代国家づくりを進めた。政治、経済、法制、教育、文化などあらゆる分野にわたって欧米の先進諸国を模範にしたのである。富国強兵と文明開化をスローガンに、庶民の衣食住も時代とともに西洋化していった。明治政府は、古来の伝統は外交の妨げになるとして、官礼服を洋服にし、断髪令などにより民衆にも洋風化を強いた。

政府は明治元年（一八六八）一月六日の太政官令で「公卿のお歯黒、眉剃り」は行なわなくてもよいと布告した。しかし長年続いた習慣はなかなか改まらず、明治三年に再び布告して、これから成人する華族のお歯黒と眉剃りを禁じた。その三年後に皇太后と皇后が歯黒と眉剃りの習慣を止めると宣言してから、ようやく一般もこれにならうようになった。

明治二年三月、京都で明治天皇がイギリスのパークス公使に謁見した様子を、ミットフォード英外交官はこう回想する。

古典的な宮廷衣裳である紫色の束帯をつけ、黒塗りの襞のたれさがった奇妙な冠をかぶって、歯をお歯黒で染めていた。しかし、お歯黒は二日か、せいぜい三日ごとに塗りなおさなければならないのに、たたたまその時は移り目にきていて、色の落ちた跡が目立っていた。それから数日後に再会した時は、歯はつややかに塗り変えられて、黒いエナメル革のように輝いてみえた。……頬には紅をさし、唇はきらきらと赤く塗られ、歯はお歯黒で染められていた。このように生れながらの姿をゆがめた化粧をして、なお品位を損わぬことは並大抵のわざではなく、高貴な血統はおおいかくすべくもない。（コッタツィ『ある英国外交官の明治維新』）

明治六年（一八七三）三月二日の『明治天皇紀』には、「皇太后・皇后、黛・鉄漿を廃したまふ」と記されている。皇太后と皇后がお歯黒をやめたニュースは海外でも報道された。『外国新聞に見る日本』は幕末から明治にかけて外国紙に掲載された日本関連の記事を集めた本だが、一八七三年四月一五日付の『申報』はこう伝える。「最近、日本の皇后は率先して日本の習俗を改め、国内の女性に身をもって手本を示した。再び眉毛を伸ばすとともに、薬水で歯を洗い、再び白くしたのである。……日本の皇后が真っ先にこれを改めたが、これによって女性本来の美しさを失うとは言えないのである」。これを契機に一〇〇〇年以上の伝統があったお歯黒の習慣は廃れていった。

皇太后と皇后がお歯黒と眉剃りをやめたのは、岩倉具視による提言があったからである。岩倉具視を特命全権大使とし、木戸孝允《たかよし》や大久保利通、伊藤博文らが参加した岩倉使節団は、明治四年から明治六年までの二年弱をかけて欧米一二か国を視察訪問した。留意すべき点を具視が派遣される前に記したメモが一九八五年に見つかったが、その内容は政治、経済、法律から風俗や宗教など多岐にわたっている。風俗に関しては、年号や一夫一婦制とならんで、「眉毛鉄漿ノ事」と書かれている（岩倉具忠『岩倉具視――「国家」と「家族」』）。近代化するために日本が採用すべきことを模索していたのだろう。

明治六年（一八七三）にウィーン万国博覧会へ派遣された津田仙は、妻のお歯黒と眉を剃るのを止めさせた。「これが評判となり、白く輝く歯を一種の誇りとする新風俗が生まれた。自然の歯を讃美する外国風の流行が娘達の間に起こった」（原三正『お歯黒の研究』）。

日本の伝統的な歯を黒く染める風習や文化は、西洋文明の導入と共に明眸皓歯という価値観にかわり、白く輝く歯が賞賛されるようになった。しかし、昭和初期までは、年輩の女性でお歯黒の習慣を続けていた人が地方にはいたという。

10　明治三四年の調査

服部孝三郎『当世利口女』（明治六年）は、昔からわが国の既婚女性は眉を剃り歯を染める風俗があり、西洋の人が自国の風俗をもって他国の風俗の是非をいってはならない、と伝統を尊重する立場を示す。

高山青嶂は一九〇一年（明治三四）に『東京人類学会雑誌』上でお歯黒に関するアンケート調査を行なった。各地の研究者から寄せられた回答を少し紹介したい。

まず「日本の伝統を捨てて女性が歯を染めなくなった理由はなにか」という問いに対し、「学校教育を受け、他県にもよく行く人は、自然に洋風の習俗にならう傾向がある」（岩井川村・現宮崎県日之影町）、「洋風を模倣すると眉毛を抜かず白い歯が上品だと思うからだろう。庶民は、手間を省きたいのも一因だろう」（平牧村・現岐阜県可児市）、「新しい流行を追うものであろう」（厳原町・現長崎県対馬市）といった声が多い。

「お歯黒はいまどのくらい廃れているか」という質問では、従来どおり行なわれていると答える地域がある一方で、「ほぼ絶えて、稀に見かける程度」（洲本町・現滋賀県洲本市）、「いまでは既婚未婚を問わず三〇歳未満の人でする人は少ない」（佐多村・現鹿児島県南大隅町）という答えもある。「上流階級の人は年輩でも白い歯で、中流の人は二四〜三〇歳くらいだと白い歯が多い」（木城村・現宮崎県木城町）、「四〇歳以下三四、五歳くらいの中流以上の女性はたいてい白い歯である」（北種子村・現鹿児島県西之表市）というように、総じて若い年代や中上流階級の女性はお歯黒をやめ、年輩の既婚女性がこれまでの習慣を守っていた傾向が見てとれる。

第四章　歯をみがく

まだ錬り歯みがきなんぞの舶来していなかったそのころ、上等のざらつかない製品は、牡丹の香《におい》のする、岸田の花王散と、このたしがらやの歯みがきとであった。……朝早く父親の所を訪ねた帰りに、歯みがきを買いに寄ったお玉であった。

森鷗外『雁』

1　歯みがきのルーツ

インドの歯木から中国の楊枝へ

古代インドでは、木の枝の一端を噛んで繊維状にしたもので歯を磨き、これを歯木《しぼく》と呼んだ。歯木（嚼《しゃくようじ》楊枝ともいう）を使った歯みがきはインドから中国、朝鮮半島を経て、仏教とともに五五二年頃、欽明天皇の時代に日本へ伝わったと言われている。そのため、日本では歯みがきは仏教の儀式として僧侶、公家、武将など上流階級を中心に広まっていった。

インドでは歯木におもにニーム（ニンバとも呼ぶ）の木が用いられ、その樹液は苦みがあり歯肉を引き締める効果がある。中原泉らの「歯刷子ロードを辿る」によると、「南インドの別の地方では、アカシアの枝、ボンガミアの茎の部分、マンゴゥの茎・葉・葉脈の筋が広く使われている。……インドでは各地方で異なる樹枝を用いているものの、嚼《しゃくし》歯木《ぼく》の習慣は今日に至るまで庶民の営為として行われている」という。

紀元前六世紀頃、釈迦(ゴータマ・シッダッタ)により、僧侶の戒律として歯みがきは広まった。朝起きて読経の前に歯木で歯や口の中を清める禊ぎとして、経典に歯みがきの方法や使用する歯木の長さまで決められていた。歯木の長さは、指を横にして四本分(約七センチ)〜一二本分(約二一センチ)とされた。この長さには、兄弟子が長い歯木で弟弟子を叩いたため釈迦が長いものを禁じたとか、短い歯木を使っていた弟子が釈迦の姿を見て驚いて飲み込んでしまい苦しんだからといった逸話がある。

福永勝美は『仏教医学詳説』で、「楊枝の長さについて、諸書の記載は必ずしも一致しない。例えば『四分律《しぶんりつ》』や『毘尼母経《びにも》』においては四指、『五分律《ごぶんりつ》』においては五指、『十誦律《じゅうじゅりつ》』や『摩得勒伽《まとろが》』においては十二指ないし六指、……『十誦律』においては一尺二寸ないし六寸」と記している。

玄奘三蔵の『大唐西域記』には、インドで「食事に際しては必ず手を洗い、残りものは二度と供することはしない。……食事が終われば、楊枝(歯木)をかんで歯の掃除をする。口を洗いすすいだあとでなければお互いに触れあうことがない」とある。同じく唐の僧義浄《ぎじょう》はインドに渡り、仏典四〇〇余部とともに洛陽に帰国して、その後、華厳経などの漢訳につとめた。義浄の旅行記『南海寄帰内法伝』は、『大唐西域記』とならんで当時のインドの暮らしを知るうえで貴重な資料である。食後の歯の清掃についてはこう記してある。「食事が罷《おわ》った時には、浄水を用意して手や口を洗滌せねばならない。この洗滌は、器で以て浄水を承《う》けるのだが、その場所は人目につかず、また話声すら聴こえない屛処《ものかげ》に在ってなされる。……手は必ず浄《きれ》いに洗い、口は歯木を嚼むというのが、食後の洗浄、清浄化儀礼の二原則なのである。……牙《は》を疏《あら》い、舌を刮《けず》り、務めて清潔にさせる」「毎日旦朝《あさ》には必須《かなら》ず歯木を嚼むのが日常生活の鉄則である。歯を揩《こす》り、舌を刮《こそ》ぎ、務めて如法《きまりどおり》にさせ、手を盥《あら》い口を漱《すす》いで清浄になって、方始《はじ》めて敬礼を行なう」。

歯木の使い方は、「まず一頭《はし》は緩くではあるが必須ず熟《よ》く嚼む。次に、良久《じっくり》浄いに牙関《おくば》を刷《こす》る。若し尊人《そんじん》〔自分より上位の僧〕が近づいてきたら、左手で口を掩《おお》う。罷《おわ》ったら歯木を擘破《さき》き、屈《ま》げて舌を刮ぐ。……歯木を使い終わったら、二つに割いて洗って、之を屛処に棄てなければならない。歯木を棄てるにしても、口の中から水を吐くのでも、必須弾指《ゆびはじき》なら三つをし、謦欬《せきばら》いなら両《ふた》つをすべきである」とあり、歯をみがいた後の歯木の捨て方まで一定の儀式に則ると紹介している。

福永勝美は、「使用ずみの楊枝は水で洗うか、砂でこするかしてから捨てる。それは虫などが、楊枝についた汚れに触れて、虫が死ぬことのないように、という慈悲心に基づくものである」と説明する（『仏教医学詳説』）。

以上からわかるように、インドにおける歯木は単なる歯みがきの道具ではなく、仏教儀式に必要な仏具の一種だったと解釈できる。歯みがきは、読経前の口の中を清める禊ぎの儀式であった。玄奘や義浄は中国に帰国後、インドで歯みがきに使っていたニームなどの木が自生していないため、楊柳の枝で代用した。中原らによると、インドでは、釈迦がその樹の下で悟りをひらいたため、菩提樹は「悟りの木」と呼ばれている。楊柳は、中国では破邪の力を備えた神聖な木として尊ばれていたので、歯木は楊枝と異訳されたのだろうという。仏教が中国、朝鮮を経て日本に伝来した時、中国で楊枝と訳された歯木も伝わったのである。

経典にある歯木

釈迦が、菩提樹とニームの木の枝のどちらを歯木として使ったのかは、経典にはっきりと記されてはいない。日本の仏教では、経典に嚼楊枝《しゃくようじ》、楊枝、歯木などと記されている。江戸時代になってしばらくすると、木の文化がある日本で、歯木は房楊枝として進化し商品化された。そして、歯みがき粉の販売、普及とともに歯みがきの習慣は庶民にまで広まった。

石津三次郎「楊枝考」にはこうある。弟子たちが釈迦に楊枝の材料について質問したところ、「楊枝に使用してならぬ木には五種類がある。即ち是等の樹で作つてはならぬ。曰く、漆樹、毒樹、舎夷《シャイ》樹、摩頭《マトウジュ》樹、菩提樹。それ以外のものは皆使用することを聴《ゆる》す」と答えたと。石津は、舎夷樹は不明だが、摩頭樹は油を採取したり建材に適した有用材であり、菩提樹は釈迦が悟りをひらいた神聖な樹なので楊枝のために切るのを禁じたのであろうという。しかし菩提樹は、儀式用の楊枝に限り使用を許されたようだとも述べている。

ここで話は少し飛ぶが、明治初期には歯ブラシという訳語がなく、歯楊枝《はようじ》と訳されていた。歯ブラシは、幕末から明治初期に外国人により西洋からもたらされた。外来語が増えたため、貿易商の子弟の教科書として明治五年（一八七二）に出版された橋爪貫一著『世界商売往来』では、tooth brush は牙掃《ミガキヤウジ》、tooth brush case は楊子箱、tooth pick は小楊枝というように楊枝という言葉を用いて訳されている。tooth powder（歯みがき粉）は磨歯散であった。

明治一三年刊行の小林菊三郎編『通常物図解問答』には、「楊枝ハ器財ノ類ニシテ木或ハ獣毛ニテ製《セイ》シ、歯ヲ洗フニ用フルナリ」とあり、歯ブラシに楊枝という訳語をあてている。明治中期まではあまり普及していなかったため、歯磨楊枝や歯楊枝と呼ばれていた。

大日方大乗は著書『仏教医学』で、後秦の戒律集『新大正蔵経』の次のような逸話を引いている。

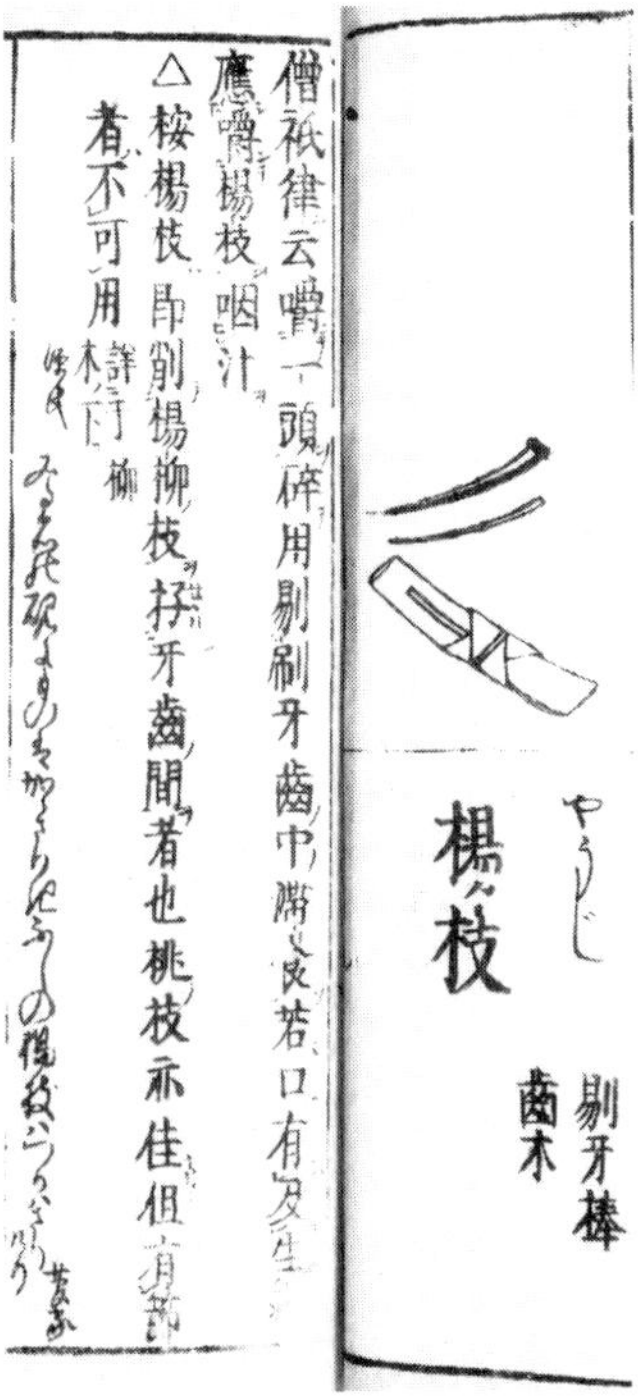

『和漢三才図絵』の楊枝。歯木，剔牙棒とある

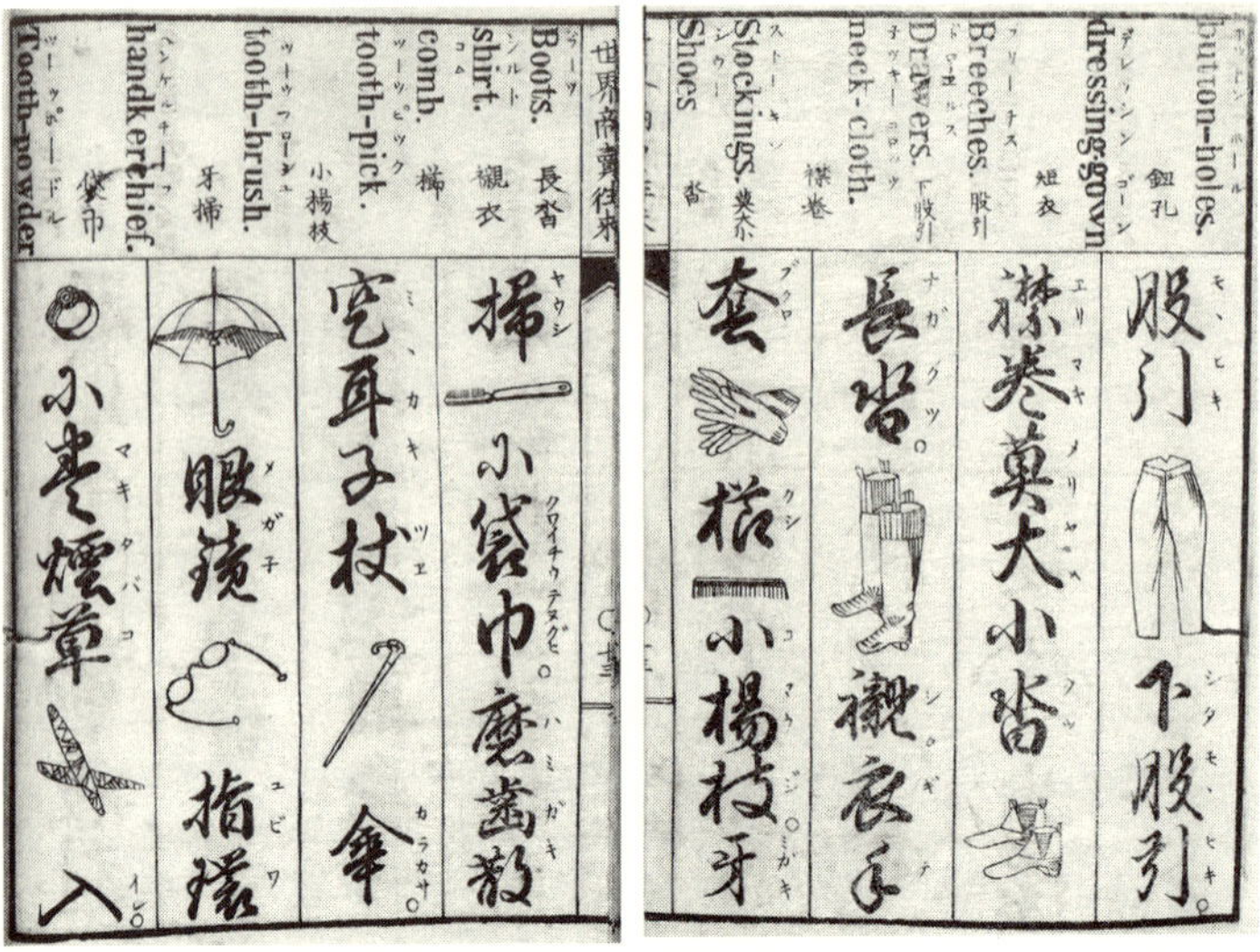

絵入りで英語のスペルと発音を示した『世界商売往来』。牙掃 tooth brush とある

楊枝を使って歯みがきをしない修行僧がおり、口がとても臭かった。先輩の僧侶たちと話をするときも臭い。釈迦はこれについて、歯木で歯を磨くと五つの功徳があると諭したという。五つの功徳とは、『新大正蔵経』によれば、眼がはっきりとし、口が臭くなくなり、味覚も良くなり、痰も出ないで、消化が良くなることを指す。これと多少異なるが、『南伝大蔵経』には「一には口苦からず。二には口臭からず。三には風を除く。四には熱病を除く。五には痰癊を除く」とある。

松田慎也は「歯木について」で仏典を読み解き、歯木を使うようになったわけを、次のようにまとめた。

一　歯木の決まりはエチケット上の理由で制定された。僧侶と在家信者の交流が増えたことも背景にある。

二　歯木の使用は当初早朝のみだった。口臭が最も出やすい起床直後に歯木を噛むことは理にかなっている。
三　宗教的に浄穢《じょうえ》の観念が強まった影響がある。
四　歯木を使う衛生的効果が認められていた。

『江戸名所図絵』（文政一二・一八二九年）に浅草寺境内の楊枝店《ようじみせ》が見えるが、その説明文にある楊枝の功徳はこれと同じ内容である。

仏陀の教えをまとめた『四分律比丘戒本』では、歯木を「仏塔下、仏塔前、仏塔の周り、厠（便所）、多人行処、温室（風呂）、経行堂」で使ってはならないとし、睡眠・瞑想の最中や、裸で噛むことも禁じている。

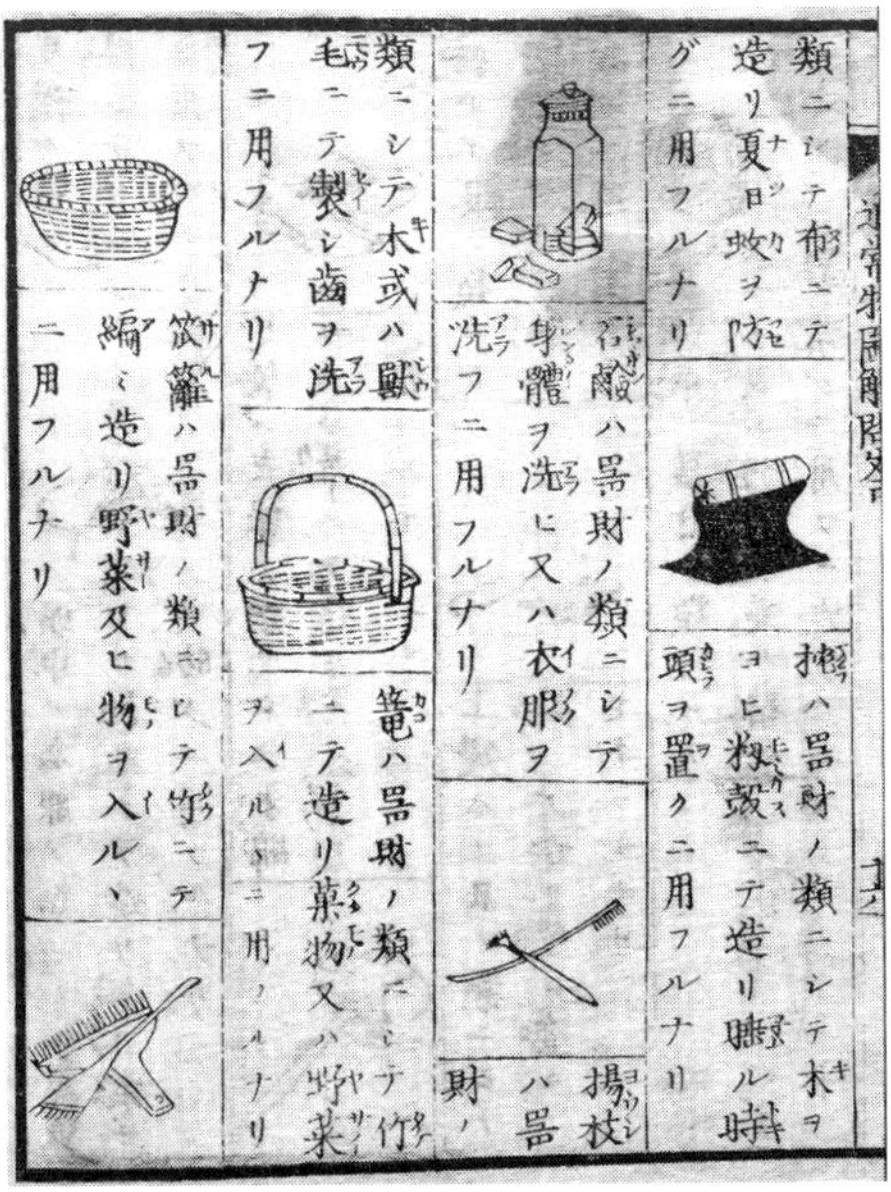

小林菊三郎編『通常物図解問答』歯ブラシの図

道元の『正法眼蔵』の教え

道元が中国から帰国後、仏法の真髄を和文で説いた書が『正法眼蔵《しょうぼうげんぞう》』である。ここには中国で見聞したことが記されている。「天下の出家人も在家人も、みなその口の息は非常に臭い。二三尺を隔ててものを云うときでも、口臭が押し寄せてくる。その臭いを嗅ぐ者にとっては耐えがたい。有道の尊者と称し、人天の導師と号する連中も、漱口《そうこう》、刮舌《かつぜつ》、嚼楊枝《しゃくようじ》の法を、有るとさえも知らないのだ。これをもって推し量れば、仏祖の大道がいまやこの国で滅びつつあることを目のあたりにして、それがどれ程なのか言葉には表わせない」と嘆いている。そして、「日本一国では官においても民間においても、出家人も在家人も、みな楊枝を知っている、これは仏の光明に浴しているのであろう。しかしながら、〔中国では〕楊枝を使うその仕方は仏法に従ってはいない。刮舌の法は伝わっていないのだ」とある。

道元は、楊枝（歯木）は俗を離れ俗塵を払う道具であるという。そして「刮舌の法は、栄西《えいさい》禅師が伝えたものである。楊枝を使い終わってから、棄てる前に、両手で楊枝の噛んだ部分から二つ折りに砕くのである。その裂けたところを、顔の横から舌の上にあててこそぐのだ。つまり右手に水を持ち、水を口に含んで舌をこそぎ、それをたびたびして、楊枝の裂けた角でこそいで、血が出るならばやめる」と詳しく説明する。『三千威儀《いぎ》経《きょう》』という経典には、口を清浄にするには、楊枝（歯木）で歯を磨くこと、口をよく漱ぐこと、舌をこそぐことの三つをするとある。

経典と楊枝

仏教伝来の折に日本にもたらされた経典『仏説温室洗浴衆僧経《うんしつせんよくしゅそうきょう》』は、入浴の功徳を説く。それに七つの物を使えば七つの病気にならず、七つの幸福を呼び込むという。七つの物とは、薪、きれいな水、小豆の粉の洗剤、塗り薬、きれいな灰、楊枝（歯木）、下着である。七病とは、大原十六の「浴場余話」によれば、①身体を健やかにする、②中風による手足のしびれを除く、③リウマチのような関節の病を治す、④悪寒を除く、⑤マラリアのような熱病を治す、⑥身体の汚れを除く、⑦身体を軽やかに、目もはっきり見えるようにすることである。

⑥の身体の汚れを除くとは、口の中をきれいにする歯みがきと身体の洗浄を指す。歯に関する福は、口中は香り良く、歯は白くて奇麗に並び、その口から説かれる教えは世に用いられないことはないという。

仏教の儀式と楊枝

真言密教の高野山には、灌頂《かんじょう》と呼ばれる儀式がある。頭頂に浄水をそそいで、阿闍梨《あじゃり》（密教の高徳の僧）より法を受ける儀式である。灌頂には歯木を嚼む所作もある。色井秀譲の『戒灌頂《かいかんじょう》の入門的研究』によると、「天台真盛宗では、得度受戒して僧侶となった者の履歴すべき行位に、四度加行、入壇伝法灌頂（蜜灌頂）、開壇伝法灌頂（阿闍梨灌頂）の密教系行位の他に、円戒系の重授戒灌頂がある。得度受戒後十二年すれば受けられることになっている」。真言密教と天台宗では灌頂という重要な儀式で楊枝を用いる。

丹羽源男は『楊枝の今昔史』で真言宗の灌頂の行事を紹介している。「長さは六寸、十二指五分量ただし曲尺、柳を用いる。根の方は細く、末の方は太くこれを削る。一本は元を飾る。白色の糸で右

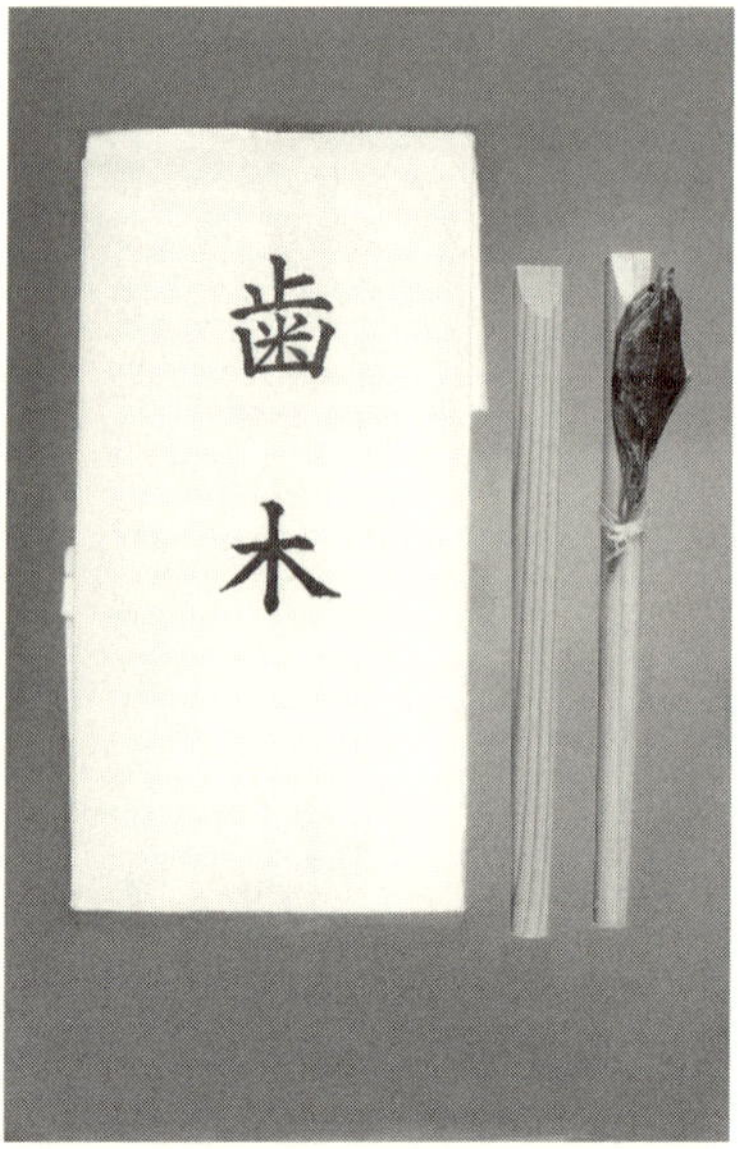

高野山金剛峰寺の灌頂に使われる歯木。
歯木に樒の葉が結んである

により、五葉の樒《しきみ》一房を歯木の上から一寸六分の所に結びつける、とある。さらに、この二本を紙に包んで、戒禮箱に入れて置くのである。……大阿闍梨が受者の頭頂に水をそそぎ、その仏の手印を結ばせて真言を三回唱えさせる。……最後に、一人前の密教僧として必要な十七物の道具が与えられる。『水尾灌頂式金三行儀』によると、歯木を与える儀式は、十六番目に取り行なわれ」る。筆者は、高野山より灌頂に使う歯木を入手したが、上図のように、儀式用に形を変えており、尖端に樒の葉が結んであった。

楊枝加持や洗面の偈

楊枝加持《ようじかじ》はインド伝来の疫病退散のお払いで、奈良時代に日本に定着した。阿闍梨《あじゃり》と呼ばれる高僧が、修行僧の頭に手に持った楊枝（柳の枝）で浄水を与える儀式であり、今でも続いている。京都の三十三間堂は一月一五日に、東京の浅草寺は六月一八日に楊枝浄水会を行なっている。無病息災を祈願して、観音さまによって清められた浄水を、参詣者の頭にふりそそぐのである。その楊柳《ようりゅう》観音は左手に楊枝、右手に水瓶を持っている。筆者は浅草寺で見物したが、大勢の老若男女が頭を下げて僧侶から浄水を受けていた。

禅宗には洗面の偈《げ》、楊枝の偈、入浴の偈など、生活の折々に唱えるたくさんの教理の言葉がある。福井県の永平寺では、洗面の偈の時は「手執楊枝《しゅじゅうようじ》　当願衆生《とうがんしゅじょう》　心得正法《しんとくしょうぼう》　自然清浄《じねんせいじょう》」、楊枝を使う時は「晨嚼楊枝《しんしゃくようじ》　当願衆生　得調伏牙《とくちょうぶくげ》　噬諸煩悩《ぜいしょぼんのう》」、口をすすぐ時は「澡漱口歯《そうそうくし》　当願衆生　向浄《こうじょう》法門《ほうもん》　究竟《くぎょう》　解脱《げだつ》」、顔を洗う時は「以水洗面《いすいせんめん》　当願衆生　得浄《とくじょう》　法門《ほうもん》　永無垢染《ようむくせん》」と唱える。インド、中国、朝鮮を経て仏教が日本に伝来して以来、楊枝（歯木）に関する儀式が脈々と現代まで戒律として残っているのである。雲水として永平寺で修行した野々村馨によると、現在は歯ブラシを使うそうである。「偈文を黙唱した後、いよいよ洗面を始める。……あまりの水の冷たさに手の感覚がなくなる中で……何度も洗面を繰り返す。……洗面とは、身を洗い、心を洗い、ものみなすべてを洗い清める法であり、心身ともに清浄になれば、この身を取り囲む世界すべてが清浄になると言う」。

2　房楊枝の誕生から歯ブラシまで

房楊枝《ふさようじ》は、京都・粟田《あわた》口《ぐち》の猿屋が歯木をより使いやすいよう改良したものである。江戸前期の寛永・寛文時代に考案され、江戸中期には歯みがきが一般庶民まで広まったといわれる。歯みがきは仏

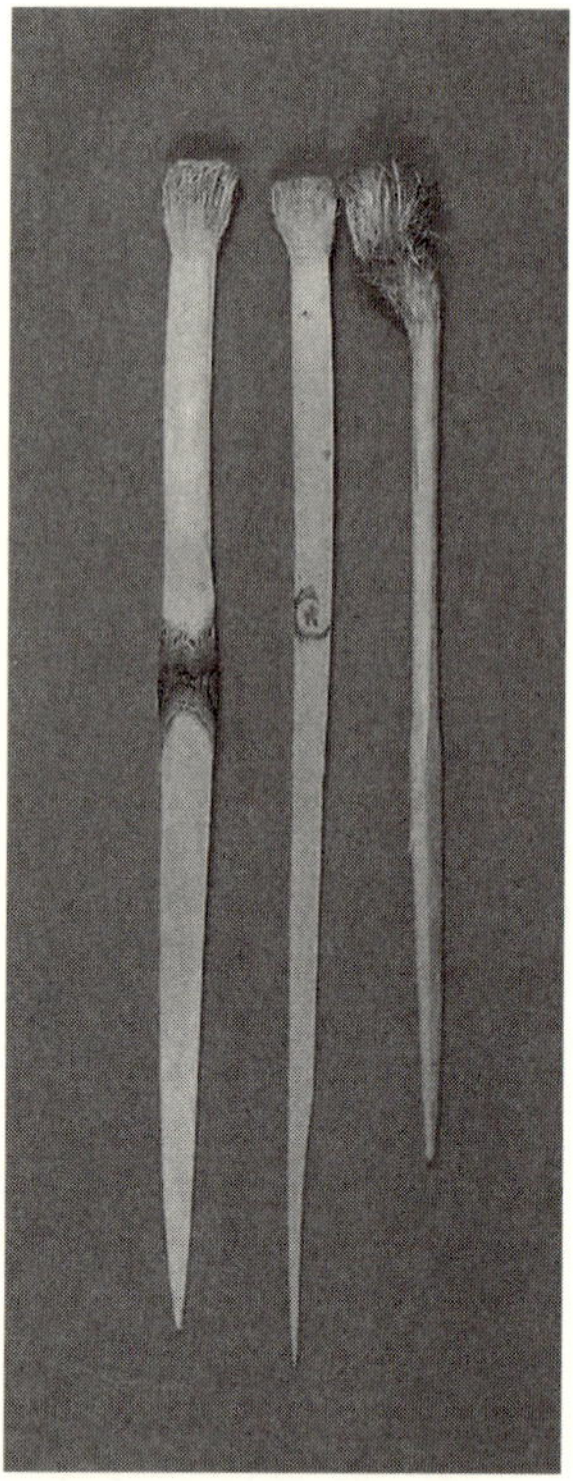
房楊枝。柄の鋭角な部分で舌こきをする

教の伝来とともに儀式として、僧侶、公家、武将などの上流階級に広がっていた。歯木を房楊枝のように改良したのは日本だけで、日本人の創意工夫や良いものをつくろうとする心意気が感じられる。

房楊枝は、原料の木の枝を長さ二〇センチほどに切りそろえ、その一端を煮つめて木槌で叩き、木綿針を並べた櫛状の器具で掻いて房状にした初期の歯ブラシである。房状になった穂先の繊維の部分は、なめした鹿皮で揉んでささくれを除いて滑らかに仕上げる。柄の部分は、鋭利なナイフ状か真四角に削り、歯みがき後の舌こきに使った。

猿屋で考案された房楊枝は三都（江戸、大坂、京都）に普及し、原料となる樹木の自生する上総や相模国が主な産地となった。江戸では、浅草寺の楊枝店が美人の看板娘を置いて有名になった。

主だった原料はハコヤナギ、シダレヤナギ、コブヤナギ、クロモジ、カンボクなどで、杉、竹、桃はあまり用いられなかったようである。『和漢三才図会』にはシダレヤナギが牙杖（楊枝）の材料として歯を清めるによいとある。江戸前期の遊郭ガイドブック『色道大鏡』には、楊枝はまっすぐなコブヤナギがよいとある。クロモジは樹皮に芳香がある。房楊枝の柄に樹皮を残しておくのは香を持たせるためであり、小楊枝に多く使われる。カンボクは材質が白色で柔らかいため、房楊枝に適している。

既婚女性向けにはお歯黒が剝げないように柔らかい柳が使われ、男性向けにはカンボクで少し硬めの房楊枝がつくられた。房楊枝は、歯をみがいた後も柄の鋭利な部分で舌こきができる作りであった。明治初期に歯ブラシが売り出されても、房楊枝の根強い愛好者はいた。昭憲《しょうけん》皇太后（明治天皇の皇后）は馬や豚の毛を植えた歯ブラシを嫌い、生涯、房楊枝を使用したという逸話が残っている。大正二年（一九一三）の小間物問屋のカタログには、当時発売されていた歯ブラシが掲載されているが、商品のなかに房楊枝も見えるので需要はそこそこあったと推測できる。

発祥の地、京都猿屋

房楊枝を考案した話は、万治三年（一六六〇）ごろに刊行された浅井了意の『東海道名所記』に出てくる。「粟田口《あわたぐち》、むかし、粟田の関白、おハせし所なれバ、此近辺を、粟田口といふ。町の右のかたに。猿屋の楊枝とて、名物なり。楊枝ハ、みな柳なれども。こと更に、河内国の玉越の里ぞ、楊柳ハ、いたりて、やハらかなる。この猿屋ハ。たまこしの里の。ものとかや」。江戸後期の考証随筆

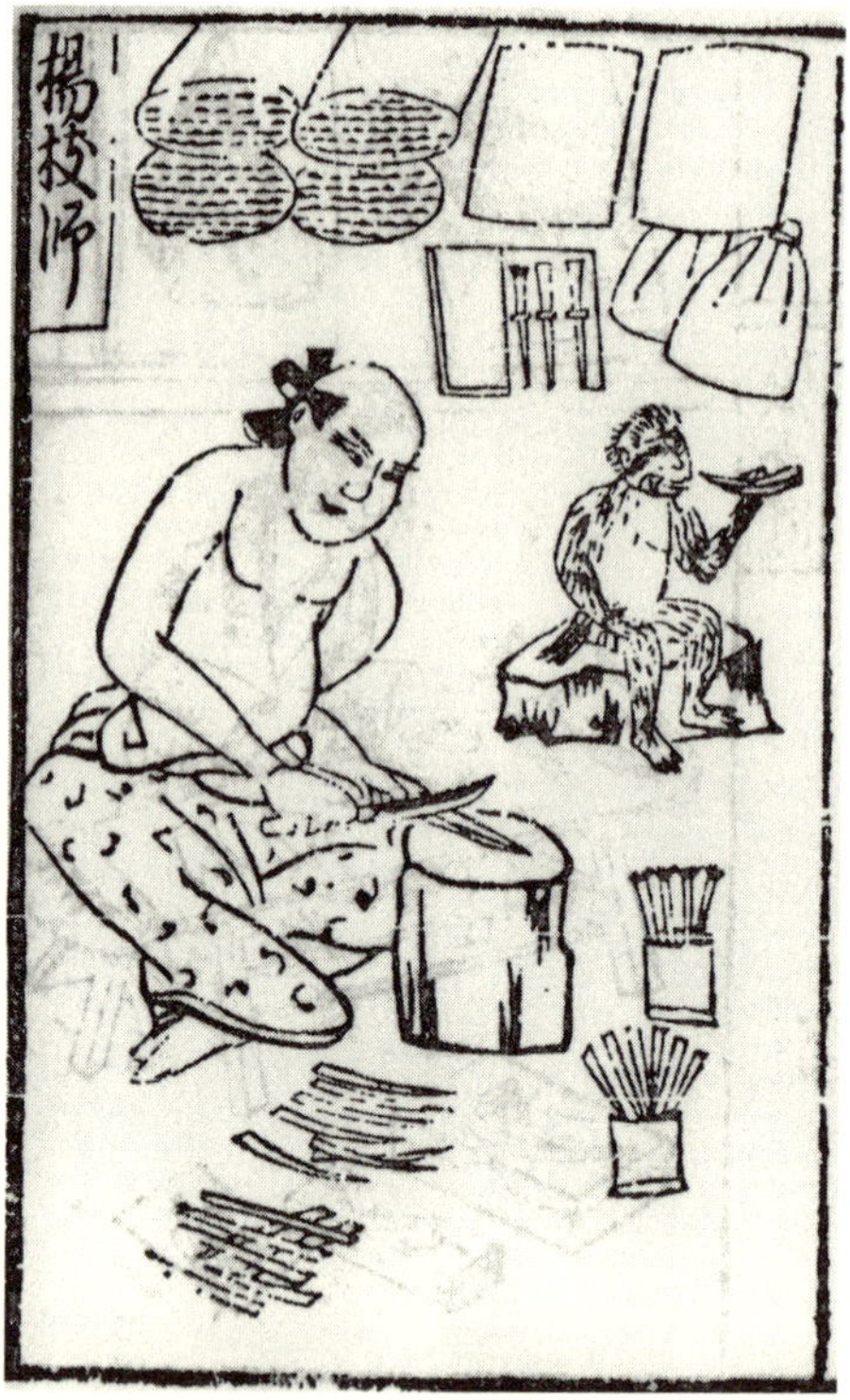

『人倫訓蒙図彙』楊枝師の猿の看板

『柳亭筆記』には「猿屋といひしより猿の看板をいだしなり。猿は歯の白きものなる故、看板にいだしより猿屋といふなり」とある。京都の七つの出入口のひとつ粟田口が房楊枝の発祥地で、猿屋の楊枝は名物だった。野生の猿は、木の葉や果実を食べるため、その繊維でみがかれて歯が白いことから、店の名を猿屋とし看板にしたという。

元禄三年（一六九〇）刊の『人倫訓蒙図彙《じんりんきんもうずい》』巻五には、楊枝師の項に「打楊枝、平楊枝、品々あり。

木は豊前国立石、又河内国玉串〔越〕村名物なり。粟田口の猿やは、玉串村の者なるによつて其名高し。加賀国越前よりいづるは、こぶある木なり。猿屋楊枝といふいわれ、からの猿は歯あかくかほ白し、日本の猿は歯しろきゆへに、楊枝の箇〔看〕板たり」とある。豊前の立石と河内の玉越が柳の名産地であり、玉越村の者が房楊枝を考案した。ここでも、猿の歯がしろいため猿屋という看板にしたといっている。

貞享元年（一六八四）に黒川道祐の著した『雍州府志《ようしゅうふし》』には、「楊枝、所々にこれをある。その内、下粟田口猿屋を本とす。百本あるいは五十本、桐の筥ならびに紙袋に入れ、遠方に贈る。今、四条京極の西より祇園に至りて、特に多し。その木は、河内国玉串〔越〕村より出づるものを、良しとす。豊前国立石の楊枝木、絶品とす。各々京師にあり。立石村は、堂上萩原家の領地なり」とある。房楊枝は河内の玉串村と豊前立石製の評判がよく、絶品だったという。

幕末に柳亭種秀《りゅうていたねひで》が風俗を考証した『於路加於比《おろかおい》』にも、「楊枝みがき立たる向歯〔上の前歯のこと〕に打わらすこしさるやが看板」「紋楊枝十双倍にうりぬらん人をぬいたるさるやが眼」という狂歌が載っている。

房楊枝の種類

房楊枝には、長さや形が異なったさまざまな種類がある。一端または両端を叩いて房状にした房楊枝、平型の反りのある平楊枝、材料のクロモジの香りを生かし、樹皮を一部柄に残す皮付楊枝（穂楊枝）、長楊枝（大楊枝）、そぎ楊枝などがある。また、壺打楊枝（打楊枝）、紋楊枝（根本浮世楊枝）、かるた楊枝（片見楊枝）という表現も物語に登場する。

元禄七年（一六九七）刊行の『西鶴織留《おりとめ》』には、「延の鼻紙に壺打のやうじ取添」という表記がある。壺打楊枝とは、木槌で木の先を叩いて繊維を出して作る房楊枝である。房楊枝には、両端が房状になったものと一端だけが房状のものがあり、後者が一般的であった。両端が房状のものは、女性が歯みがきをしている浮世絵にも見られる。一端の房が大きくて長く柔らかいものは、化粧筆のように頬紅や白粉を顔に塗る時に使ったと言われている。大きなものは、大楊枝とも呼ばれた。また、吉原の遊郭で使われた長い房楊枝は吉原楊枝と呼ばれた。西鶴の『諸艶大鑑《しょえんおおかがみ》』には「楊枝三百六拾本、遣ひ捨てからわずかなり」、すなわち楊枝を三六〇本使い捨てにしたところで金額にしてみれば知れており、たいしたことがないというせりふもある。ちなみに、江戸後期半ばになると、房楊枝は紙袋に五本入りで五文ぐらいであった。

貞享四年（一六八七）刊、井原西鶴の『男色大鑑』には、「猿に袴をはかせた彫り物の看板を出し、道頓堀の恵比須橋筋に根本《こんぽん》浮世楊枝といって、歌舞伎若衆の定紋をつけた楊枝を売る店があった。……せめてもの気晴らしに、この紋楊枝を手にして口を磨き」とある。紋楊枝とは、香りのよいクロモジの樹皮を残し、さらに柄の中央に朱色で紋を入れた上等のものをいう。

『人倫訓蒙図彙《じんりんきんもうずい》』に出てくる打楊枝とは、穂先を叩いて房状にした穂楊枝である。房楊枝には、舌こき用に柄が四角になっているものとナイフ状に平らなものがある。また、平楊枝は、柄が平らなも

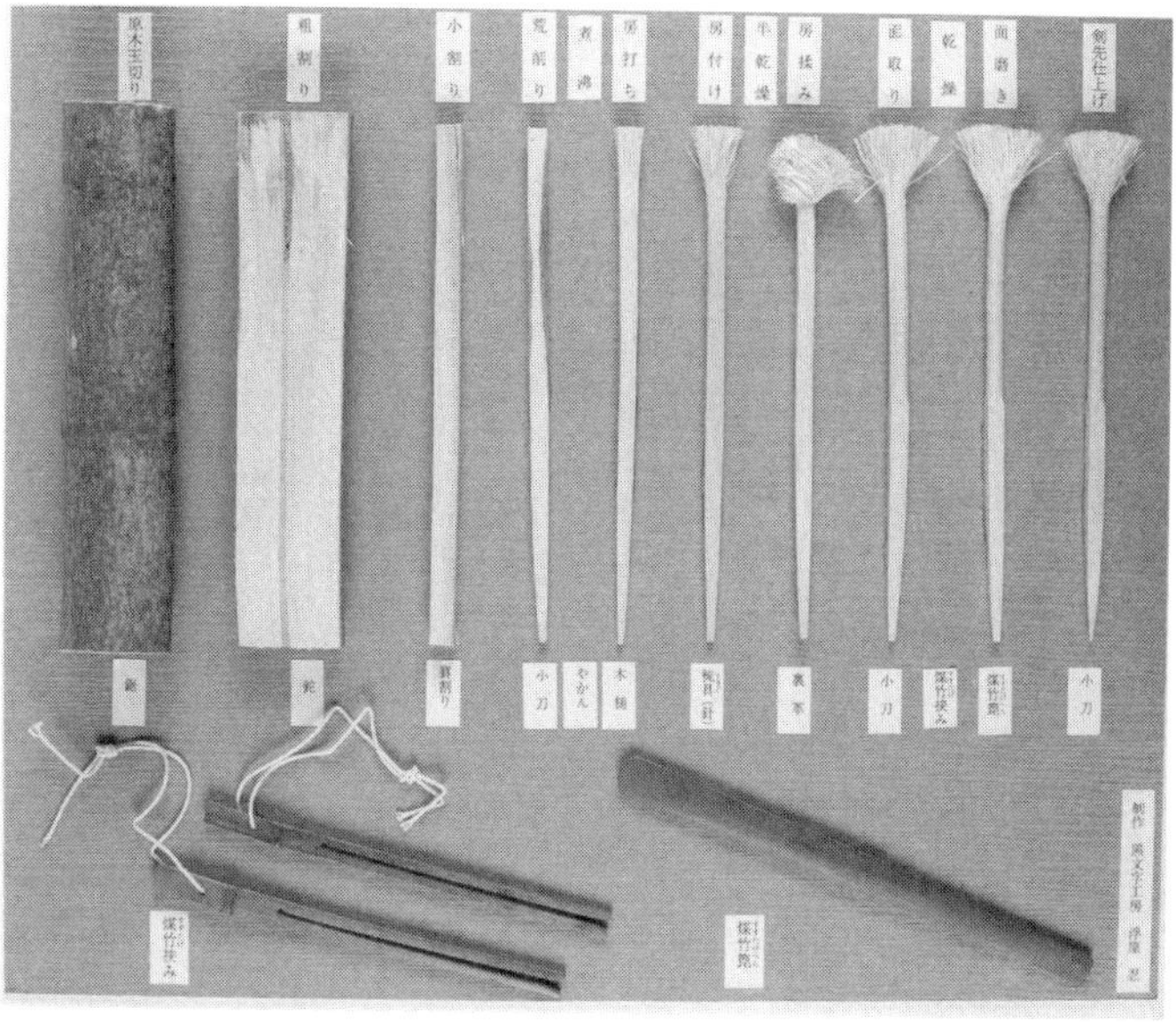

神奈川県愛川町に伝わる房楊枝の再現（浮原忍製作）

のを指すのであろう。

鶴屋南北作『東海道四谷怪談』（文政八・一八二五年）には、「[楊枝見世へ、皆々来て」お土産はかやう致しませう。五倍子《ふし》〔お歯黒の材料〕に羽根楊枝と房楊枝と。……あなたのお土産には、アレ、あそこにある役者の紋所を書きましたのではどうでござります。おほかた、梅幸か団十郎なぞが、御意に入りましたらうな」と、役者の紋がついた楊枝を買おうか迷う場面が出てくる。

『よはひ草』（一九二九年）は、明治末期の橋本海関《かいかん》『百物叢談《ひゃくぶつそうだん》』を引いている。「楊枝は、近世の製なりといへども、菅公の歌に、わすれても竹のやうじをつかひしか、ねかひし事の叶はさりしは」。竹の房楊枝は繊維が硬いため、あまり好まれなかった。

浅草寺の店と浮世絵

文化年間（一八〇四～一八一七）、江戸では吉原を裏にひかえた浅草寺の境内に、美人の看板娘を置いた楊枝店《ようじみせ》が軒を連ねていた。三代将軍家光が参拝した折に楊枝店に立ち寄って買い求めたことから、房楊枝は浅草寺の名物になった。

宮川政運は慶応元年（一八六五）に、江戸の市民の話を集めた『俗事百工起源』を出版した。そこで浅草寺楊枝店の起源を「寛永の頃は店はかまえず、小さき長櫃ようものの上に、茶筅《ちゃせん》と楊枝を並べ置きて売りけるよし。その頃の十余人、今に楊枝を商いて櫃親《ひつおや》と云う」と説明している。楊枝店は当初、櫃の上に茶筅などといっしょに売っていた。山東京伝《さんとうきょうでん》が文化元年（一八〇四）に出版した『近世奇跡考』も、浅草楊枝店の同じような由来を述べ、「櫃の上にて物を売りたる証の今に残れるなり。今観音堂におきて、追儺《ついな》をおこなふ時、鬼に扮するは、彼の櫃親等のつとむる古例なりとぞ」という。

浅草寺境内の楊枝店柳屋のお藤は絶世の美人として有名で、鈴木春信も浮世絵にしている。美人の看板娘は、店先で木槌で楊枝の穂先を叩いて客の目を引いた。店先で房楊枝をつくっていたわけではなく、単なるデモンストレーションであった。川柳に「白い歯を見せれば売れる楊枝店」とあるように、美人の看板娘をひと目見ようと、参勤交代で江戸詰めの武士や町人の若衆は、房楊枝や歯みがき粉を買いに足しげく通ったという。いつの時代でも男性は美人に弱いもので、噂は噂を呼び、ひと目

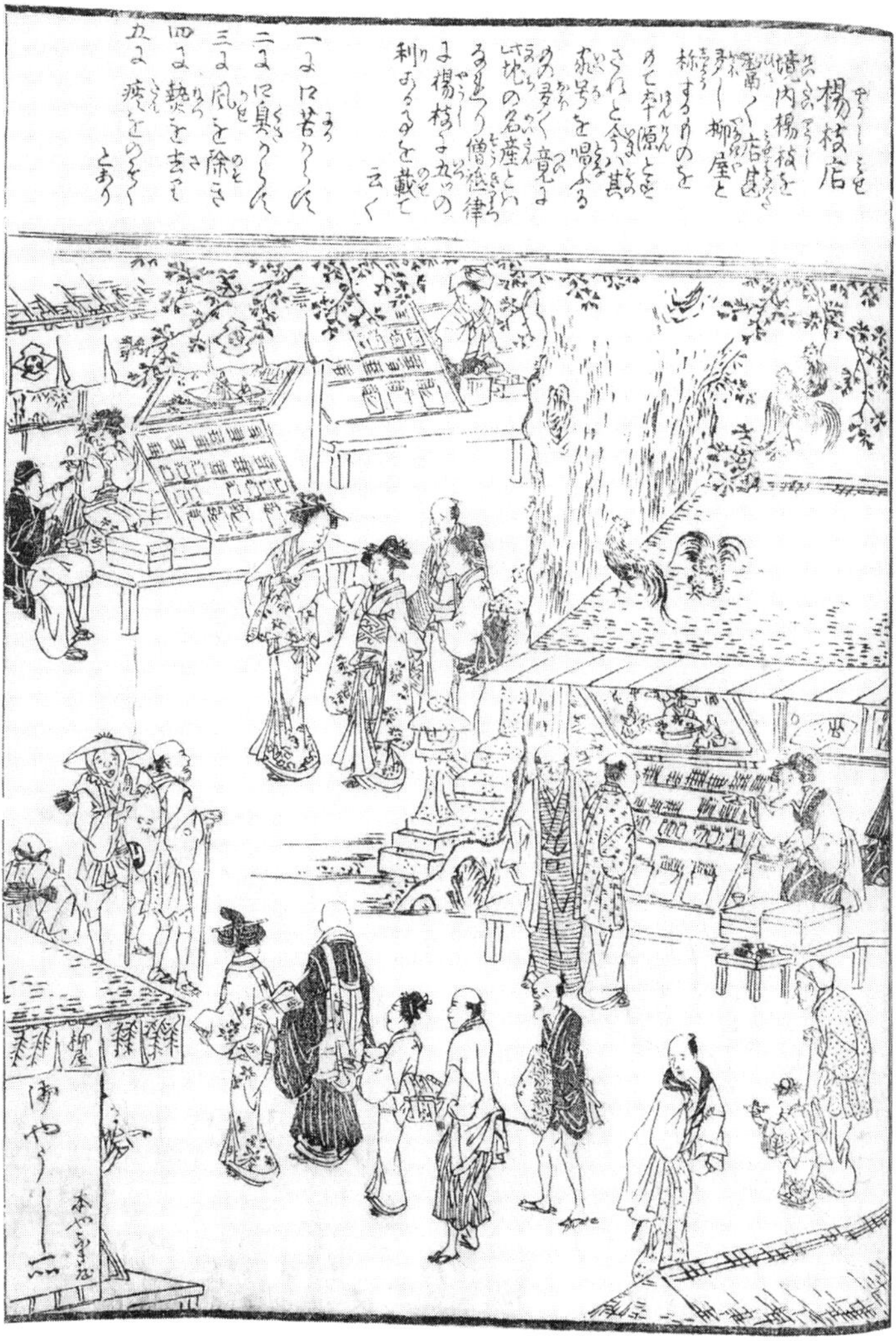

浅草寺境内の楊枝店。『江戸名所図絵』上段左に釈迦が説いた五つの功徳が書かれている

美人を見たさに浅草寺参りをした。庶民が房楊枝を買うのは化粧品などを扱う小間物屋や銭湯などで、紙袋に五〜一〇本入りであった。

江戸後期の戯作者、狂歌師であった大田《おおた》南畝《なんぽ》は「半日閑話」明和六年（一七六九）二月の項に、浅草寺境内の名物として雷神門外の「楊枝屋壱軒」を挙げている。

浅草寺の裏手にある奥山と呼ばれる一画は、江戸中期から後期にかけて、見せ物小屋で大道芸人が芸を披露し、楊枝屋は美人の看板娘をおいて賑わった。山門内や奥山の名物として彼は、カンボクや温石なども売る楊枝屋、市之丞歯みがき、独楽を回し歯みがき粉を売る松井源水、楊枝屋の娘であるお藤を、からくりや軽業師《かるわざし》などとともに紹介している。とりわけお藤については詳しく説明している。

> 浅草観音堂の後、いてうの木の下の楊枝見せお藤も又評判あり。いてう娘と称す。錦絵、絵草紙、手拭等に出、よみうり歌にも出る。是より所々娘評判甚しく、浅草地内大和茶屋女蔦屋およし、堺屋おそで、一枚絵に出る。
> 　童謡〽なんぼ笠森おせんでも、いてう娘にかなやしよまい。実は笠森の方美なり どうりでかぼちやが唐茄子だ、といふ詞はやる。

一八九七年一月発行の『風俗画報』第一三三号には、江戸期の浅草寺境内の楊枝店の場所と、その後明治になってからの状況が詳しく記してある。「仁王門より本堂に至るの間、随身門より本堂に至るの間及ひ本堂の周辺に数多の楊枝店あり。婀娜《あだ》たる美女店頭に居りて楊枝を商ひしが、明治初年の頃より衰へ行きて今は一戸の之を商ふ者なし。因《よつ》て一二の書を引證して当時の景況を知らしむ」とあり、明治初期には楊枝店が姿を消したことがわかる。また、「楊枝店には美女を置きて商売せしことなるが、奥山銀杏樹の下なる楊枝店柳屋のおふぢといふ者尤も美女の聞えありて春信の錦画に多く画ける由、武江年表に見えたり。又雷神《かみなり》門外並木町に木下といふ楊枝店あり。曾《かつ》て徳川三代将軍御成《おなり》の時此家を息所《やすみじょ》に充てられたりと云ふ」との記述も見られる。

江戸中期には、房楊枝だけでなく歯みがき粉も販売されるようになった。江戸のほか、大坂の道頓堀、京都の祇園の周辺の小間物屋や楊枝店がこうした商品を扱った。現在、京都を中心に展開する油とり紙で女性に人気の「よーじや」は、その名残りである。

房楊枝の使い方とマナー

江戸時代にどのように房楊枝は使われていたのだろうか。歯みがきをしている女性を描いた浮世絵をみると、房楊枝を親指で下から支え、あとの四指を上から押さえる持ち方が多い。また、小指をはずして立てている場合もある。その他、親指、薬指、小指の三指で支え、人指し指と中指で房楊枝の上から押さえる女性もいて、浮世絵師が自分の好みでモデルにポーズをとらせたのだろう。

本間邦則らは、房楊枝の持ち方を次の四つに分類する。Ⅰ型：房楊枝を右手親指を下方に、他の指を上方にして持つ型。Ⅱ型：房楊枝を右手親指の内側と小指の外側にあげ、他の三指で上から押さえ

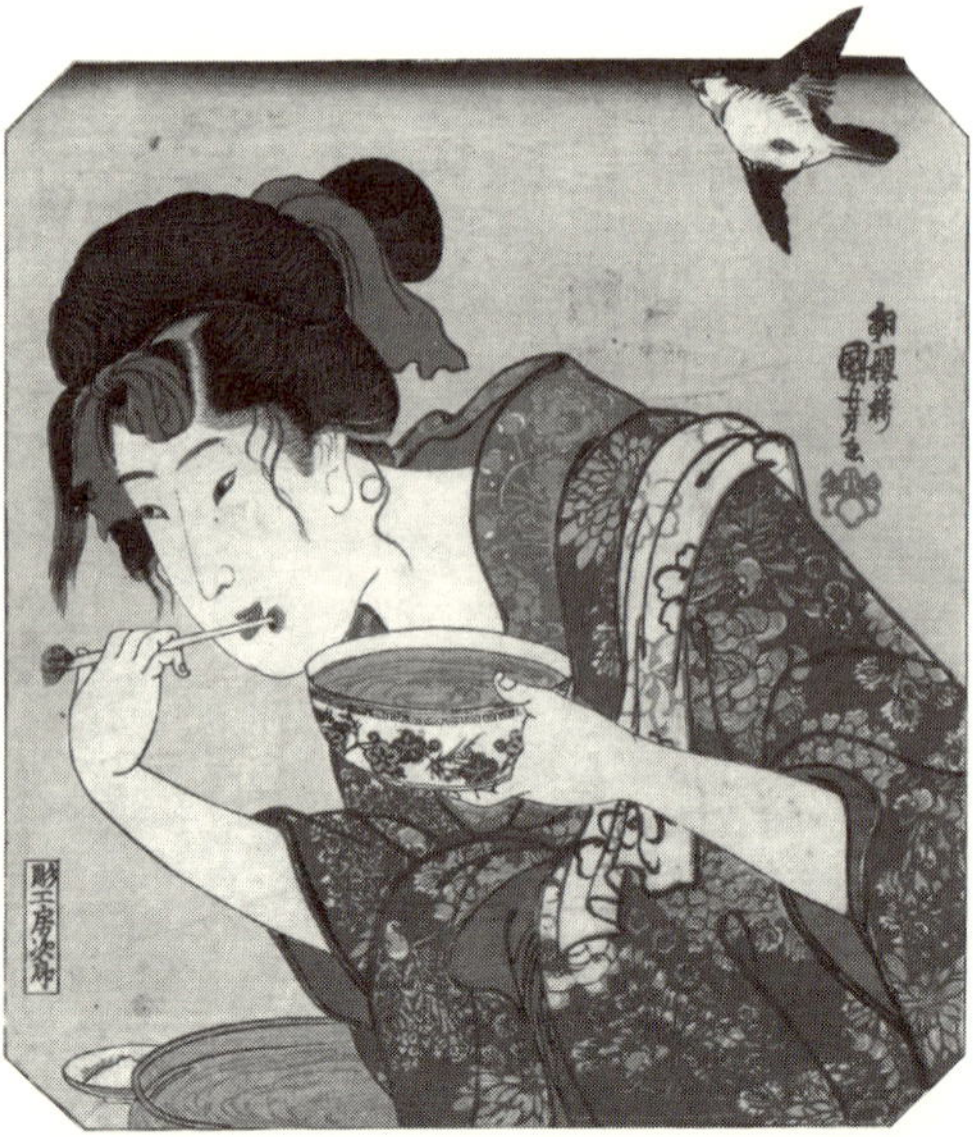

歌川国芳「東海道五十三対　石部」江戸後期。房楊枝のつかみ方に注目

る型。Ⅲ型：Ⅱ型の状態を裏返しにしたような型。Ⅳ型：房楊枝を右手親指と人差し指で保持し、中指と薬指で軽く押さえ、小指を自由にする型。そして、房楊枝は隣接面や臼歯咬合面の清掃に適しているが、下顎前歯部舌（裏）面の清掃は困難であると述べている。房楊枝は繊維状の房が柄の先端についているため、どうしても下の前歯や奥歯の内側がみがきにくいが、柄の先を火で炙って曲がった柄にすれば、この問題も解決したと考えられる。

　明暦三年（一六五七）刊の『催情《さいじょう》記《き》』には、楊枝の項に、「いかにも、きれいにして。二本づゝ、たしなむべし。一本ハ、ふさをかミ。ふだん、つかうべし。一本ハ、そのまゝ、たしなむへし。いらぬと思へ共、ふと、入ことあり。つねの心がけ、ばんじ肝要の事也。返ゝ、やうじのよごれたハ、むさきものなり。さい〳〵、とりかゆべし」とある。楊枝は二本用意をして、一本は房を嚙んで普段に使う。もう一本は、日常の心得として取っておく。楊枝の汚れは不潔なので取り替えるとよいという。

『小笠原流躾方《しつけかた》百ケ條』（明和七・一七七〇年）は、①人前で楊枝を使うこと、②人前で楊枝で歯をみがくこと、③人前で楊枝で舌をかくこと、④楊枝をくわえて、人に物を言うこと、⑤身分にそぐわない大きな楊枝を使うことは礼儀に反するとしている。現代でも、人前で爪楊枝を使わない、楊枝をくわえながら話さないのがエチケットとされ、房楊枝と通ずるであろう。また、人に差し出す時は「楊枝は、扇にても、花紙にても、すべて頭（穂先）を我右になしてすぎよ」とした。

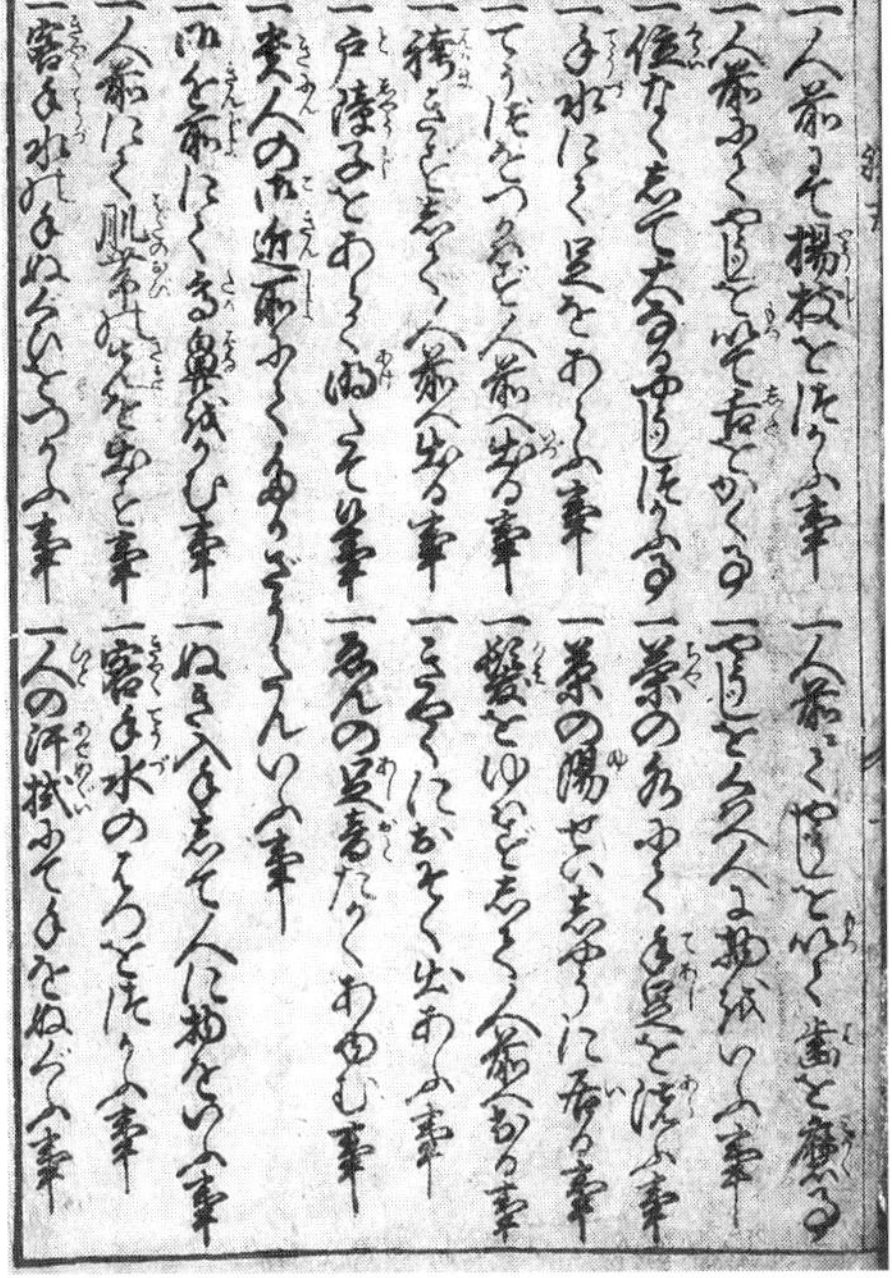

『小笠原流躾方百ケ條』。上段右に楊枝の作法が書かれている

文化一〇年（一八一三）に佐山半七丸が著した『都風俗化粧伝』には、「朝起きては歯をよく磨き、楊枝をもて歯の間の滓《かす》を去るべし。……また、楊枝にて舌の上の滓をなでさり、食事ののちは湯か茶かを口にふくみて歯の間に挟みたる食物の滓を吐き去るべし」とある。

歯みがき効果

神奈川県歯科医師会「歯の博物館」では、歯垢染色液で赤く染めた歯を房楊枝でどのくらいみがけるか、中学生に夏休みの体験実習をしてもらったことがある。房楊枝では前歯の裏側はみがきにくいが、歯の表面は予想以上にきれいにみがける。木の繊維が抜けて口の中に多少残るが、子どもたちは想像以上に歯がきれいになると感激していた。災害時には、木の枝を噛んで繊維を房状にすれば、歯ブラシの代用になることを知恵として学んでいた。

房楊枝は、江戸時代中期から明治中期まで使われていたが、明治初期に誕生し近代歯科医学を学んだ歯科医は、その弊害について警告している。高山紀斎は『保歯新論』(明治一四・一八八一年)で、房楊枝を使う場合、歯の生えている向きにあわせて上下にみがく人が多く、そのため歯肉を押し下げてしまう害があるという。「房楊枝ヲ用フル者ハ、多ク歯生ノ形ニ従ヒ、上下ニ摩揩《まかい》スルカ為メニ、歯齦ヲ圧減シ歯ヲシテ長出セシムルノ弊害アリ」とも言っている。武藤切次郎は『普通歯科衛生』(明治三一・一八九八年)で、西洋の歯ブラシを勧め、毛が硬すぎると歯の磨滅を誘うとし、「房楊枝の有害なるは是れか為めのみ」と記す。彼をはじめ、明治になってアメリカの近代歯科を学んだ歯科医は、上下に房楊枝を動かす歯みがき法が、歯肉を押し下げるのでよくないと警告していた。また、後述するように、粗い房州砂《ぼうしゅうずな》を歯みがきに使う習慣についても、歯の表面が削れると戒めている。

吉原と楊枝

吉原は、元和三年（一六一七）に江戸市内に散在していた遊女屋を日本橋葺屋町（現在の中央区日本橋人形町）に集めたのが始まりである。明暦の大火（一六五七年）後に浅草寺の裏手に移り、新吉原と呼ばれて幕府公認の遊郭となった。歌舞伎役者と吉原の花魁は流行の発信源となった。ひいきの役者や遊女が着ている着物の模様や配色、髪型は、ファッションをリードしたのである。

貞享五年（一六八八）に刊行された井原西鶴の『日本永代蔵』には「新しき足袋、草履、鬢《びん》撫でつけて咬《くは》へ楊枝、誰にか見すべき采体《とりなり》をつくろひ……」とあり、若者のあいだでは、房楊枝を口にし、朝風呂や遊興に出かけるのが粋とされた様子がうかがえる。吉原では、歯が汚れて口がくさい男性は遊女に嫌われるので、みな歯みがき粉をつけて房楊枝でせっせと磨いたという。女性から口が臭いと言われるのは、男性にとって最大の屈辱であった。

吉原の遊郭で一夜を過ごした客は、翌朝洗面の用意をしてもらい、歯みがきをして遊女との別れを惜しむ。これは後朝《きぬぎぬ》の別れと呼ばれる。浮世絵にも描かれているが、禿《かむろ》が運んできた耳だらい、水を入れた湯桶、うがい茶碗、房楊枝、歯みがき粉などを使い、一定の作法で洗面と歯みがきをする。

宮内好太朗が吉原で育った女性の話を聞き書きした『吉原夜話』に、この後朝の別れの作法が詳しく記されている。「いきなり房楊枝を使わないことです。そんなことをすれば、惚れかかった華魁《おいらん》も寝返りを打ってしまいますよ。……含嗽《うがい》茶碗に三杯、湯なり水なりくんでくれますが、この三杯で口、顔、髪をキレイにしなければなりません。……まず最初の一杯目で口、次の一杯で顔、三杯目で髪をなでつけ終って、それで夜の乱れた気分をとどめないというところに廓《なか》馴れた、まあまあ通《つう》な方とい

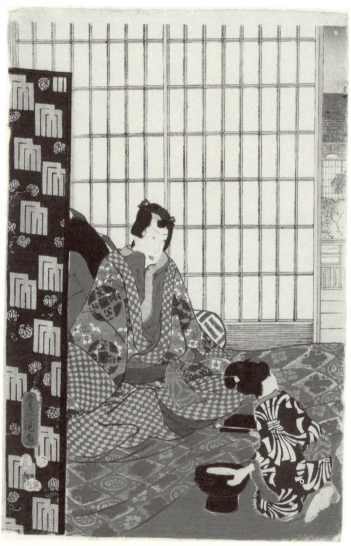

歌川豊国「全盛源氏二葉錦」江戸後期。遊郭では翌朝禿が洗面の支度をする

われる資格が出来上がるわけなのです」。もっと水がほしいと言えば、野暮な男とみられたという。吉原楊枝は、ふつうの房楊枝よりも長めだった。

房楊枝は、使い終わったら二つに折って棄てるのが客の心得であった。前述したインドの戒律に定められた、磨きおえたら歯木を洗って折って棄てる作法の名残りである。また、柳で作った房楊枝には霊力が宿るという迷信も日本にはあって、祟りを恐れて折って棄てるという説もあった。

江戸後期の風俗を分類・考証した喜多村筠庭著『嬉遊笑覧《きゆうしょうらん》』（天保元・一八三〇年）には、「世のいひ伝へに、楊枝は折て捨べし。若《もし》もをらで打遣《や》る時は怪ありともいひ、又、楊枝がくれと、霊あるやうにいふこと、みな女童部の言こと也」とあり、折って捨てないと霊がでるという俗説が紹介されている。また、楊枝差しは自分の気にいった布で作り、帯や着物の襟にはさんで、必要な時にすぐに取り出せるようにしていた。「男は折って棄て、女は折らないで棄てる」という言い伝えも載っている。

丹羽源男は「民間信仰にみる楊枝の呪術性」で、「仏教伝来の歯木、すなわち大切な仏具ゆえの神秘な呪力を持つという伝承と、……柳（楊）の枝に対する素朴な自然物への崇拝からくるもの、そして総（房）楊枝やつま楊枝という日常用品の持つ呪術性が、それぞれ独立して伝えられたり、混交し合った」と述べている。

日本各地には、使い終わった房楊枝を地面に挿すと、根づいて柳が繁ったという伝説がある。神奈川県三浦市城ヶ島・洲の御前には、頼朝がお茶会のあとに挿した楊枝が大木に育ったという跡がある。福島市には、源義経の歯扶《ようじ》柳の伝説がある。追われる身になった義経が食事後、柳の小枝で歯をみがき地面に挿すと、大木に成長したという。丹羽は、使い終わった楊枝は折って棄てないと災いがあると江戸時代に言われていたのは、衛生面から再使用できないようにするためという説があるが、それは近代になってからの考えであり、呪術性によるとする説に軍配をあげたいと述べている。

　老樹の根元に楊枝を挿す風習が各地に残っているが、これは、仏教の歯木の儀式によって柳が呪術性をおびた霊木と捉えられていた証拠でもあろう。吉原では、楊枝には柳の精が宿っているので粗末に扱わないという作法があった。山東京伝著『吉原楊枝』（天明八・一七八八年）には、「爰《ここ》に楊枝といへるものは、楊柳観音の守り給ふ所にして、口中を清らかになすの仏具なり。其の器種々ありと雖《いへど》も、其の中に吉原楊枝と号し、房の長さ一種あり。常に傾城《けいせい》（遊女）の楊枝箱に住ひては、女郎の穴を知り、流連《いつづけ》客に歯を磨かれては、通客の懐に入つて、其の人情を探り知る。我こそ誠は、彼の吉原楊枝の精なり」と語る楊枝の精が登場する。

小楊枝の登場

　庶民は、使った房楊枝を棄てずに、房が短くなれば先端を木槌で叩いて何度も使った。現存するお歯黒道具箱からは、お歯黒塗りや歯みがきに使って房が削れて、短くなった房楊枝が出てくる。庶民は、江戸後期に湯治や相州の大山参り、お伊勢参り、金比羅参りなど信仰を名目に旅をしている。その際、できるだけ荷物を少なくするために、房楊枝や歯みがき粉などは旅籠に日用品を売りにくる小間物屋で補充したことが、江戸期の滑稽本などに出てくる。

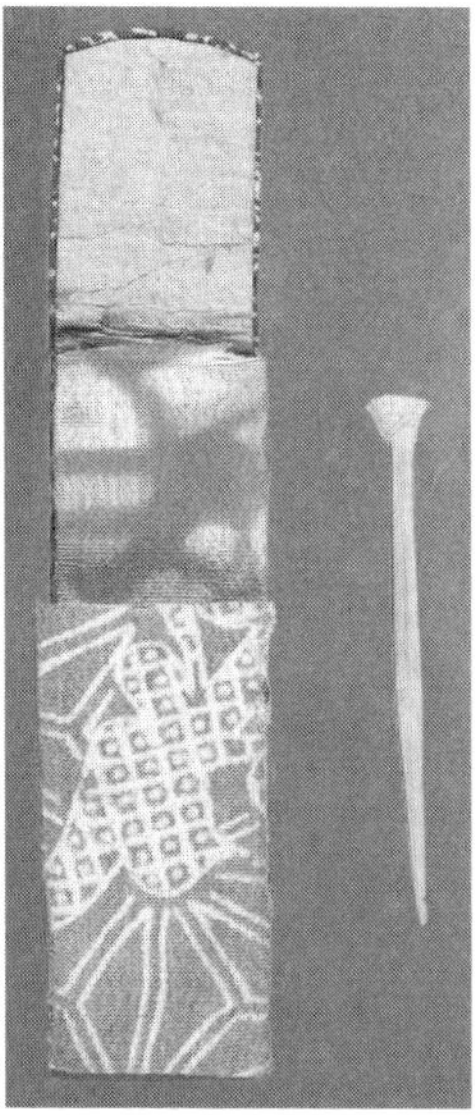

携帯用の房のついた小楊枝と楊枝入れ

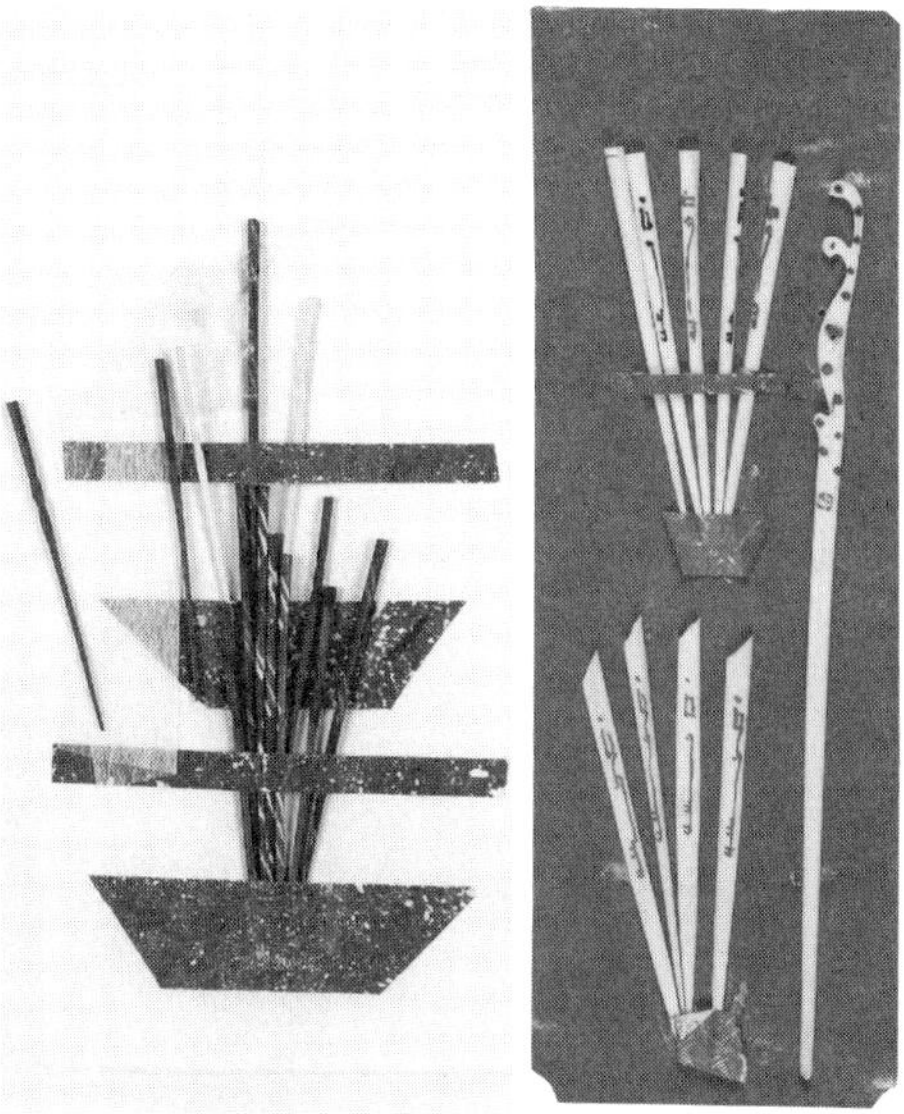

厳島の色楊枝（左）と江ノ島楊枝（右）。土産物だった。いずれも明治期

小楊枝は、西洋からシルクロードを経て中国に伝わったと言われているが、中国にも金属製の爪楊枝、耳かき、トゲ抜きなどのついた三緒《さんちょ》という首飾りがある。

小楊枝は、房楊枝の尖った一端が独立したものが元祖と言われている。小楊枝、爪楊枝、妻楊枝という呼び方があるが、語源は爪で楊枝をつまんで使ったことに由来するという。日本の爪楊枝は、楊柳、クロモジ、ウツギ、シラカバや竹が原料で使い捨てである。広島の厳島では色楊枝が、相模国では江ノ島楊枝が土産物として売られていた。

江戸・明治期には、楊枝師による手づくりで、キセルや白魚、ウナギ、鉄砲、舟の櫂、結びなどの形をした枠で優雅な小楊枝もあり、布製の楊枝入に入れて携帯した。長さ五センチぐらいの小さな房楊枝型など珍しいものもある。歯みがきにも使えそうで、小さな房楊枝の尖端を歯間ブラシのように使ったのかもしれない（口絵16）。

明治後期や大正期になると、携帯用の折り畳み式で角製や象牙製耳かき付の小楊枝も現れた。外国製の小楊枝には、水鳥の羽軸を斜めに削ったもの、尖った金銀の金属性のもの、山あらしのトゲ、象牙、鼈甲、動物の骨や角などがあった。肉食を主とする民族は、青銅、金、銀、金属製の小楊枝を用い、首から下げたり、鞘にスライドして納まるものを携帯して使っていた。

稲葉修の『楊枝から世界が見える』によると、よい香りのするクロモジ製の小楊枝は熟練工が手作業で作ったが、通常のシラカバやウツギ製のものは、昭和初期から機械で大量生産したという。現在のような丸い小楊枝は、昭和二三年に考案された機械により安く作れるようになった。

房楊枝は京都の猿屋が発明したが、小楊枝はヤナギやカンボクの産地である河内の玉越で生まれた。しかし長い伝統を誇る河内長野でも、いまではほとんど生産されず、中国製の輸入品が多くなったという。広栄社の工場一軒だけが付加価値のある三角楊枝などを生産し、輸出も行なっている。この広栄社は「つまようじ資料室」も開設しているので、興味のある方はぜひ見学に行っていただきたい。

明治・大正期の歯ブラシ

『正法眼蔵』には、道元が一二二三年に宋を訪ねたおり、現地の僧侶は歯ブラシの元祖というものを使っていたという記述がある。「少数だが口を漱ぐ者たちは、馬の尾の一寸ほどに切った毛を、牛の角の大きさ三分ばかりのもので方形に作り、長さ六七寸のものの、その端二寸ばかりに、馬のたてがみのように植えて、それを使って歯を洗うだけであった」。しかし、道元は釈迦の教えたような道具ではないと日本に伝えなかった。歯ブラシは中国で考案され、シルクロードによりヨーロッパに伝えられたと言われている。もし、道元が当時伝えていたならば、日本の歯ブラシの歴史が変わっていたかもしれない。

明治五年（一八七二）頃、外国製の歯ブラシをまねて、鯨の髭や水牛の骨に馬毛を植えた歯ブラシが大阪で販売された。日本の歯ブラシは、この鯨楊枝という商品を国産の嚆矢とするが、残念ながら現存しない。鯨の髯は、からくりのバネに使われたように硬くて弾力性があるため、加工して歯ブラシの柄にされたのである。その後、竹柄に豚毛を植えた歯ブラシ（竹楊枝）が普及する明治中期まで、庶民は房楊枝を使って歯をみがいていた。明治末期まで、房楊枝は歯みがきだけでなく、既婚女性がお歯黒を塗る時などの化粧用にも使われていた。明治六年に皇太后や皇后がお歯黒と眉剃りをやめてから、庶民の若い女性にも白歯が増えていく。しかし、伝統のある慣習はなかなかやめられず、年輩の既婚女性はお歯黒を続けた。明治初期に誕生した歯科医も指摘しているように、房楊枝を愛好する人がおり、歯ブラシへの移行はなかなか進まなかったようである。

明治六年に翻訳刊行された『初学人身窮理《きゅうり》』には、「食時ノ後ハ必ズ歯ブロッシト唱フル歯磨ノ道具ヲ用ヒ水ニテ能ク洗フ可シ……食物ノブロッシニテ除キ去リ難キモノハ象牙ノ細楊枝ヲ用ヒテ之ヲ掊《ホジ》リ出スベシ。金《カネ》ノ楊枝ニテハ彼ノイ子《ネ》メル〔エナメル質〕ヲ損フコトアレバ決シテ之ヲ用フ可ラズ」

と歯ブラシを勧め、金属の小楊枝の乱用を慎むよう忠告している。

明治中期には竹楊枝が普及し、歯科医の啓蒙もあって庶民もさかんに使うようになり、柄や豚毛の品質も徐々によくなっていった。明治期には歯楊枝と呼ばれていた。初めて歯刷子《はぶらし》という用語が使われたのは、ライオンがセルロイド歯刷子を発売した明治四二年（一九〇九）である。

明治初期に誕生した日本の歯科医は、房楊枝の弊害について市民を啓蒙し、歯ブラシの使用を勧めた。下総高次「歯刷子の変遷」によると、「明治維新以来、南米、北米、豪州および英国産の牛骨を輸入し、舶来歯刷子を参考にして、改良を加えて盛んに再輸出した。……日清戦役や日露戦役を通じて、軍隊用の刷子や歯刷子の需要が多くなり、刷子業界はますます躍進の環を拡げた」とある。また、明治二三年頃、大阪高津の安田正七が発明したという「舌こき」付きの竹歯刷子は、柄の中央が舌こき用に薄く削ってあり、柄も長い。筆者が所持している竹柄歯刷子には、柄が舌こき用に楕円形の輪になったものもあり、創意工夫の妙がある。

大正二年（一九一三）に発行された『東京小間物化粧品名鑑』は代表的な製品を掲載したものだが、「刷子・楊枝」の一覧には鯨楊枝や竹楊枝、角楊枝の各種が見られ、材料も鯨、角、水牛、竹製柄などとなっている。その後、セルロイド製の柄に中国から輸入した豚毛を植えた歯ブラシを生産するようになった。大正期にセルロイド柄の歯ブラシが製造され、大正七〜八年頃、日本は歯ブラシの輸出大国になった。戦後、柄はアクリル樹脂、プラスチックと変遷していく。刷毛は、東レのナイロン、旭化成のサラン、東洋化学のトーロンなど化学繊維が使われた。

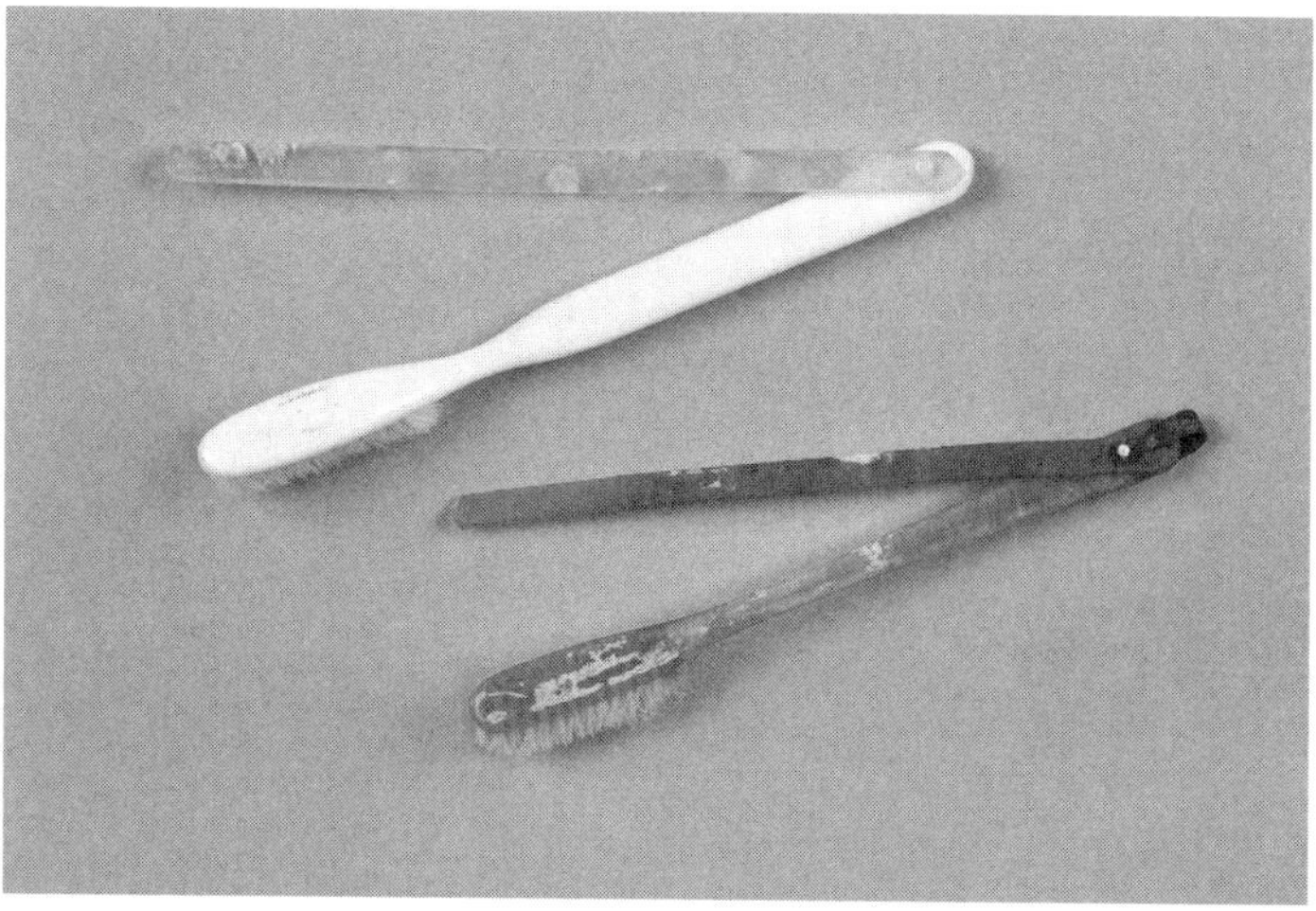

舌こき付歯ブラシ。大正〜昭和初期

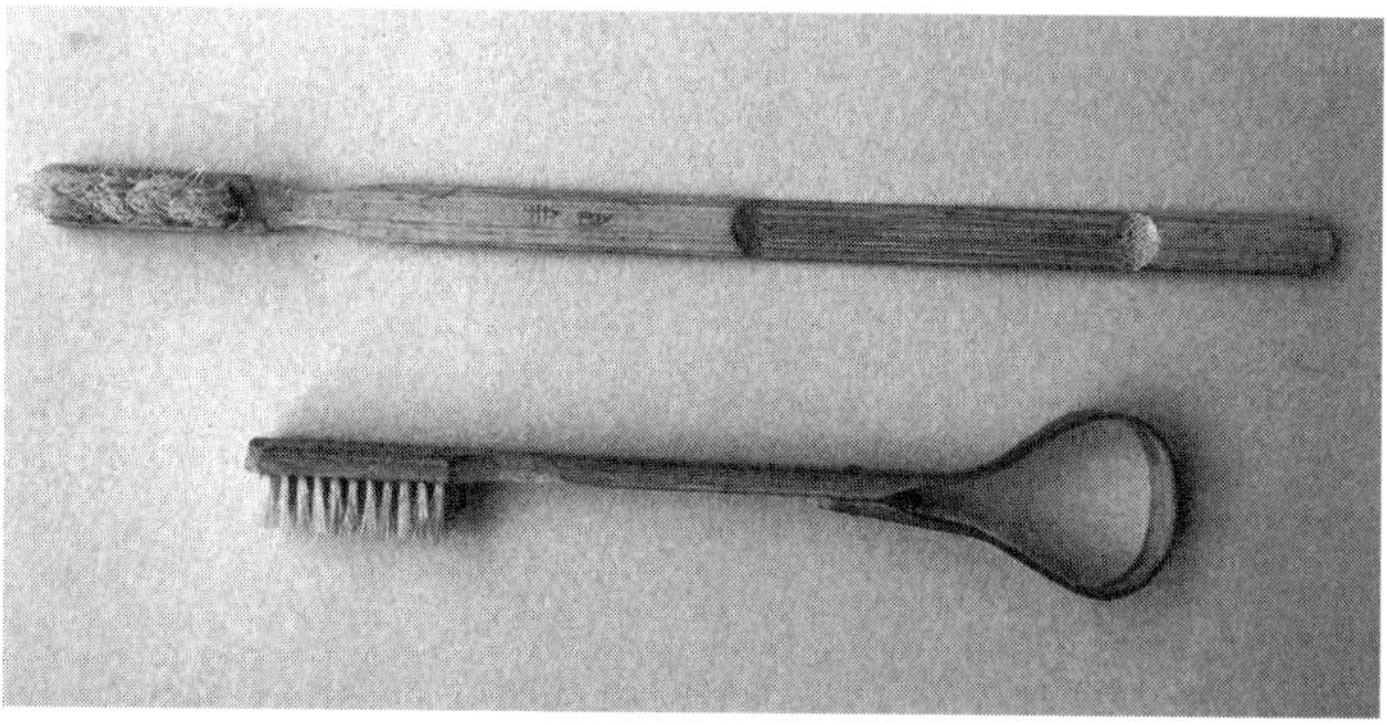

柄の中央を薄くけずった舌こき付竹柄歯ブラシ（上）と，柄をループ状に曲げた舌こき付歯ブラシ（下）。明治初期〜中期

石井生は、房楊枝の長所と短所を挙げる。「房楊枝の使用は口中を清掃する際、幾分の圧力を加へる事が出来、従つて先端の纖維が歯齦部を軽く摩擦するやうになり、且つ価格が低廉なので一辺使へば惜気無く棄てゝ仕舞はれるため、衛生上からは極めて理想的であるが、何分先端が柔らか過ぎるのと纖維が脱けて歯の間隙へ挟まり易い欠点があるので、歯刷子が発明されて以来段々駆逐されてしまつた」(「歯刷子の話」)。

奥村鶴吉は『口腔衛生学』(大正五・一九一六年)で、房楊枝は、柔らかすぎると切れて歯に挟まりやすく、まだ愛好者もいるようだが推薦できないという。そして「西伯利亜〔シベリア〕等ノ荒地ニ野生スル豚ハ其毛長クシテ質モ亦可ナリ。之レヲ適宜ノ長サトナシ漂白シテ用ニ供ス。食肉用トシテ飼育シタルモノ、毛ハ歯刷子用トシテ適当ナラズ。坊間狸毛製刷子ヲ発売スレドモ軟柔ニシテ用ニ適セズ且ツ不廉ナリ。竹楊子ト称スルモノハ却テ強硬ニシテ歯齦ヲ刺激スルノ弊アリ。唯低廉ナルノ利アルヲ以テ止ムヲ得ザル場合ニ注意シテ使用セシム可シ」と述べている。

石井生は、歯ブラシの毛束についても興味深いことを指摘している。「豚毛は米国辺の食肉の目的で飼育したものゝ毛では、品質が極めて下等で且つ短いので僅かに油画用の安刷毛に使はれるに過ぎない。そこで歯刷子其他の刷毛に用ひられるものは、ヨーロッパ、アジアの二大陸、殊に欧州の森林地、中央アジアの高原地、アフリカの荒地等に棲息する野生又は半野生の豚から刈取つたもので、ロシア、支那、西アフリカ……なぞが主な産地である。就中ロシアの寒地に棲息するものは、其の毛長く且つ質も可いので最上品と認められている」。歯ブラシには寒い国の特定の地域の豚の毛が適していたようだ。

明治期の歯ブラシは豚毛が主で、馬、狸等の動物の毛を利用することもあった。大正期になると、さまざまな色のセルロイド柄の歯ブラシが生産され、外国へ輸出されるようになる。現在主流のナイロンの毛は、一九三五年にアメリカのデュポン社が発売したのが始まりである。

明治後期から大正期には、掻舌子《そうぜつし》と呼ばれる舌こき用のヘラが柄についた歯ブラシが発売されていた。しかし、ライオン歯磨のはじめての社史『歯磨の歴史』(昭和一〇・一九三五年)は、自社製の歯ブラシにそれを付けない理由として、舌は繊細な構造なので、セルロイドのへらで表面をこすると乳頭を傷つけるからだと述べている。医学博士・奥村鶴吉(当時、東京歯科医学専門学校口腔衛生学教授)の、セルロイドは一見なめらかだが何度か使うと粗くなり、舌に傷がつくという説を採用したのである。舌こきは近年になって復活し、各種のタング・クリーナーが売り出されている。

昭和一五年頃になると、セルロイドの原料が火薬用にまわされたため、歯ブラシの柄は竹や木になった。下総高次は「竹柄歯刷子」で、「昭和一三年に「銑鉄等使用制限令」が出た。この規制によって、石ケン容器、セルロイド及び製品、刷子などの小間物主要要品の製造が著しい阻害を蒙った。ついで、昭和一五年七月七日に「奢侈品等製造販売制限規則」が発令された。……小間物商品の主要製品は、殆どこの規則に抵触することになり、半ば営業停止に近い状態まで立ち至った」と述べている。こうして輸入品に頼っていた柄用の牛骨は途絶し、セルロイドの原料は軍需品として統制を受けて、刷子用の配給がなくなった。中国産が極上品だった刷毛も、盧溝橋事件以来輸入がなくなったため、かわりに馬毛、牛毛、羊毛を使用するようになったという。

しかし物資が不足してもまだ木や竹は豊富にあったので、歯ブラシの柄に活用された。昭和一七年(一九四二)には資生堂、ライオン、大和歯刷子などが木製や竹製の柄の歯ブラシを軍隊に納入している。プラスチック柄でナイロン毛の歯ブラシが日本で製造されたのは、戦後、アメリカから材料を輸入できるようになってからである。

3　歯みがき粉

はじめは塩

日本初の歯みがき粉は、寛永二年(一六二五)に丁字屋喜左衛門という商人が、来日した朝鮮人に製法を教えてもらったのが始まりと言われている。丁字屋の歯みがき粉は「大明香薬砂《だいみんこうくすりずな》」、「丁字屋の歯磨」という商品名で販売された。

房楊枝が考案されるまでは、塩やみがき砂、米糠《ぬか》を焼いたものなどを歯木につけてみがいていた。歯木を使わない場合は、指につけてみがいた。指で歯をみがく方法は揩歯《かいし》と呼ばれ、中国敦煌《とんこう》の莫高《ばっこう》窟《くつ》一九六窟の壁に描かれており、現存する最古の歯みがき絵とされている。

江戸期の戯作には、房楊枝を持ち合わせていない時に指に塩をつけてみがく場面が出てくる。商品としては、はこべを炒って塩を加えた「はこべ塩」や松葉とともに焼いた「松葉塩」が小さな壺入りで販売されていた。製法を説明した書物もあるので、自分ではこべ塩をつくった人もいたようである。渋沢敬三らは昭和七年（一九三二）、塩に関する質問票を作成して全国一五〇数名に送った。塩の貯蔵法や言い伝え、信仰との結びつきなど二一の問いがあるが、このうち民間療法にかかわる答えを見てみよう。

・塩を歯みがきに用いると、歯が丈夫になる（弘前市、岩手土淵村）
・塩で歯をみがくと、歯がしまる（岩手土淵村）
・塩で歯をみがくと、歯齦が丈夫になる（新潟青海町）
・はこべを石で叩き潰し、塩とまぜ塊とし、紙で包んで炉の中に埋めて焼く。よく焼けたら出し、おろして歯みがき粉を取る。これをはこべ塩という（同前）
・はこべと塩を等分にまぜて玉子大の形となし、濡れ紙に包んで火鉢の奥深く埋めて焼き、歯みがき粉の代用とする（長野高瀬村）
・歯をかためるとして、往古は塩で歯をみがいた（石川高階村）
・毎朝、塩でみがくと良い。また、口熱を去るという（兵庫赤穂町）

昔から塩は、虫歯で歯が痛む時に穴に詰めたり、歯肉が腫れた時に歯肉に擦り込むといった民間療法で使われていた。塩には防腐・殺菌効果があり、歯肉を引き締めて強くする作用があると言われている。また、塩はもともと神への供え物にしたり、不浄不吉に撒いて浄めるために利用されてきた。現在でも、塩入り練り歯みがきや茄子のへたの黒焼と塩を混ぜた黒い練り歯みがきが販売され、浮いた歯がおさまる、歯肉が引き締まると好む人がいる。現代の薬効成分を加えた歯みがき剤とは比較できないが、昔も塩でみがく習慣があったことは事実である。

貝原益軒の『養生訓』（正徳三・一七一三年）も、「朝ごとに、まず熱湯にて目を洗ひあたため、鼻中をきよめ、次に温湯《うんとう》にて口をすすぎ、昨日よりの牙歯の滞《とどこおり》を吐きすて、ほしてかはける塩を用ひて、上下の牙歯と、はぐきをすりみがき、温湯をふくみ、口中をすすぐ事二三十度」するように勧める。「干して乾ける塩」とは、焼塩のことである。

江戸後期の滑稽本作家・式亭三馬の『浮世風呂』（一八〇九〜一三年）にも、「歯みがきの袋を楊枝にて貫きしを刷毛のあいだへはさみ……、少し首をまげて奥歯を楊枝で磨きながら来りしが」と、房楊枝で歯みがきをする光景が描かれている。

赤穂の焼塩は歯みがき用として有名で、江戸っ子に人気があった。長谷川正康は『むしばのたはごと』で、赤穂事件（忠臣蔵）の原因を次のように分析する。浅野家は先代まで常陸国《ひたちのくに》（現茨城県笠間市）に城を構えていたが、内匠頭長矩《ながのり》の時に播州赤穂へ転封になった。藩の経営を苦慮した結果、途中の三河吉良の庄で吉良家の製塩法を教わり、赤穂に赴任した。赤穂塩は品質がよく、食用以外に焼塩にして小形の陶壺に入れて密封し、歯みがき用（赤穂名産花形塩）として売り出した。五代将軍綱吉の朝の歯磨塩としても献上され、江戸で有名になった。赤穂塩の評判が高まったせいで吉良家の饗《あえ》庭塩《ばじお》が売れなくなった恨みが、刃傷沙汰の背景にあったというのである。

本郷の「かねやす（兼康）」は、歯みがき粉（梅見散、松葉塩歯磨）を販売していた。川柳に「本郷もかねやすまでは江戸の内」とあるように、かねやすの店舗は江戸の境界にあった。かねやすは現在も、本郷通りと春日通りの交差点角で化粧品店を開いている。享保年間（一七一六〜一七三六年）に、口中医の兼康裕悦《かねやすゆうえつ》が、乳香散という歯みがき粉を販売したのが始まりであった。乳香散は紅でピンク色に染めてあり、房楊枝に乳香散をつけて歯をみがき、赤い唾を吐き出すのが若者のあいだで流行ったという。

安政二年（一八五五）に出版された山崎美成の『赤穂義士随筆』には、五代目・兼康祐元の看板の項に、「兼康が見せの前なる立看板は、堀部安兵衛が書なり。見世の内なる丸きは、大高源吾が書。角なるは堀部安兵衛が書く所なり」とある。立て看板には「かねやすゆうげん」、丸看板には「御入歯」、四角い看板には「口中」と書いてあった。これらの看板は、東京高輪の泉岳寺にある赤穂義士記念館に展示されている。かねやすは赤穂塩を商っており、看板を頼んでいることからも、赤穂の浪人たちを陰ながら支援していたのではないだろうか。『江戸名物鹿子《めいぶつかのこ》』（享保一八・一七三三年）にも「歯磨や十四所の花の軒」とあり、歯みがき店が多数あったことがうかがえる。

商品化とその工夫

歯みがきが庶民に普及したのは、房楊枝や歯みがき粉が商品化された元禄時代（一六八八〜一七〇四年）以降である。『嬉遊笑覧《きゆうしょうらん》』は、「江戸には常に房州砂を水飛《すいひ》して、竜脳《りゅうのう》・丁字などを加へて用。諸州にも白砂・白石等を粉とし、又米糠を焼て用るもあれど、房州砂に及ばず。故に磨き砂江戸に勝る物なし」と江戸の歯みがき粉を絶賛している。房州砂は安房（現在の千葉県）産の陶土を水に溶かし、沈殿した細かい粒子を乾燥させたものである。地理的に近く入手しやすいため、江戸の名物となった。

文化・文政時代（一九世紀初頭）には一〇〇種類以上の歯みがき粉が売り出され、江戸っ子は歯が真っ白でなければ一人前でないと言われた。いなせな若衆は、房州砂が基剤の歯みがき粉を使って、歯の表面が削れるほど房楊枝でみがいた。田舎者はそれほど熱心にみがかなかったため、歯垢がたまって黄色になり枇杷色の歯と形容された。歯みがき粉を使うかどうかで、江戸っ子か田舎者かを判別できたという。この江戸っ子の白い歯に対するこだわりは、女性にもてたいという一心から生まれたものであった（口絵14）。

商品の一例を挙げると、井口薬品製「井口の歯磨」、式亭三馬薬店製「箱入り御はみがき」、尾上菊五郎製「匂い薬歯磨」、本郷三丁目兼康製「梅見散」、「松葉しほ歯磨」、瓢簞屋次郎左衛門製「團十郎歯磨」、近藤市之進製「乳香散」、式亭小三馬製「助六はみがき」、為永春水製「丁字屋の歯磨」、兼康裕悦製「はこべしほ」などがあった。

『催情記』には、口中の事の項に、「楊枝をくハへ。せつゐんへ、みがきずなを、もちゆき、ゆる〳〵とみがき」とある。みがき砂とは、当時の歯みがき粉のことである。元禄時代から明治中期ぐら

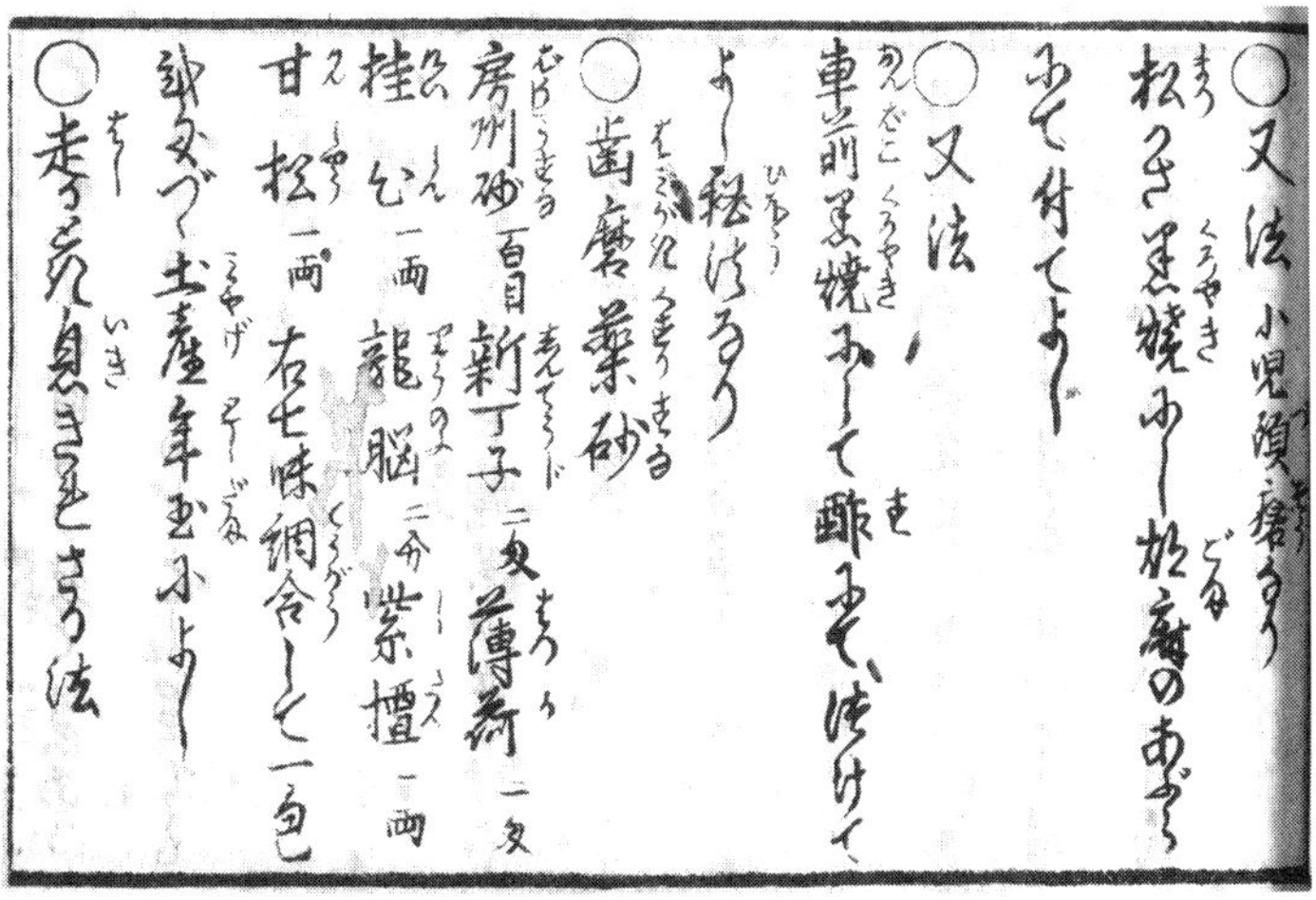

歯磨薬砂の処方が載っている『救民妙薬集』

いまで、歯みがき粉には主に房州砂が使われていた。しかし、商品によってなにを材料にするか、さまざまな工夫が凝らされた。

穂積甫庵編『増補救民妙薬集』（文化三・一八〇六年）では、「房州砂一〇〇匁、新丁字二匁、薄荷一匁、桂心一両、龍脳二分、紫檀　一両、甘松一両」だった。江戸中期の写本『秘方奇方録』には「房州砂一五〇匁、竜脳一銭五分、蓽撥二銭、鶏舌二銭、丁字二銭、右五味細末用」とある。山賀禮一は『お歯黒のはなし』で、本郷の兼康の上級品の処方を「寒水石一〇〇匁、龍脳二匁、丁字二匁、香附子《こうぶし》一分五厘、羌活《きょうかつ》一分五厘、槐花《えんじゅか》一匁五厘、枳殻《きこく》三厘、防風三厘、川芎《せんきゅう》一分五厘、辰砂《しんしゃ》一匁」と紹介している。上級品ほど房州砂の粒子が細かく、薬効成分の種類が多く、麝香《じゃこう》の良い香りがして紅でピンク色に染めてあるのがふつうだった。

宣伝合戦

江戸中期以降は、「喰いつぶすやつに限って歯をみがき」「親のすねかじる息子の歯の白さ」と川柳に詠まれるほど、歯みがきは庶民の間に広まっていた。

歯みがき粉の宣伝販売には、神社の境内や広小路で行なわれる香具師の見世物が大きな役割を果たした。こうした香具師では曲鞠《きょくまり》の三條小六、居合抜の松井源水や長井兵助《ひょうすけ》が著名である。松井源水も長井兵助も、代々その名を名乗った。売薬の品目は、歯薬、目薬、傷薬の三種に限られていた。享保の頃（一七一六〜三六年）、三條小六は江戸芝神明社の境内で竹の棒一本でいろいろな曲鞠を演じ、江戸の名物としてもてはやされた。小六はこの芸を見せて客を集め、歯みがき粉や膏薬などを売っていたという。

居合抜は、江戸初期に富山の薬売りが人集めのために演じたのが始まりといわれる。高下駄を履き、三方を三段重ねた上に乗った香具師が、腰に差した長太刀を気合いとともに抜くと、見物人は拍手喝采した。香具師たちは、右手に白い扇子を持って、面白いせりふを言いながら見物人をじらして長太刀をなかなか抜かなかったという。そして家伝の歯みがき粉や歯薬の効能を並べ、巧みに売りつけたのである。八隅景山が天保二年（一八三一）に著した『養生一言草《ひとことぐさ》』には、「口中はみがき　御歯くすり」と書いた幟を背に、高下駄をはいて居合抜をする香具師が描かれている。「歯牙をこするは、朝塩でみがくべし。楊枝歯磨、軽く用い」とある。

明治三〇年（一八九七）の『風俗画報』には、「〔松井〕源水は、奥山念仏堂の側《かたは》らに出て独楽廻しを媒《なかだち》となして虫歯抜き及び歯磨粉を売れり。……居合抜を媒して歯磨粉の歯科散といふを売れり今は十六代目なりと云ふ」とある。松井源水は、浅草寺の境内で独楽回しをして歯みがき粉を売っていた。台の上に大きな独楽を並べ、気合いとともに独楽を回すと、独楽は宙を飛んで源水の手の上で回り、手から肩へ上がり、竿から竿に張ったひもの上を綱渡りをして、最後に刀の刃の上を動いて渡っ

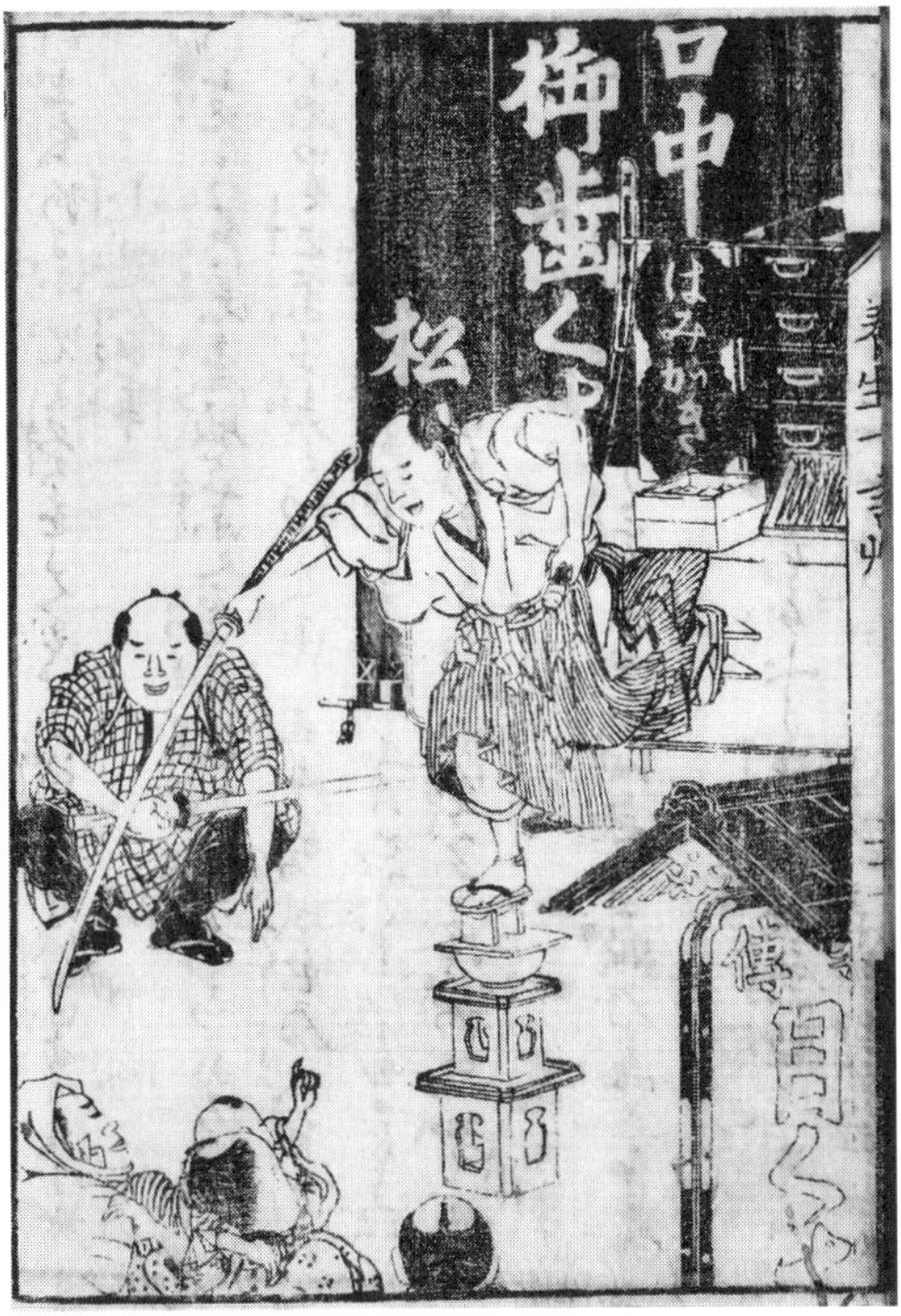

居合抜をして歯みがき粉を売る。『養生一言草』
後ろの布看板に口中はみがき，御歯ぐすりとある。
「松」は松井源水か？

た。源水の独楽回しは、いつも黒山の人だかりで見物人が多かったと言われている。第九代将軍徳川家重《いえしげ》の上覧を得て以来、源水の独楽回しは庶民の間でも有名になった。

代々江戸蔵前に住んだ長井兵助の初代は、松井源水の門下である。兵助は、浅草や蔵前で家紋を染めた大きな暖簾を張り、居合抜をして歯みがき粉や歯痛止めの薬を売った。和田信義の『香具師奥義書』（一九二九年）によると、「長井兵助は、商はんが為めに人集めの手段として居合い抜きをした。……其の技が余り見事だ、と云ふので、本職の売薬よりも寧ろ内職とも云ふべき方面で有名になつたのである」という。

『浮世くらべ』（安永三・一七七五年）には、居合抜で有名な茗荷屋紋二郎の歯みがき売りの口上がみられる。

人のからだ中で、歯ほど大事な物は無イ。すい、あまい、にがい、からい、五味のあじわい、歯によつてわかる。不断歯をみがゝつしやる、必〳〵横へ〳〵とみがいたがよい。楊枝にてはぐきをつき上ゲる。三十にならぬに上下タの肉落、はのあはい、ぐわらりとすく。はみがきも同じ銭で砂のじやり〳〵いうのなど、遣ツしやるな。コレちよつと、そのはみがきの引出シを持ツて参レ。ハイアイ今売のでは無。ハイ、アイ、コレ御らうじろ。紋二郎が歯磨は、砂のじやり付く様ナ事ではない。……匂ひは丁字ニ麝香《ジヤカウ》、竜脳《リウナウ》、鳥渡にほひを御振廻申せ。

ハイアイと受け答えをしているのは、従者である。

江戸には、袋入りの歯みがき粉を箱に入れて朝早く売り歩く「おはようの歯みがき」や、声色などパフォーマンスをする「百眼米吉《ひゃくまなこ》」も現れた。百眼米吉は、梅勢散薬歯みがきを早朝売歩き、買ってくれる人には眼かつらをかけて、泣く眼、笑う眼、怒った眼などを声色と身振りで演じ、人気を博した。

平賀源内が書いた箱入りはみがき・嗽石香《そうせきこう》の引札には、「防〔房〕州砂ににほひを入、人々のおもひ付にて名を替るばかりにて、元来下直の〔安価な〕品にて御座候へ共、……第一に歯をしろくし口中をさはやかにし、あしき臭をさり、熱をさまし、其外しゅじゅざった富士の山ほど攻能有之由」とある。房州砂に匂いをつけたもので、歯を白くし口の中を爽やかにし、くさい臭いを取り炎症をおさめる効能があるという。

歯みがき粉は、〜散、〜丹、〜香、〜薬などの名称がついていた。値段は、「金生精」の箱入りで三六文、袋入りは大きさにより八〜二四文であった。「嗽石香」は大袋入りで七二文、「丁字屋歯磨」は一袋六文であり、概して歯みがき粉は安いものの代表のように言われた。庶民は、湯屋（銭湯）や小間物屋、入れ歯師や口中医の店、歯みがき売りなどから歯みがき粉を購入した。

明治・大正期における改良

明治初期まで、房州砂に竜脳、薄荷《はっか》などを加えたものが主流だった。しかし房州砂の荒い粒子が歯

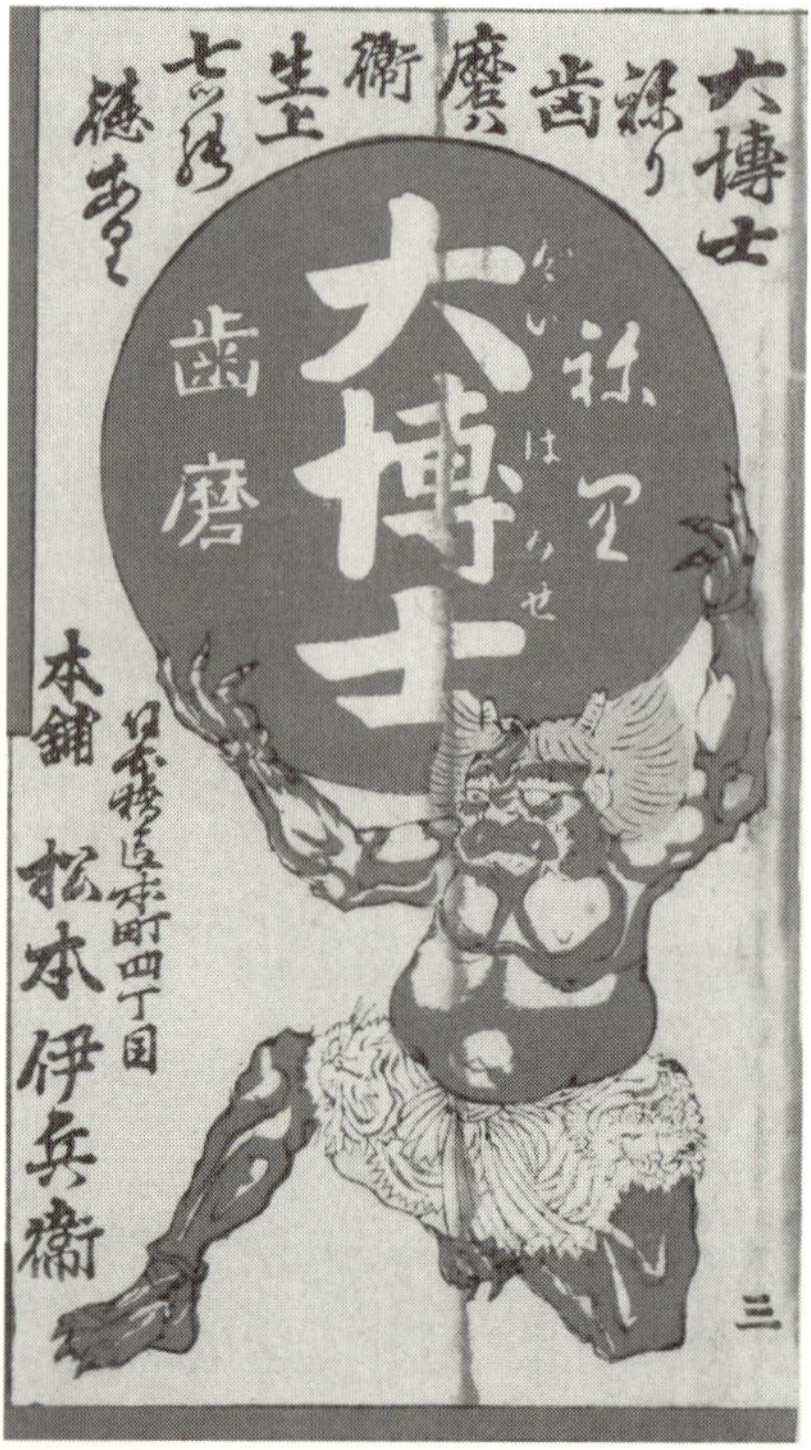

練歯みがき「大博士」の引札。明治二一年

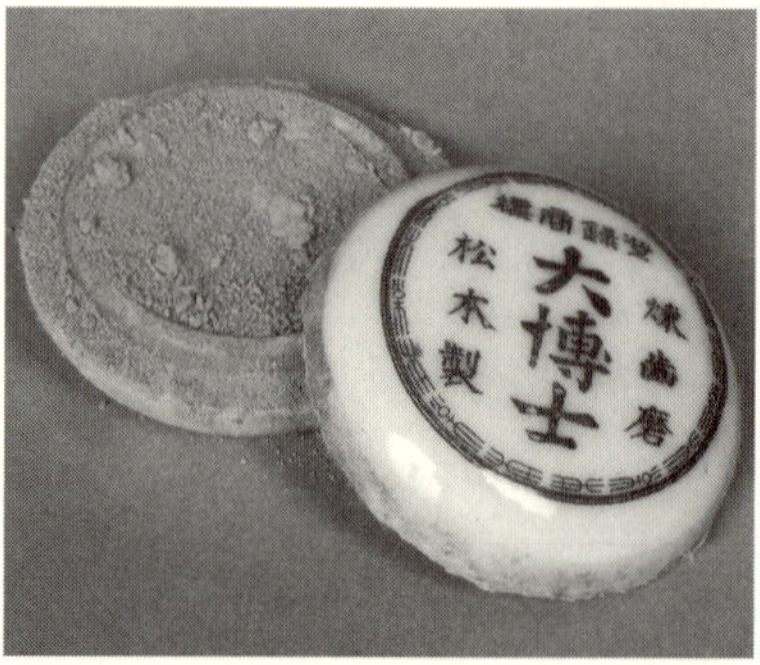

陶製の容器入の「大博士」。明治 26 年

質を傷めるという批判があり、西洋歯みがき粉の処方が伝わって、基材は炭酸カルシウムや炭酸マグネシウムの細かい粉末になる。明治五年（一八七二）一〇月一八日付の東京日日新聞に掲載された赤坂田町斉藤平兵衛、神田橋外風萍堂の「独乙医方西洋歯磨」の広告は、そのような欧米式の歯みがき粉である。「我国従来の歯磨は、防州砂に色香を添え、唯一朝の景容のみにて歯の健康に害多し。この歯磨は西洋の医方にして、第一に歯の根を固め、朽ず減ず動ざるを薬力の功験とす」と謳っている。

明治八年には、横浜のヘボン医師が処方し保全堂が製造した改良歯磨「花王散」が発売され、炭酸カルシウムに塩酸カリ、竜脳を加え、薔薇の花のようなよい香りで評判となった。

明治二一年（一八八八）に資生堂は日本で初めて、半練り歯みがき粉（湿製タイプ）の福原衛生歯磨石鹸を陶製の容器入りで発売した。二五銭と従来品の一〇倍もする高価なものだった。明治二六年には「象印歯磨」（安藤井筒堂製）、「鹿印練歯磨」（花王製）が、明治二九年には「ライオン歯磨」（小林商店）が発売された。ライオン歯磨は、音楽隊による宣伝活動を全国で積極的に展開し、歯みがき粉と言えばライオンと言われるようになった。

ライオンがチューブ入りを販売するのは明治四四年（一九一一）になってからである。落合茂は『洗う風俗史』で、江戸・明治期は、みがき砂の粒子で汚れを落とす物理的歯みがき時代であり、大正から昭和にかけては、化学作用を加味した化学歯みがき時代と述べている。戦後になると尿素やクロロフィル、抗生物質、フッ素などの薬効成分を加えた商品が登場する。その後は、歯を白くする、知覚過敏を抑える、歯質を強くする、歯周病を防ぐといった効果を訴える品が増えていく。

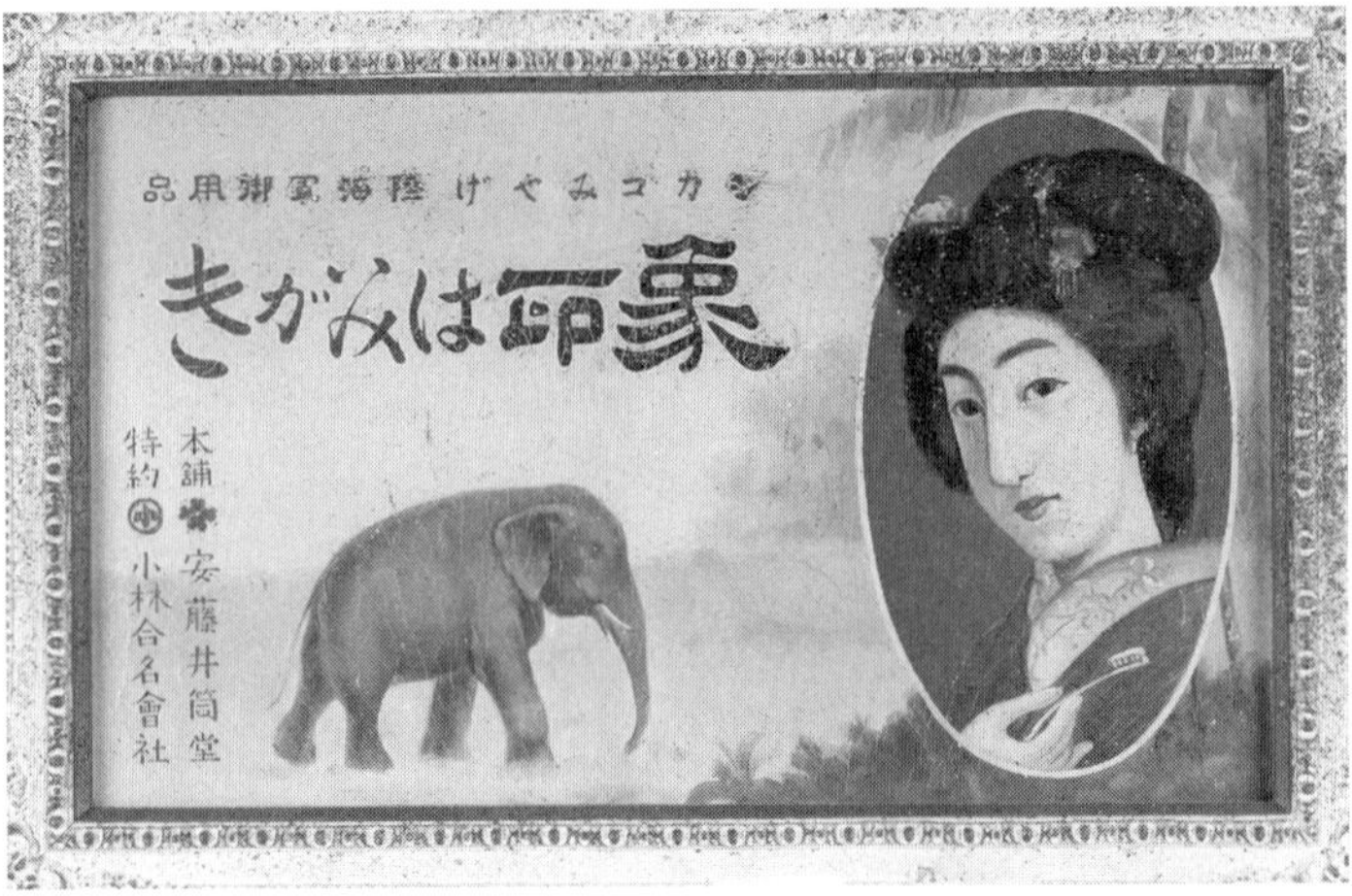

象印はみがきの手書き看板，安藤井筒堂。明治 26 年（神奈川県歯科医師会・歯の博物館蔵）

『東京小間物化粧品名鑑』によると、大正二年（一九一三年）時に、ばら歯磨小袋は三銭、大袋一〇銭、桐箱六銭で、花王歯磨は小袋二銭、箱入四銭、ライオン歯磨は小袋入り一箱七六銭（四打入り）、福原衛生堂石鹸は小袋入三銭、練製陶器入二五銭、旅行用缶入三〇銭、寶香箱入三〇銭であった。

歯みがきは、仏教の儀式として日本に伝わったため、身を清める禊ぎの意味があり、朝起きてみがく習慣がずっと続いていた。食後にみがくようになったのは、明治期に西洋の歯科医学が入ってきてからである。大正元年にライオン歯磨は小冊子を作って全国の小学校で歯科衛生普及運動を展開し、食後の歯みがきは普及していった。

◆コラム　歯みがき

古代ローマ時代の歯みがき粉は、動物の焼いた骨を細かい粉末にして香料を加えたものだった。口中の清掃には、歯みがきのほか食後のうがいや金属の小楊枝を使っていた。彼らは歯の白さにこだわり、若い女性の尿を歯みがきやうがい薬に使う人もいた。一八世紀の歯みがき粉には、歯を白くするために尿素が使われたので、尿の使用はそれなりの効果はあった。

一八世紀頃の歯ブラシは、柄に動物の骨や銀を用い馬や豚の毛を植えたもので高価だったため、上流階級でしか使われなかった。庶民は指や布に塩などをつけて歯をみがいた。

フランスのピエール・フォシャールは、一七二八年に『歯科外科医』を発表し、歯ブラシの馬毛やかたい布は歯や歯肉を痛めると主張している。

彼は海綿やアオイ椰子の根、タチアオイの根などを使って歯をみがくとよいと勧めた。歯みがきは当時、虫歯予防というよりエチケットとして大切だった。彼らは、親愛の情を示すための挨拶にキスをするが、汚い歯や口臭はご法度であった。一八世紀の半練り歯みがき粉は、赤珊瑚、真珠、イカの骨などの細かい粉末、陶土、焼き明礬などに、丁子油や桂皮油を加えたものだった。歯みがきで歯がすり減ったのは、おそらく歯ブラシのせいではなく、粗い粒子の歯みがき粉や力を入れるみがき方が原因だった。

一八～一九世紀のイギリスやフランスの歯みがき粉は、陶製のきれいな容器に入っていた。歯みがき粉は、歯を白くする、歯肉を美しくする、口臭を消すなどの効能を謳っていた。食後の歯みがきは、一九～二〇世紀に近代歯科医学が進歩し、口腔衛生の概念が進んでから広まった。

一九〇一年に、ナポリ近郊の住民で歯の表面が欠損した変色歯の事例が報告された。一九一六年に米国コロラド州の住民の着色歯が注目されたが、これは深井戸を水源とする公共水道にフッ素が過剰に含まれていたことが原因であった。斑状歯には虫歯がないことがヒントとなり、歯みがき粉やうがい薬にフッ素が使われるようになる。

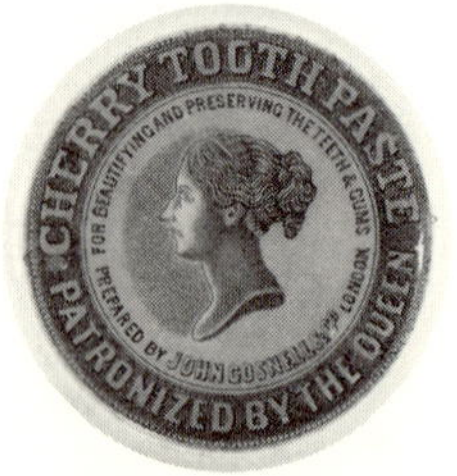

英王室御用達の歯みがきペースト。
1800〜1900年代，ロンドン製

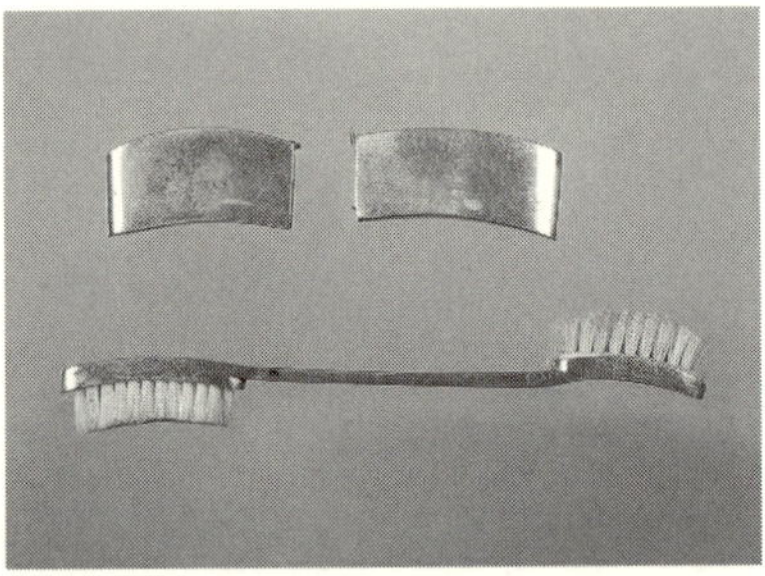

両端に植毛したキャップ付の銀製歯ブラシ。
1800年頃（神奈川県歯科医師会・歯の博物館蔵）

第五章　入れ歯をつくる

南京豆をつまんで、ばり〳〵と音を立てゝ嚙み砕いた瞬間に不思議な喜びが自分の顔中に浮び上がつて来るのを押へることが出来なかつた。義歯も慥に若返り法の一つである。

寺田寅彦「自由畫稿」

1　世界の状況

日本と西洋

森林資源が豊かな日本には、世界でも類のない木の文化がある。手先が器用な国民性もあって、精緻な木工技術が花開いた。その成果のひとつが、柘植《つげ》の入れ歯と言ってよいだろう。柘植は硬質で弾力性があり、目の詰まった木質が緻密な加工に適している。櫛はその代表的な製品である。とくに、伊豆七島・御蔵島産の柘植が良質である。

室町末期頃に木製の入れ歯が生まれ、江戸時代になると入れ歯を彫る専門の入れ歯師が誕生した。江戸をはじめ三都では入れ歯師の店が見られ、「買物独《ひとり》案内」というガイドブックにも広告が出ている。なかには地方に出張し、短期間滞在して仕事をする旅商型の入れ歯師もいた。入れ歯の土台には主に柘植を用い、精巧に彫って上あごに吸いつき落ちないようにできていた。入れ歯が上あごに吸着する理論の発見は、西洋より日本のほうが二三〇年以上早かったのである。

西洋では、一八〇〇年にアメリカの歯科医・ガーデットが偶然発見するまで、入れ歯が上あごの粘膜に吸いつくことは知られていなかった。それまでは、上下の入れ歯を一体にして後方部に金属のスプリングをつけ、その弾力で入れ歯を上顎に押しつけて落ちないように支えていたのである（本章コラム参照）。材質は木製の日本と異なり、カバやセイウチの牙、金銀、陶器などであった。

中国と韓国

日本最古の医学全書『医心方《いしんぼう》』（九八四年）は、中国の隋唐の医学書をもとに帰化人の丹波康頼《たんばのやすより》が編纂したものである。中国の歯の治療法や薬にかんする記述はあるが、入れ歯については何も記されていない。中国には、入れ歯にかんする歴史資料はほとんどないと言われている。ただし、一二世紀頃の宋時代の詩人陸游は、「歳晩幽興」という詩に「近聞有医以補種堕歯為業者」と自ら注をつけている。落ちた（欠損した）歯を補う医者がいたという意味である。おそらくこれは日本の入れ歯のようなものではなく、滑石や蠟石、木などを削って歯の欠損部に差し込む、取り外しのできる簡単な入れ歯だと思われる。

佐藤成裕の『中陵漫録《ちゅうりょうまんろく》』（文政九・一八二六年）には、「近頃は入歯師の名人あつて、食事のさわりなき様にする妙手あり。唐にても此医者ありと見えて、陸游が詩に……染鬚種歯笑人痴とあり。其自註に、近聞有医以補堕歯為業者と云。是れ入歯師も医と云ひてしかるべし」とある。

長谷川正康は、韓国の歯科医史研究の友人から、一二世紀半ばから一三世紀初頭にかけて、韓国では入れ歯を「種歯《しゅし》」、入れ歯をすることは「歯種」という言葉が使われていたので義歯があったと推察されるが文献は見つからない、それは儒教の影響で入れ歯は卑しいこと、下層階級がするものと認識されていたからだろうと聞いたという（『江戸の入れ歯師たち』）。

奇昌徳は、朝鮮では「薬剤とか治療法においては医学的治療法というよりは民俗的民間療法と思える非科学的な面も多く、理解しがたいものが多い。反面専門的な医員や薬物療法の他に、特殊な金冠とか又は義歯のような理工学的療法はなかったと思われる」と述べ、中国医書に記録される治療法は貴族階級が対象で、平民は民薬を主とする民間療法を好んでいたという。つまり、近代になるまで日本の入れ歯に相当するものはなかったと思われる。

2　入れ歯師の誕生

入れ歯師が彫った入れ歯は、多数現存する。わが国最古の入れ歯は、天文七年（一五三八）に七四歳で亡くなった和歌山県海南市願成《がんじょうじ》寺の尼僧中岡テイ、通称仏姫《ほとけひめ》が使っていたものである。仏姫の入れ歯は、すでに上あごの粘膜に吸いつく方式で作られていた。一木づくりと呼ばれ、前歯を含めすべて木で彫刻してできている。奥歯がすり減っており、日常食事の時も使っていたと思われる。

室町末期には入れ歯師が出現し、江戸時代になると多くの入れ歯師が専門職として活躍した。木の彫刻技術を持っていた仏師などが入れ歯師に転向したと言われている。

江戸後期の本草家・佐藤成裕は『中陵漫録』で、「総入れ歯は柘植でつくり、蠟石で彫った歯を植

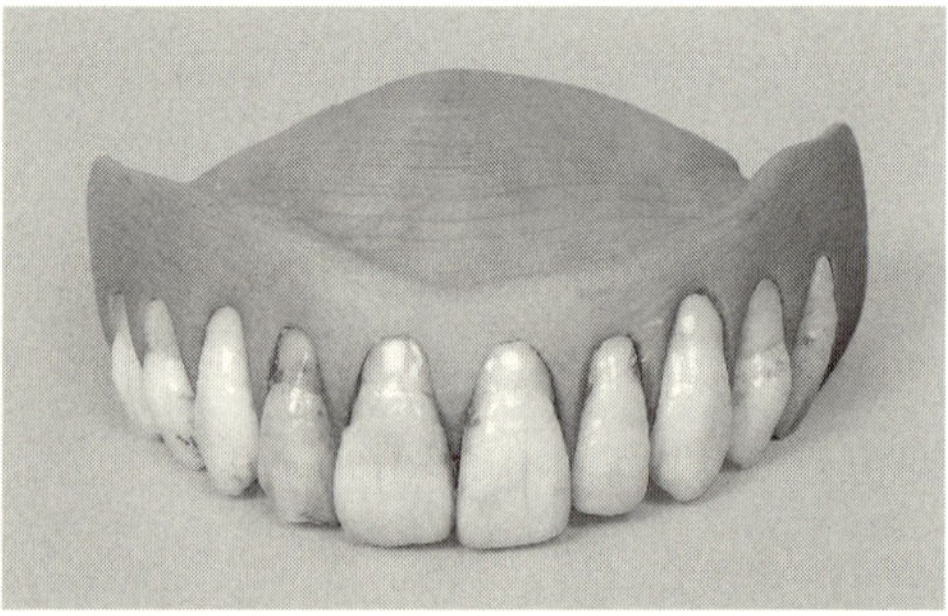

柘植の木床義歯。ヒトの抜けた歯を嵌め込んである。江戸期

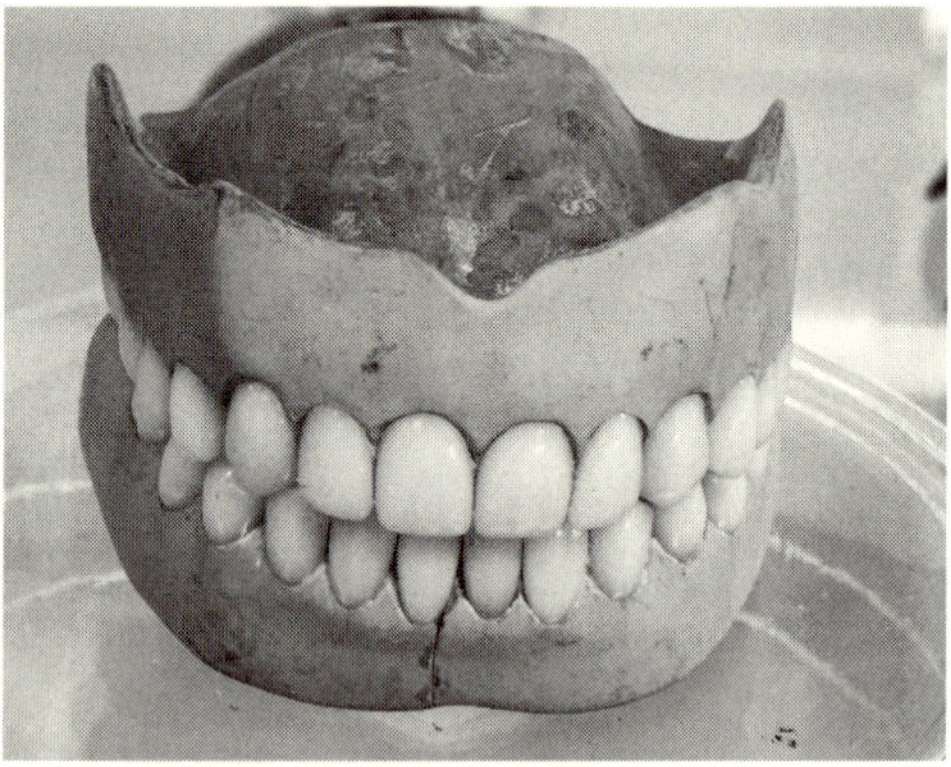

ゴム床義歯は西洋義歯と呼ばれた。明治期（神奈川県歯科医師会・歯の博物館蔵）

える。ヒトの抜けた歯を漆でつけるのが最もよい。木の総入れ歯なら蛸だって食べられる」と書いた。江戸には、小野玄入《げんにゅう》などの有名な入れ歯師がいた。

一九九九年には、三重県四日市代官所跡より木製の入れ歯が出土している。入れ歯は少し焦げていて、代官所が火事で焼けた時のものであるという。一木彫りで、蠟石などの白い前歯はうめこまれていない。

入れ歯師は、歯痛の治療や抜歯も行なった。主な治療対象は中流階級の庶民であったが、入れ歯づくりの腕を見込まれ、大名や上流階級に呼ばれることもあった。木製の入れ歯は木床《もくしょう》義歯といい、明治期には西洋義歯（ゴム床義歯という）に対して皇国義歯と呼ばれた。

精密な型どり

入れ歯をつくるには、歯を失った歯ぐきの形を正確に再現する作業が欠かせず、入れ歯師たちは蜜蠟を使って型どりをした。蜜蠟とはミツバチの巣を圧搾して採った蠟のことで、温めるとやわらかくなり、冷えると固まる性質がある。七世紀前半の青銅製仏像の製作にも使われており、仏教文化とともに朝鮮半島から伝わったという。蜜蠟は、鋳造仏を作る鋳型の材料だったため、仏師にとって身近な材料であった。

香取秀眞の『鋳物師《いもじ》の話』には、「蠟型は近世に起つたものでなく、遙に遠い古代からある技法であつて、我国では近世仏具師の間に専ら行はれていた」とある。

入れ歯の型を取るとき、蜜蠟に松ヤニを混ぜると聞いたことがあるが、これも鋳型の技術だったのかもしれない。また、かつて祭りや縁日では米の粉を練って鳥や動物の形をつくるしん粉細工がみられたが、その米粉を蠟型の上に薄く盛って再度歯ぐきに圧接したり、型を取った蜜蠟を火で炙って表面を軟らかくして再び圧接するなど、精密な型を取る工夫があった。このように入れ歯と蜜蠟は深い関係があったが、蜜蠟に限らず材料や技術で応用できるものはさまざまな職種で利用されたのであろう。

仏師からの転向説

入れ歯師がどのような経緯で誕生したのかについては、さまざまな説がある。現在、日本歯科医史学会では、入れ歯師は仏師から始まったという説が多く支持されている。新藤恵久は『木床義歯の文化史』で、「わが国独自の木床義歯は、仏師の手慰みから生まれたものではないか。……仏師による義歯づくりは、江戸時代になって、専門に義歯製作をするものが成立してからもごく一部とはいえ存在した。……入歯づくりの職人たちは、この世界に比類のない木床義歯の技を守りつづけ、磨きあげてきた技術者であった。木床義歯を手にすると、頑固だが実直で、自分の腕への誇りを持った心意気が伝わってくる」という。

長谷川正康は、「わが国には、一千年の昔から精巧極まりない仏教工芸美術が芽生え、ことに木彫においては独自の技術を持った職人、すなわち仏師や能面師などがおり、彼らは仁王像の歯や能面の歯などを彫刻していた。その彼らが自分の歯が欠け落ちたときなどに、仕事場に落ちている木っ端などで歯の形をつくり、欠損部に嵌め込んで使用したのが始めではないか、それが一歯から数歯と多くなったのでは」と推測している（『江戸の入れ歯師たち』）。

関西の著名な商家である嘉納家には、代々文書が伝わる。「嘉納家文書」は、歯科、とくに三代目当主の抜歯にかんする記録が一〇年以上にわたって詳細に残っていること、入れ歯を製作した人物の名前や住所を書き留めてあることから、貴重な資料である。これを調べた杉本茂春は、入れ歯の製作技術は仏師によるものと主張する。嘉納家の文書には、寛政一三年（一八〇一）に「入歯師　大坂仏師　三蔵」が五枚の歯で入れ歯を作ったとある。一方、『商人買物独案内』（文政二・一八一九年）には「神仏　大仏師　心斉橋筋塩町北へ入　藤村隆水」「入歯師　心斉橋筋塩町北へ入　藤村三蔵」という記述があり、『浪華買物独案内』（天保三・一八三二年）にも「仏神、大仏師　心斉橋筋塩町北へ入ル　藤村隆水」「入歯師　心斉橋筋塩町北へ入ル　藤村三蔵」とある。隆水と三蔵の住所はまったく同じであることから杉本は、同一人物が仏師と入れ歯師で

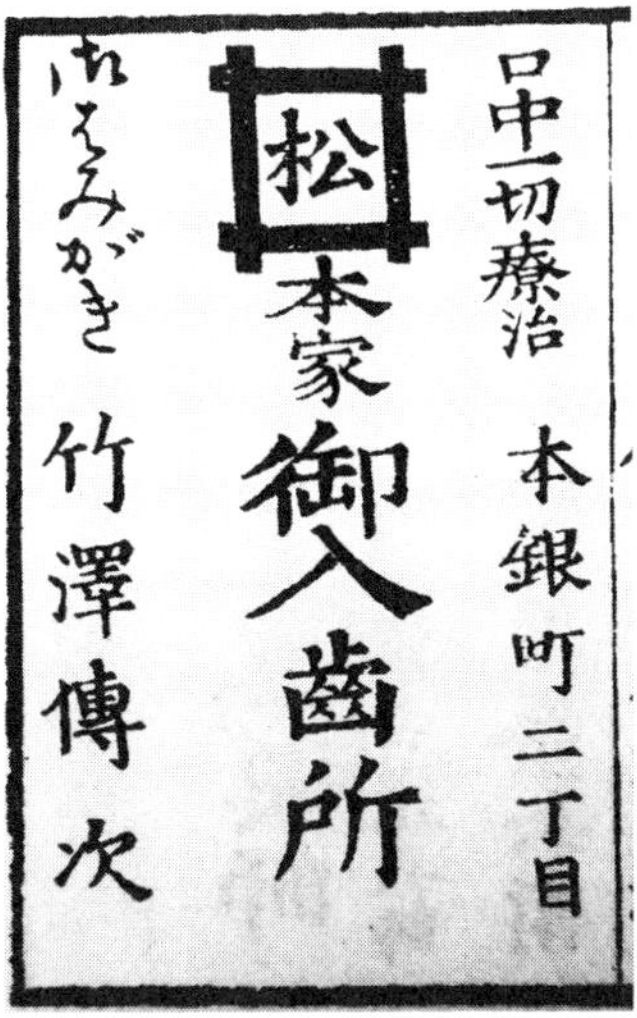

ガイドブック『江戸買物独案内』に掲載された入れ歯と口中療治，歯みがきの広告

名前を使いわけていたのではないかと指摘し、入れ歯師仏師説の証左としている。

『江戸買物独案内』（文政期）には、江戸の入れ歯師として竹沢傳次が登場する。『商人買物独案内』（天保期）には、大坂では藤村三蔵、中筋屋紋治、山田儀三郎、芭蕉清兵衛、丁字屋平治、木嶌喜三

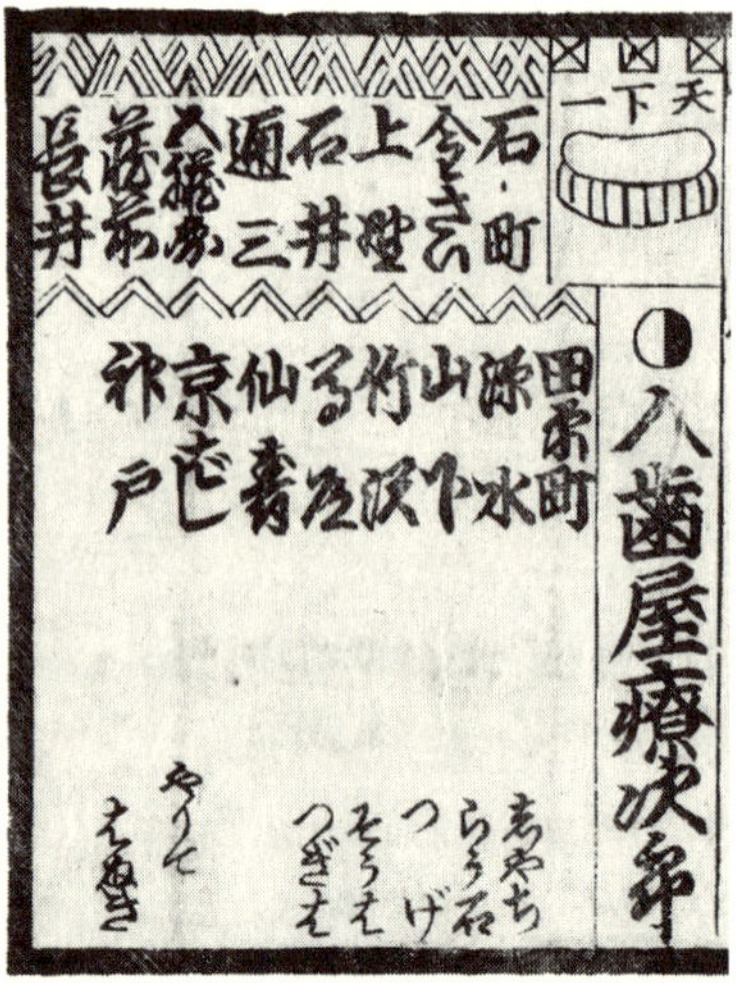

風鈴山人著『歳盛記』嘉永6年（1853）刊。有名な入れ歯師のランキング

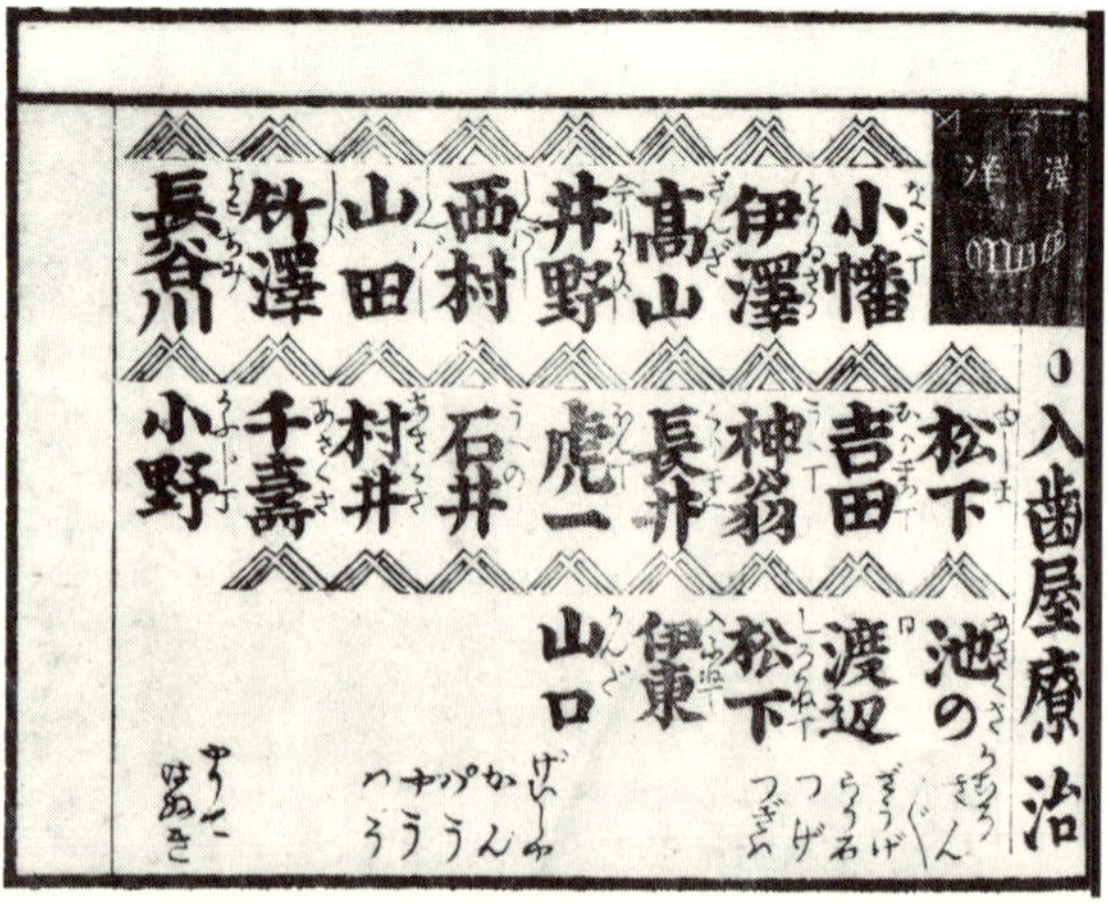

明治中期の歯科医と入れ歯師のランキング。『東京流行細見記』明治18年（1885）刊

郎の名前が、京都では安村富有、源治、貞治、大西代造、長井忠蔵、平松為造の名前がみえる。

嘉永六年（一八五三）刊、風鈴山人著『歳盛記』には、いろいろな分野の評判ランキングが載っている。入れ歯屋療次第の上位に「石町の金斎、上野の石井、通三の五臓圓、蔵前の長井、一段下のランクには田原町の源水、山下の竹澤、□屋の仙寿、京橋の神戸」がある。これらの神翁金斎、長井兵助、松井源水、竹澤藤治は有名な入れ歯師だった。

これより三〇年後の清水市次郎編『東京流行細見記』（明治一八・一八八五年）はさまざまな店を格付けしたものだが、漢洋入れ歯屋療治の項には上段は（銀座）鍋町：小幡英之助、（麻布）鳥居坂：伊澤道盛、銀座：高山紀斎、（神田）今川小路：井野春毅、新橋：西村助蔵、新橋：山田利充、芝：竹澤国三郎、（本所）横網：長谷川保とある。当時評判だった日本式の入れ歯師と西洋式の歯科医の名が混在しているが、一般の人には区別がつかなかったのだろう。小幡の上の印は大上々吉、伊澤、高山、井野、西村の上の印は上々吉で、ランクが高かったことを示している。明治二三年（一八九〇）刊行の『商人名家東京買物独案内』には、竹澤国三郎、高橋虎一、長井兵助、高橋市朗、関口永蔵、河上武次、鈴木玉斎、青木利吉、山口寿庵、福原太十郎、櫻井一斎の名がみえるが、まだ入れ歯師と歯科医が混在しているのがわかる。

木彫り職人からの転向説

一方、本山佐太郎は、仏師や面打ち（能面師）など、木彫の技術者の転向説を唱える。

わが国では、仏師・面打ちなど木彫技術に携わっている人が、身内や知人・縁者の極く限られた人達に、好意的に義歯を調製していたと思われる。

初めは、歯に似通った色で細工のしやすい、葉ろう石〔蠟石〕や滑石などを彫刻して、隣在健全歯にむすび、繋ぎとめていたようであった（石製義歯）。……使用材料にも工夫がみられ、牛などの動物の骨・歯を彫刻して作る骨製義歯から、世界にその比を見ないといわれている木床（木製）義歯へと、わが国が独自で開発し発展させていったことは確かなのである。……

そして、当時、既にほとんど完成されていたといわれる仏像彫刻の技法である差首・玉眼嵌入・アリ形の技法〔鳩の尾の形に削って入れ歯に差し込む〕を、義歯製作技術に取り入れたのである。（「わが国における義歯の発達」）

本山は木彫りの職人まで範囲を広げ、その技術を応用したとしている。筆者は京都の著名な仏師に聞いたことがあるが、仏師が入れ歯を彫っていたとは考えられないという。仏師の書いた木彫仏像にかんする本でも、入れ歯づくりに触れたものは見たことがない。

江戸時代には、相撲の力士に見立ててさまざまなものをランク付けして楽しむ番付表が流行した。対象は名物や菓子、料理をはじめ、商売、衣食住、人情、物見遊山など多岐にわたる。当時の人々の嗜好がわかり、とても興味深い。「諸職人大番付」（江戸後期）には一四二種もの職種が載っており、東西の大関は番匠大工と刀鍛冶である。木像彫物（仏師）や仏具師は上から三段目の十両レベルに

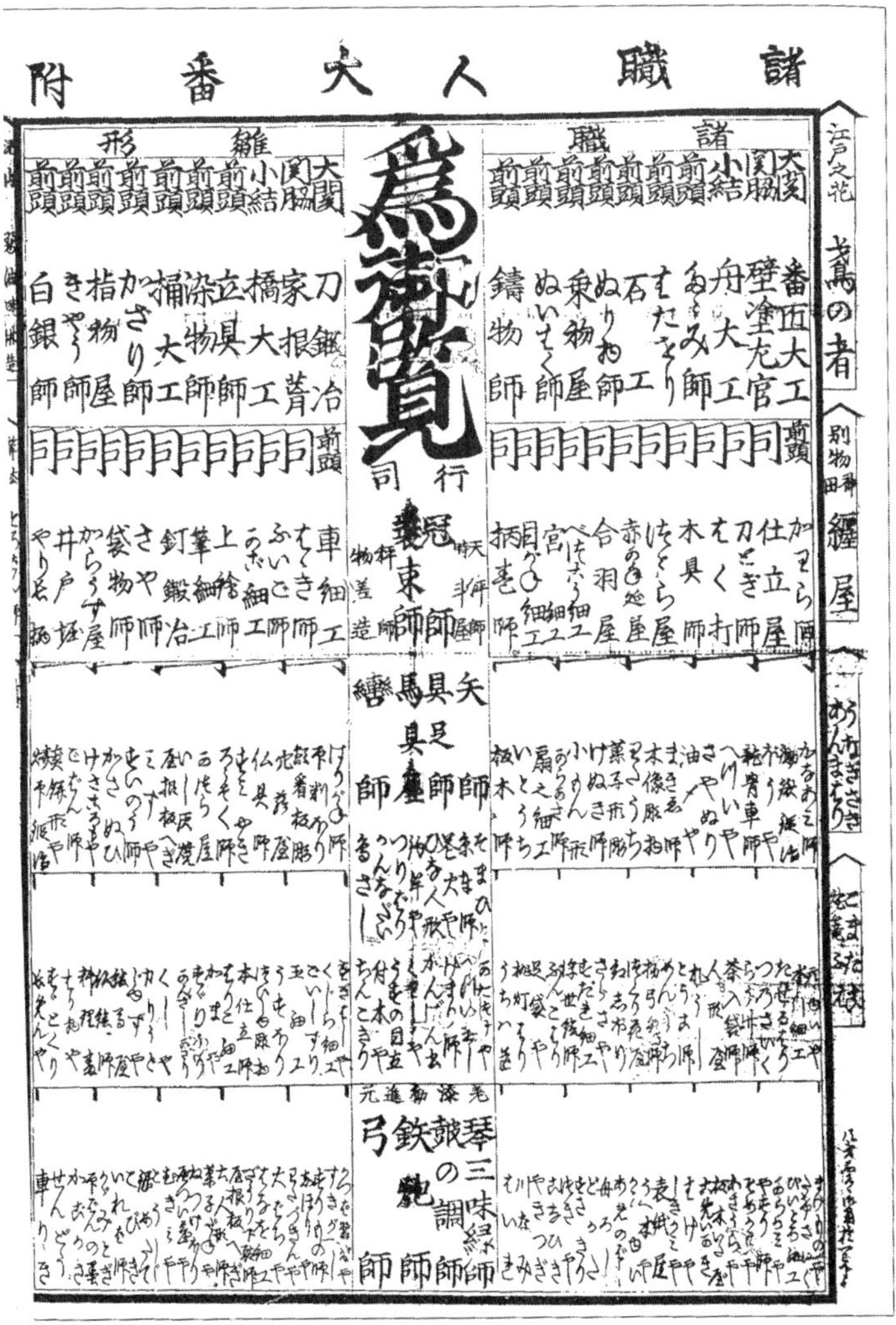

「諸職人大番付」では，入れ歯師のランクは低い（下段左にある）

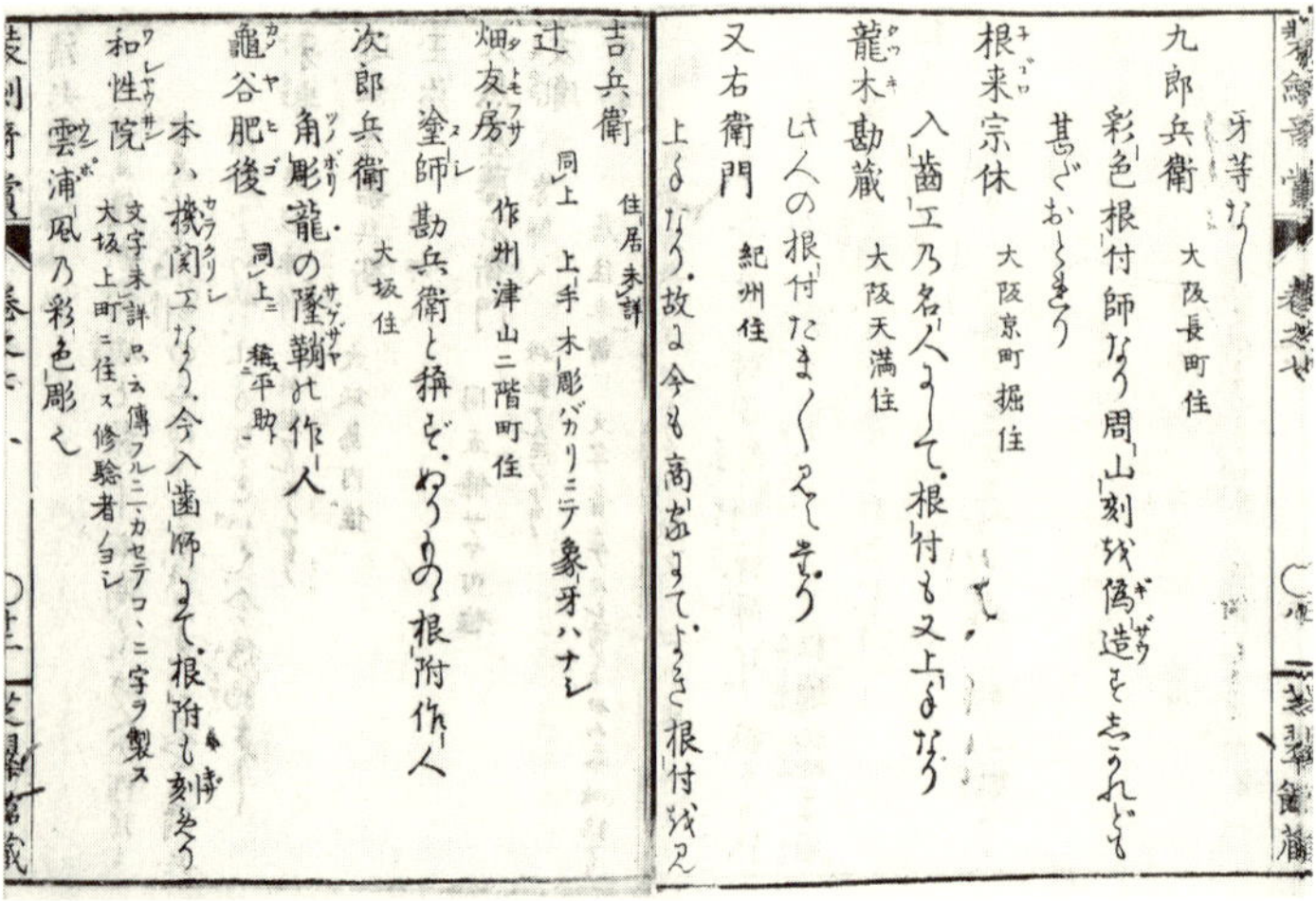
牙等なし
九郎兵衛　大阪長町住
彩色根付師なり周山が刻技偽造《ギザウ》を志ざれども
甚だおとれり
根来《ネゴロ》宗休　大阪京町掘住
入歯工乃名人にして根付も又上手なり
龍木《タツキ》勘蔵　大阪天満住
此人の根付たまくみえてきよう
又右衛門　紀州住
上るなり故に今も商家までよき根付技え
吉兵衛　住居未詳
辻　同上　上手木彫バカリニテ象牙ハナシ
畑《ハタ》友房《トモフサ》　作州津山二階町住
塗師《ヌシ》勘兵衛と称す。わづかの根附作人
次郎兵衛　大坂住
角彫《ツノボリ》龍の隆鞘《サゲザヤ》れ作人
亀谷《カメヤ》肥後《ヒゴ》　同上ニ　穂平助
本ハ機関《カラクリ》工なり今入歯師にて根附も刻めり
和性院《ワレヤウサン》　文字未詳只云傳フルニ、カセテコ、ニ字ヲ製ス　大坂上町ニ住ス修験者ノヨシ
雲浦《ウンポ》風乃彩色彫く

『装剣奇賞』。根付師が入れ歯づくりを兼業していたことがわかる

入っている。入れ歯師はさらに低い。相撲で言えば三段目や序二段に相当する最下段にあり、曲げ物屋ややすり師、焼きつぎ、根付彫り、のこぎり目立て、こびき、鏡研ぎなどと並んでいる。

仏師（木像彫物）は、人から崇められる仏像を彫る職人である。入れ歯師は、もともとは仏師などだったかもしれないが、それよりも序列は低い。石川英輔は、番付は職業の貴賤ではなく、職人の作る製品の必要度の高さの序列ぐらいに考えたほうがよさそうだという（『大江戸番付づくし』）。

また、根付師が兼業で入れ歯をつくることもあった。稲葉通龍が天明元年（一七八一）に著した『装剣奇賞《そうけんきしょう》』は著名な印籠師や根付師を紹介しており、後世の装具や根付研究に大きな影響を与えた。ここに掲載された根付師五四人のうち、根来宗休は入れ歯工の名人にして根付もまた上手なり、亀谷肥後はもとはからくり工なり、いまは入れ歯師で根付も刻むとあって、二人が根付と入れ歯の製作を兼業していることがわかる。

このように仏師、能面師、根付師などの木彫りの技術を持った人たちが、しだいに入れ歯づくりを専業にしていったのであろう。

職人の掟

江戸時代の口中医の秘伝書は弟子たちによる写本がかなり残っているが、入れ歯師の秘伝書は残っていない。親方は口伝で弟子に教え、口外を禁じていたため、写本も残ってないのだろう。

山田平太によると、入れ歯師の親方に入門する時には、「無歯入歯爨石之御秘事、別テ世ニ無類無双之御伝授親族兄弟タリトモ堅ク他言仕間敷候事」と起請文や誓約書を書いたという（『日本歯科社会史』）。親方から伝授された秘事を他言しないと親方に誓約したのである。親は死ぬ間際に子どもを枕元に呼び、初めてその法を伝え、一子相伝ものは苦楽を共にする妻にすら絶対秘密であった。

遠藤元男は『日本職人史』で、職人の掟として「技術は秘伝であり、公開されて一般に研究・助長されるべきものではなかった」といい、仲間法や徒弟制といった制約のなかで時代を謳歌したとみなす。また、親方は、技術上の秘密を徒弟に教えるものであったから、秘伝を他に洩らすことは禁止されていた。これはどの職種でも同じだった。秘密を保つために神社のお守り札に誓約文を書いたと言われる。

修業は徒弟制度で、長い年季奉公をしなければならなかった。江戸時代の職人は、「細工は流々仕

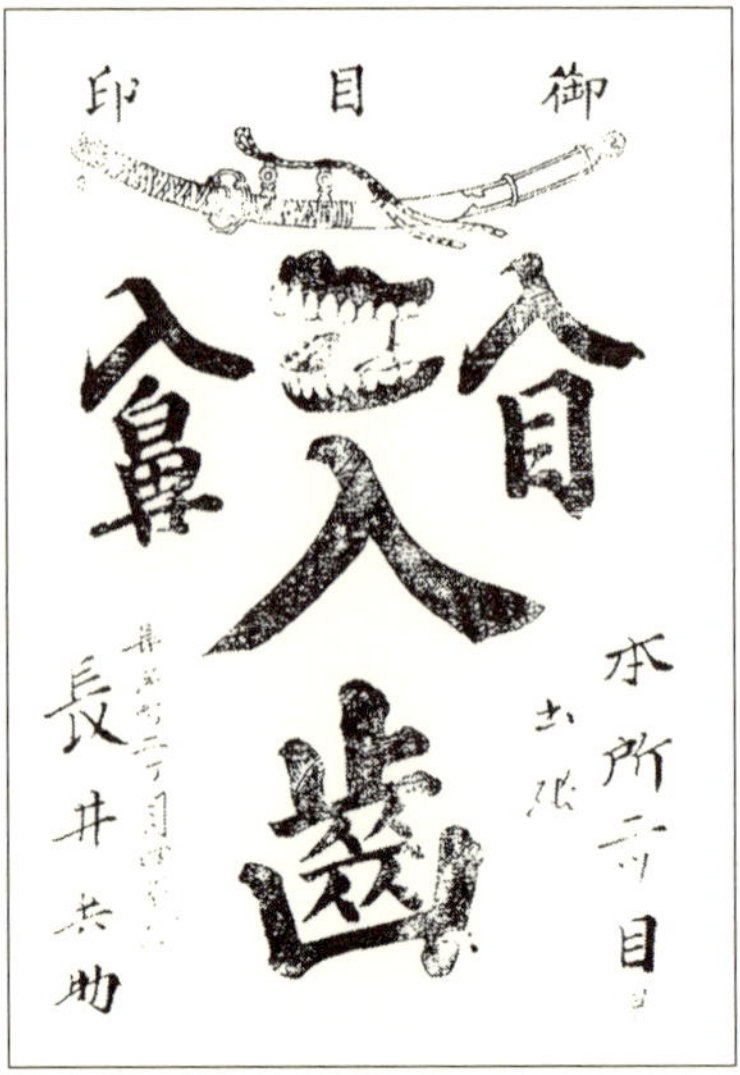

入れ歯の引き札。梅毒で鼻が落ちた人には入れ鼻を作った

上げを御覧《ごろう》じろ」とか「宵越しの金は持たない」といった気風のよさを誇った。おのれの技術に対する自信や自負からくるものであっただろう。

神津文雄は、入れ歯師をいくつかのタイプに分類している。

①一定の場所に居をかまえて入れ歯づくりと口中療治を行なう「定住型」
②店を構えて売薬と入れ歯づくりをする「店舗型」
③下級武士などが内職として入れ歯をつくる「家中型」
④地主や庄屋などの家に泊まり込んで入れ歯をつくる「旅商型」
⑤太刀二本を飾って居合い抜きで客寄せをし、売薬や入れ歯の製作を請け負う「大道型」
⑥口中医で、時に入れ歯もつくる「口中型」

香具師からの転業

喜田川守貞が江戸後期に記した『近世風俗志』は、俗に『守貞謾稿《もりさだまんこう》』と呼ばれている。同書の矢師

（香具師）の項には、次のようにある。

……製薬を売るは、専らこの党とする由なれど、この党にあらざるもあり。
この小賈の内種々あり。路上の商人多し。
歯ぬきもこの一種なり。大坂の松井喜三郎、江戸の長井兵助、△△玄水等最も名あり。喜三郎と兵助は人集めに筥三方《はこさんぼう》等を積み累《かさ》ね、その上に立ちて大太刀を抜き、あるひは居合《いあい》の学びをなし、玄水は独楽《こま》をまわして人を集め、歯磨粉および歯薬をうり、また歯療入歯もなすなり。

香具師と聞くとお祭りの露天商を思い浮かべがちだが、入れ歯師は特殊な技術を持った職人だった。谷津三雄は口中医、入れ歯師、歯抜きを次のように区別する（「日本歯科医学史概説」）。口中医は口の中だけを治療する。香具師に分類される人々のうち、入れ歯を主とした者が入れ歯師、抜歯を主とした者が歯抜きと呼ばれた。入れ歯師には入鼻、入目を兼業する人もいたという。

3　入れ歯づくりの工程

江戸中期、柳沢美濃守信鴻《のぶとき》という人がいた。綱吉の側近柳沢吉保《よしやす》の血筋にあたり、大和郡山一五万石ほどの大名であった。年を取ると居所を染井山荘（今の文京区の六義園）に移して隠居生活に入った。歯が悪く虫歯に悩まされていたため、治療や抜歯、歯神の白山権現や小野照崎神社に願掛けしたことなどが日記に多く登場する。花咲一男の『柳沢信鴻日記覚え書』によると、六六歳だった寛政元年（一七八九）には、二月二六日「入歯師、佐竹佐平次来。歯茎形取る」、三月二日「佐竹佐平次来り、入れ歯を造る」、三月六日「入歯出来、佐平次持参」とあり、翌年の八月一九日には「裕元〔兼康〕出、歯を見する。歯茎へあたる歯（佐竹佐平次の造った入れ歯？）を矢すりにて卸す」という記述がみえる。

明治時代に入れ歯師・須田松兵衛に聞き取りをした記録がある（大橋平治郎「八王子市須田家ニ傳ハリシ我邦百年前後ノ歯科施術」）。初代須田松兵衛は、天保時代に「人参五臓圓」を売って暮らしを立てた。二代目の松兵衛は一五歳頃から歯科技術を習得して一家をなした。三代目松兵衛は木彫義歯術を修めたが、明治中期に入れ歯師・神翁金斎の門下に入り、西洋歯科技術も習得した。明治二七、八年頃まで「皇国西洋入歯」という看板があったので、西洋と日本の入れ歯で競争があったらしい。

入れ歯づくりは秘伝のため、その工程を記録した書はない。そのため、三代目須田松兵衛が詳細に語った入れ歯づくりの話は、大変貴重な資料である。彼の製作手順を紹介しよう。

1　型どり　やわらかくした蜜蠟を口の中にいれて、顎の型をとる。この陰型に松ヤニやごま油、石灰、蠟などを混ぜたものを流し込んで、陽型を作る。

2　素材の選定　柘植、梅、杏などの材を輪切りにして、水に浸しておく。水煮したものを彫る。

3　彫刻　陽型を素材に当てて彫る。

4　口の中での調整　彫刻した入れ歯を、口の中に当てながら朱や墨を塗って当たりをみて、削って調整する。
5　人工の歯　男性には蠟石、動物の骨、象牙など淡褐色の材を、女性用には黒檀、黒柿などを選定し、彫刻して入れ歯に嵌め込んだり、歯に横穴を開けて絹糸や三味線の細い糸などで止める。
6　研磨　トクサやムクの葉で表面を磨き、ベンガラや漆で色づけする。

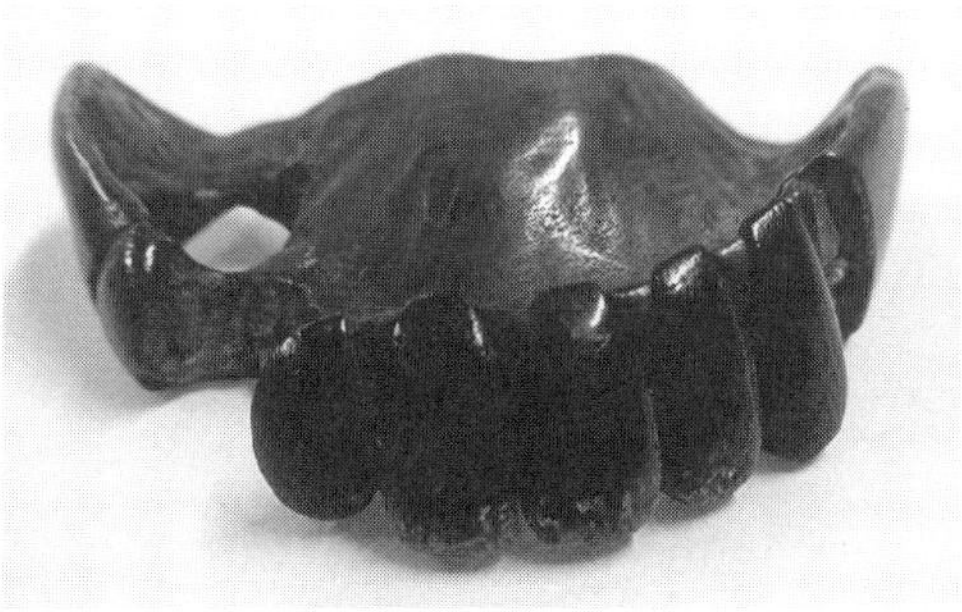
お歯黒の入れ歯。上等品は黒い歯を黒檀でつくる。下級品は木の前歯をお歯黒で染めた

須田松兵衛は、明治初期の有名な入れ歯師・神翁金斎に師事して以来、西洋義歯術を取り入れた。健全な歯が残っている場合、入れ歯に黄銅のクラスプ（バネ）を用いたのもその一例である。入れ歯製作者は、自分の銘を焼印なり彫刻なりで記したという。

型どりをしてから入れ歯ができるまで四、五日かかるため、遠方の患者は宿に泊まって仕上がりを待ったという。

入れ歯師は、患者を椅子に座らせるのではなく、畳の上に座って対面しながら作業をした。抜歯をするときも、縁側に座らせたり仰向けに寝かせて行なったようだ。仕事中の須田松兵衛を描いた掛け軸をみると、自分の前に道具類を並べ、正座し

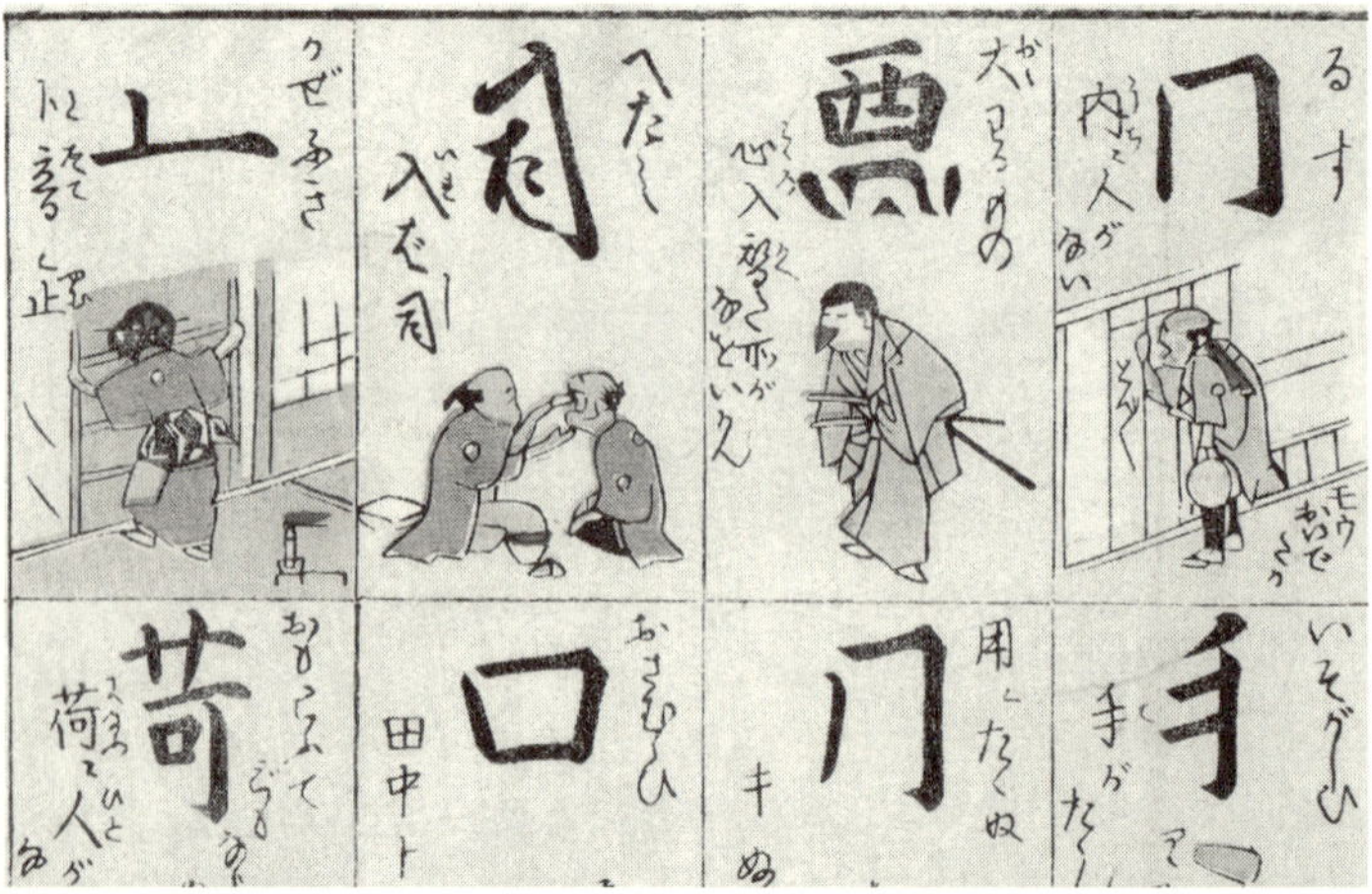

「大新板どんじづくし」。入れ歯師が座って入れ歯の調整をする様子が描かれる。へたな入れば司とある

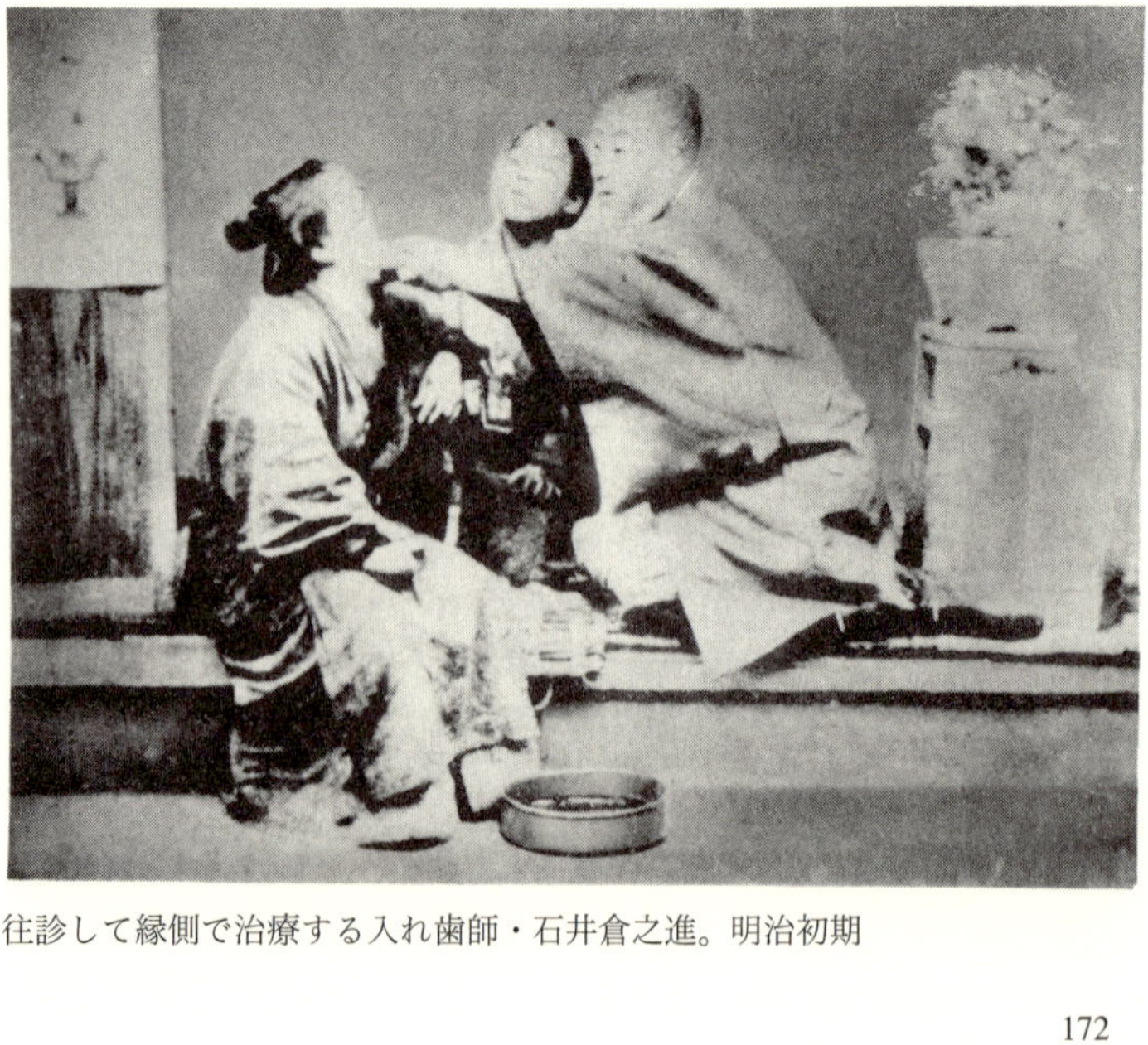

往診して縁側で治療する入れ歯師・石井倉之進。明治初期

て患者を治療している。

明治中期まで入れ歯は、ある程度経済力のある階級が使うものだった。有名な入れ歯師は、柳沢信鴻など大名や高貴な人に呼ばれることもあった。しかし、入れ歯は比較的高価であったため、収入の低い庶民は歯が抜けたらそのまま放置していた。

高価な買い物

江戸時代の入れ歯は、いくらくらいしたのだろう。中江克己の『お江戸の意外な生活事情』には仁術にかんする記述があり、現在の金額に換算するといくらになるか示している。安政年間（一八五四～五九年）ごろの診察料は、金一分～二分（二・五～五万円）、薬代は三日分が一分、七日分で二分。往診をたのめば一分一朱（三万円強）で、距離によっては駕籠代もとられた。庶民は気軽に医者にかかるわけにもいかず、もっぱら鍼灸治療や按摩、売薬に頼った。灸は二四文（六〇〇円）、按摩は全身をもんでもらって四八文（一二〇〇円）、風邪薬など一六～二四文（四〇〇～六〇〇円）程度であったという。

江戸時代の引札には入れ歯の価格が示されていないため、日記などから推定するしかない。滝沢馬琴の日記には、文政一〇年（一八二七）六月五日条に入れ歯を「一両三分ニ相定之、残金弐分は惣出来之節可遣旨、談じおく」とある。相談のうえ総額を一両三分と決め、前金で一両一分を支払い、残りの二分は出来上がったときに渡すむね約束したというのである。

『松翁道話《しょうおうどうわ》』は江戸時代後期の心学者布施松翁の話をのちの人がまとめたものだが、そこにも「歯のぬけた人が、上手な入れば師に、一両二分だして、仕てもらうたといふ人がある」という記述がある。

ところで当時の一両は、いまの物価でいうといくらになるのだろう。ふつうは、米一升五五〜七〇文や大工の一日の工賃四匁二分を基準に計算することが多い。現在、米は機械化で量産されているため、換算の基準にならないというのが通説である。丸田勲は大工の工賃を参考に、一分を現在の貨幣価値で三万二〇〇〇円、一両を一二万八〇〇〇円としている（『江戸の卵は一個四〇〇円』）。これをあてはめると、馬琴が支払った上下の入れ歯代一両三分は、現在の二二万四〇〇〇円になる。

新藤恵久は、上下の総入れ歯は、一両三分から二両くらいだったろうと推測する。当時の大工の一カ月の収入が二両くらいだったので、相当高価であり、庶民にはあまり縁がなかったのではないかという。当時の入れ歯の値段は、相手次第で適当に決められ、一定していなかった。「男女で義歯の値段が異なっているのは、当時の女性に対する評価とともに細工法も関係していると思われる」（『木床義歯の文化史』）。男性用に比べて女性用の入れ歯が安かったのは、細工がやさしいからではなく、女性の収入がほとんどなかったからである。

稼ぎも蓄えも少ない庶民は、歯が抜けても高価な入れ歯を作ることはできなかった。それは著名な俳人も同じであった。小林一茶は四九歳の時、「前々より欠け残りたるおく歯にてしかと咥《くはへ》て引たりけるに、竹はぬけずして、歯はめり〳〵とくだけぬ。あはれあが仏とたのみたるただ一本の歯なりけ

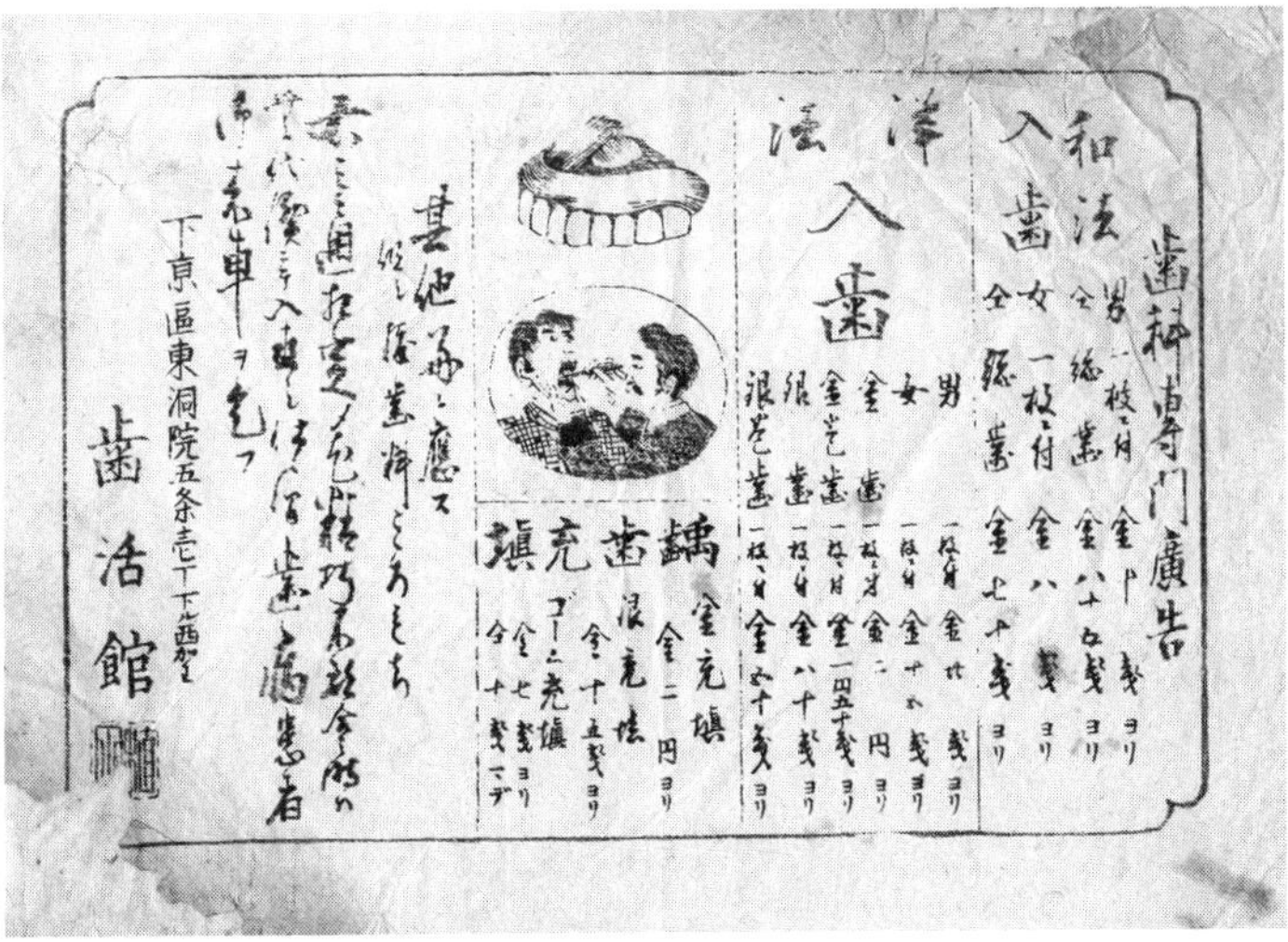

和法，洋法入歯の引札。入れ歯や齲歯の治療料金が出ている。歯活館は歯科医ではなく入れ歯師か。明治中期

り」と嘆いている。「歯が抜けてあなた頼むもあもあみだ」とか「すりこ木のやうな歯茎も花の春」といった俳句も詠んでおり、一茶は歯が抜けたままで入れ歯を入れていなかったようである。

日本式と西洋式の比較

ここで、江戸時代から明治半ばまで、日本古来の木製の義歯（皇国義歯）と、西洋伝来のゴム床義歯（西洋義歯）の優劣を大まかに比較してみよう。時代や地域にもよるが、皇国義歯は製作に手間がかかるが、料金は西洋義歯の三分の一～四分の一程度であった。しかし、唾液を吸収して臭くなる欠点があり、明治中期には丈夫で堅い食べ物も嚙める西洋義歯の人気に押されて作られなくなっていく。

その要因として、従来日本になかったよう

な材質や西洋の新しい技術が導入されたこともあるだろう。西洋の近代歯科医学を学んだ明治期の歯科医は、木製の入れ歯について、①外見が悪い、②咀嚼の用に耐えない、③水分を吸収して悪臭を放つ、④糸で隣りの歯に結んで支えるため、虫歯になったり動いて脱落しやすい、⑤入れ歯の土台が厚く、不快感がある、⑥西洋義歯のほうが実用的である、と欠点を挙げている（遠藤為吉『歯牙衛生之警告』）。

明治中期にかけて、入れ歯師は西洋の技術を習得し、引札で皇国義歯と西洋義歯の両方を宣伝した。そのため、歯科医は木製の入れ歯を批判して西洋義歯の利点を積極的に挙げたのである。

木製の入れ歯の調査

日本歯科医学専門学校で教鞭を執った松尾兼次は、同校が標本として保存していた義歯を調査した。これをみると、明治初期から中期にかけて作られていた木製の入れ歯がどのようなものであったかがわかる。

標本は部分入れ歯五個を含め、全部で二九個あった。土台の材質は大半が柘植だったが梅もあった（不明五例）。漆を塗ったものもみられた。前歯の素材は、ヒトの脱落歯三例、蠟石八例、象牙四例、鯨の歯五例、獣骨二例、黒檀や黒柿二例、木材八例（一木造り）、金箔を塗ったもの二例（飾り歯）だった。使用の痕跡としては、咀嚼面に摩耗したもの、歯石や煙脂が付いたものもあった。総義歯では内面に丸鑿で削った米粒大の小空室（吸着を助ける）があるものや、残根を抜かずに残したままその上に義歯を作ったものもみられ、入れ歯師がさまざまな工夫を凝らしていたことがわかる。

4　部分入れ歯

何本か歯が残っている時に作る入れ歯を、歯科では部分入れ歯（専門的には局部床義歯）という。ほんの数本しか歯が残っていない場合は、作り方は総入れ歯と同じである。そして残った歯が入るよう入れ歯に穴を開け、入れ歯を維持するようにぴったりとあわせなければならない。

前歯が数歯抜けている場合は、石製の入れ歯を入れた。これは蠟石、滑石、動物の骨、鹿の角などを歯の形に彫って、欠損部に差し込むやり方である。外れないように入れ歯の基底部にろくろで横穴を開けて糸を通し、隣の歯に結びつけた。この部分入れ歯は、基本的には取り外しができた。だが糸で結ぶのが面倒なため、食後にいちいち外して磨かなかったようである。そのため、筆者が所持する獣骨製の部分入れ歯には歯石がかなり付着している。

大阪歴史博物館の「新発見！　なにわの考古学２０１２」展では、大阪城近くの佐賀藩蔵屋敷跡から出土した滑石製の部分入れ歯が展示された。筆者はこれを見せてもらったのだが、滑石を歯型に彫り欠損した部分に差し込む方式で、隣の歯に糸などで縛って固定するため、基底部には横穴が開いていた。

このような形式の石を彫った入れ歯は、意外に多いという。長谷川正康は『江戸の入れ歯師たち』

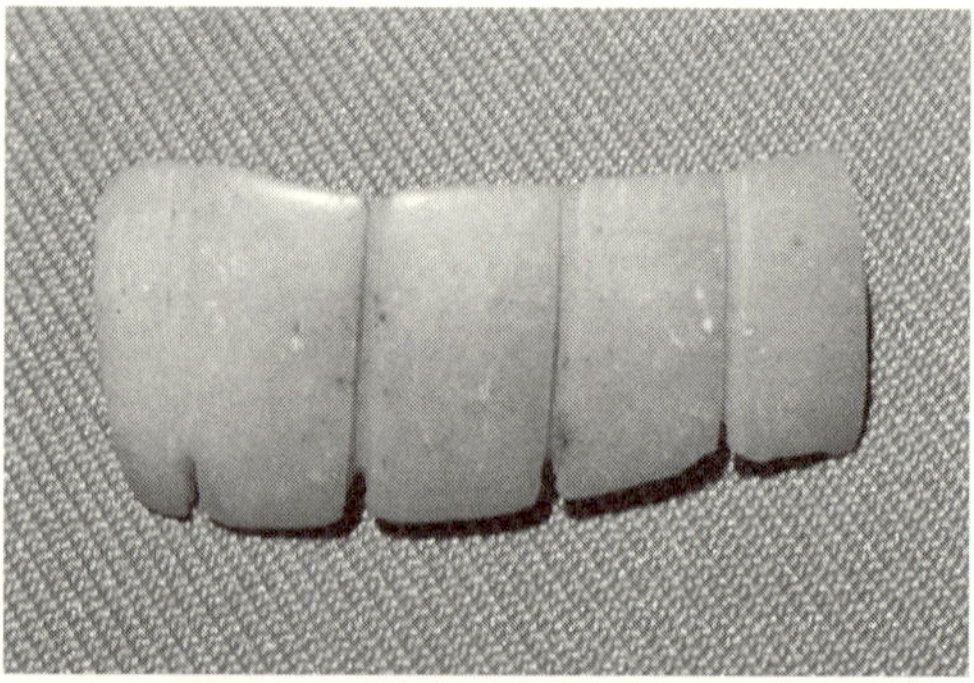

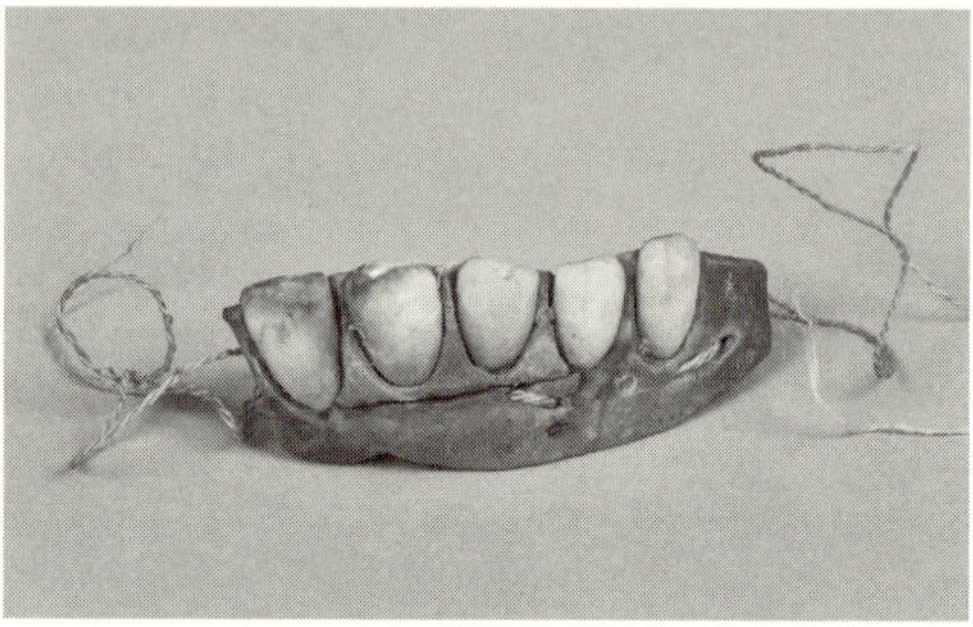

上：大阪の佐賀藩蔵屋敷跡から出土した滑石製の部分入れ歯。大阪歴史博物館蔵
下：木の部分入れ歯。隣の歯に糸で結んで維持した

で、江戸で入れ歯師の店を開いていた長井兵助が、願掛けに行った四国の金比羅で営業した際の引札に「石入歯代百文より、惣入れ歯代壱分」とあったと述べている。石入歯とは差し込むタイプの部分入れ歯に相当し、数本の歯が欠けた時に作られていたのだろう。

成田忠直らは津軽家藩主信順の局部義歯を調査した。それによると、犬歯と第一小臼歯の連結したもので高さ一六・五ミリ、幅は一八ミリである。材質は文化財のため化学分析ができないが、手にとった感じでは白瑪瑙《めのう》のようだとしている。一九五四年に墓所の発掘が行なわれ、石棺に遺髪とともに埋葬されていた。

西洋技術の導入

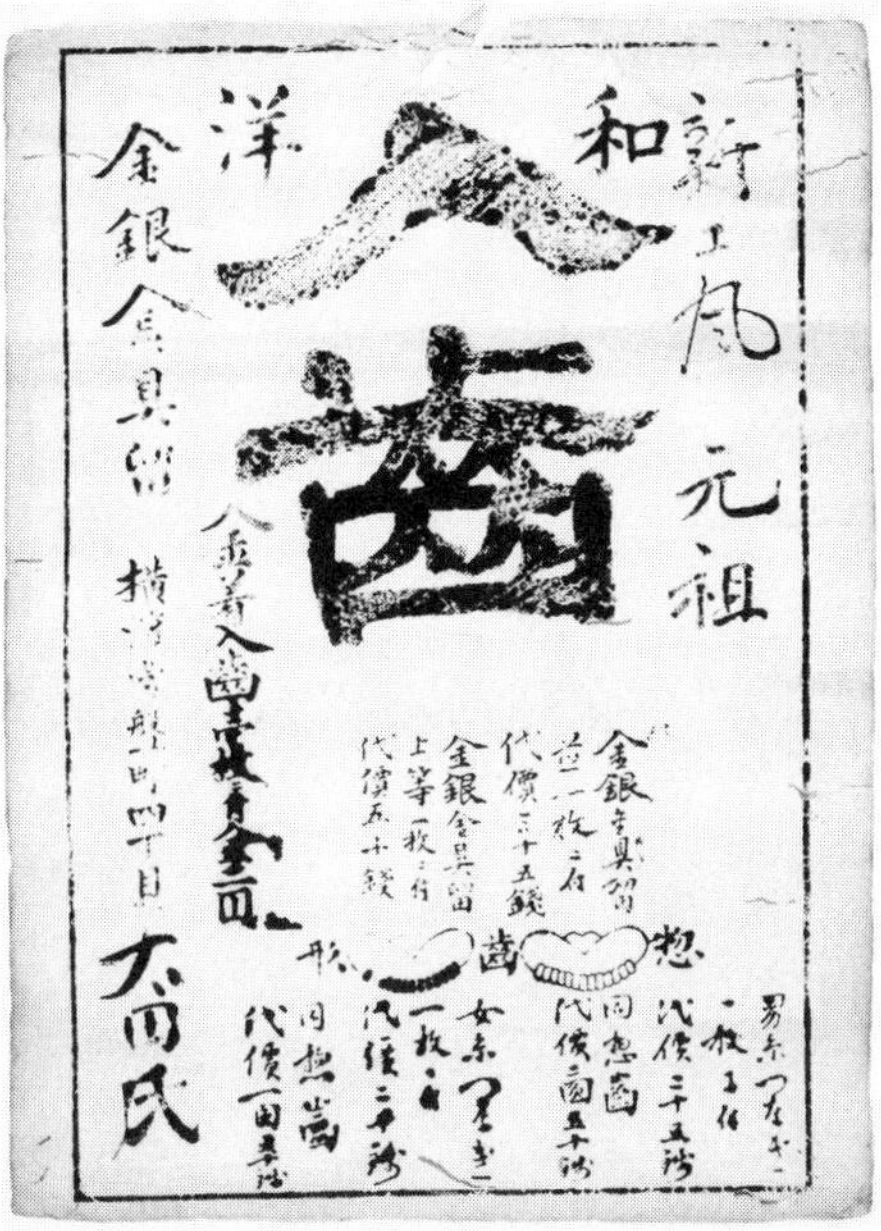

横浜・太田氏の入れ歯の引札。明治期。西洋の技術を取り入れた。左上の金銀金具留はクラスプ（バネ）のこと（神奈川県歯科医師会・歯の博物館蔵）

現代の部分入れ歯は、歯に固定するために金属製のバネ（クラスプ）をつける。残っている歯にひっかけて入れ歯を安定させる方法で、幕末から明治初期にかけて横浜で開業したアメリカ人歯科医により伝えられた。

二代目長崎屋伝蔵が文政期に製作した上顎の部分入れ歯が、横山歯科に現存している（本山佐太郎「木製つぎ歯について」）。犬歯の部分に金属製のクラスプがついており、隣の歯にひっかけて固定できるようになっている。日本では当時、糸で隣の歯に結んで固定するやり方が主流だったので、珍しい。前述したように、幕末に箕作阮甫が西洋の外科医学書を訳し『外科必読』として稿本を作製した。しかし、この本は写本のみが伝えられており、門下生しか見ることはできなかったと思われる。入れ歯師が写本を見た可能性はまず考えられない。伝蔵は、金属のバネを必要に迫られ独自に考案したのだろう。前歯のつぎ歯は近代の西洋技術であり、日本人の歯科医が手がけるようになったのは明治中期であった。西洋技術が伝わる前の江戸末期に、すでに日本人のひとりの入れ歯師が、クラスプやつぎ歯を考案していた事実には驚くばかりである。

横浜の太田という入れ歯師の引札（明治二〇年頃）が、神奈川県歯科医師会・歯の博物館に展示してある。「金銀金具留」を売りにしているが、これはクラスプ（維持用のバネ）のことである。この入れ歯師は、西洋の部分入れ歯を横浜居留地で見たのだろうか、さっそくクラスプを取り入れたと思われる。また、「金着入れ歯」も扱っているが、これは木製入れ歯が唾液を吸って臭くなると不評なため、粘膜に接する面に金箔を貼ってそれを防ぐ工夫である。

金箔に、細菌の増殖を防ぐ作用があることを経験的に知っていたのだろう。この太田という進歩的な入れ歯師は、住所をみると現在の馬車道の近くで開業していたようで、引札には皇国義歯と西洋義歯を製作できるとある。外国の技術をすぐに取り入れる姿勢には感心する。

5　入れ歯を入れていた江戸時代の有名人

浮世草子作者　井原西鶴

井原西鶴（一六四二～一六九三年）は、江戸前期の浮世草子の作者。元禄前後の享楽世界を描いた『好色一代男』などがある。『西鶴名残の友　巻五』に「入れ歯は花の昔」という章がある。ある楽坊主の招きで数名で俳句の会に出かけた。俳諧がすむと、茶事が始まった。ところがお茶を出された正客は、急に顔を赤らめて連客の分まで飲みほし、茶碗を次へ回そうとしなかった。入れ歯が茶碗のなかに落ちてしまったためだった、という挿話である。

国学者　本居宣長

本居宣長《もとおりのりなが》（一七三〇～一八〇一年）は、伊勢松坂の人。京都で医学を学び医師として開業し、古道を研究していた江戸中期の国学者である。寛政八年（一七九六）の宣長の書簡には、「昨日、津の入れ歯師参り、入れ歯致し申候。殊の外宜しき細工成物に而、存じ之外口中心持わろくもなき物に御座候」とある。木の入れ歯は細工がよく、とても具合がよいと述べている。

蘭医　杉田玄白

杉田玄白《げんぱく》（一七三三〜一八一七年）は、江戸中期の蘭医。オランダ語の解剖書を前野良沢らと翻訳し、『解体新書』を刊行した。彼の随筆「耄耋独語《ぼうてつどくご》」には、神経質な性格なのか、入れ歯の出来が悪いのか、歯の悩みが切々と記されている。

人びとは、みな朝夕歯などというものをなんの気にもとめず、いつまでもこんなものだと思いこんで、思いのままに固いものを食べている。しかし、だれしも初老（四十歳）のころになると、少しずつ身体の悩みが出てくるものである。歯もそうなのだが、私はさいわいにも通例に反して、耳順《じじゅん》（六十歳）のころになってはじめてすこしずつ歯が具合が悪くなってきた。……入歯はもう大分前に作って用いたことがある。ものを食べ、ものを言うためにはたしすこしはよいようにも思われたが、下地を黄楊《つげ》の木で作り、かなり大きなものになってしまうため、どんな上手な職人に作らせたものでも、馴れないうちはうるさくてしようがない。それを我慢して使っていても、もともと自然のものでないから健康のためにはならないようだ。そして、ようやく馴れたと思うころには、木目《もくめ》がけばだってざらざらと舌にさわり、舌がしょっちゅう苔でも生えているような感じになって、ものの風味がよくない。

戯作者　十返舎一九

十返舎一九《じっぺんしゃいっく》（一七六五〜一八三一年）は、滑稽本を得意とした戯作者である。とくに、弥次郎兵衛と喜多八が旅の道中で経験する失敗や騒ぎを描いた『東海道中膝栗毛』は人気を呼んだ。

その『方言修行金草鞋　第十九編』では、加賀の野々市で宿の女中に三味線の糸を買ってきてと頼んだところ、美しい女将からぜひ弾いて聞かせてくださいと頼まれて困る話が出てくる。入れ歯を固定させる糸が切れたため代用しようと思っただけで、三味線はまったくできないからである。

戯作者　滝沢馬琴

滝沢馬琴《ばきん》（一七六七〜一八四八年）は江戸後期の戯作者で、『椿説弓張月《ちんぜいゆみはりづき》』や『南総里見八犬伝』の著者である。歯が悪く、日記には歯痛や入れ歯の記述が散見される。「かけかえ入歯上之方、糸繋ギ直し之事、神楽坂吉田源八へ申付候様、注文申ふくめ、右入歯はこニ入、為持遣ス」（天保二・一八三一年一一月二五日）、「過日、吉田源八江申付させ候入歯つなぎ直しの事、歯二枚打損候ニ付、取かへ可申」（天保二年一一月一九日）、「右入歯箱へ入置候ふるき造り歯、多紛失いたし候間、代金遣し候節、吟味いたし候様、申付おく」（天保三年二月二一日）、「吉田源八ゟより、先日直し参候、下入歯へ、鋲打せ可申旨申付、右入歯、箱ニ入、わたしおく」（天保五年一〇月五日）。前歯の緩みを締めたり、奥歯の鋲を打ち直したりしたようだ。彼の『吾仏乃記《ごぶつのき》』にも義歯についての記述がある。

閑田耕筆に或説を載て、養子を義子と云、又入歯を義歯といふ。養子は入歯の如くにすべし。

入歯は初用る時、堪がたきを忍びて久しくなれば、よく口に熟《ナレ》て自生の歯に異ならず。養子も始は堪がたき事あるを、忍びて久しくなればよく狎《ナレ》て、実子に異ならざる者ありといへり。この言理あり。

養子も入れ歯と同じで、はじめ少し我慢すればすぐに慣れて実子のようになるものだという。

盲目の箏曲家　葛原勾当

葛原勾当《くずはらこうとう》（一八一二〜一八八二年）は、疱瘡（天然痘）のため三歳で失明したが一五歳で箏曲の教授を始めるほどの達人であった。また、みずから木製活字を考案して長年日記をつけたことでも有名である。『葛原勾当日記』には、二〇代の頃から歯の痛みをこぼす記述がなんども見られ、「何程の罪や報いあらはれて　かくまで我は歯を痛むらん」などと嘆いている。四六歳で歯がなくなり、ようやく歯痛から解放された。しかし、「かの入歯師を待ち、退屈して、他なる入歯師にさしたら、何度仕替へても気に入らぬ。それから痼癪が起きてござる」と書いているので、どうやらあごに適合しなかったようだ。広島県福山市の葛原勾当旧宅の隣にある蓮乗院を筆者の友人が訪ねたところ、木床義歯がいくつか展示してあったという。

6　柳生飛騨守の入れ歯

昭和二年、東京市下谷区（現台東区）にある広徳寺の墓地が、区画整理のため改葬されることになった。その際、柳生飛騨守宗冬《むねふゆ》の墓下の甕棺《かめかん》の中から、柘植でできた上下の総入れ歯が出てきた。柳生宗冬（一六一三？〜一六七五年）は五代将軍綱吉の剣術指南役で、又十郎の名でも有名である。発掘に立ち会った河越逸行は、慈恵医大の解剖学教室に所属する人骨の研究者で歯科医でもあった。河越は入れ歯についてこう描写している。

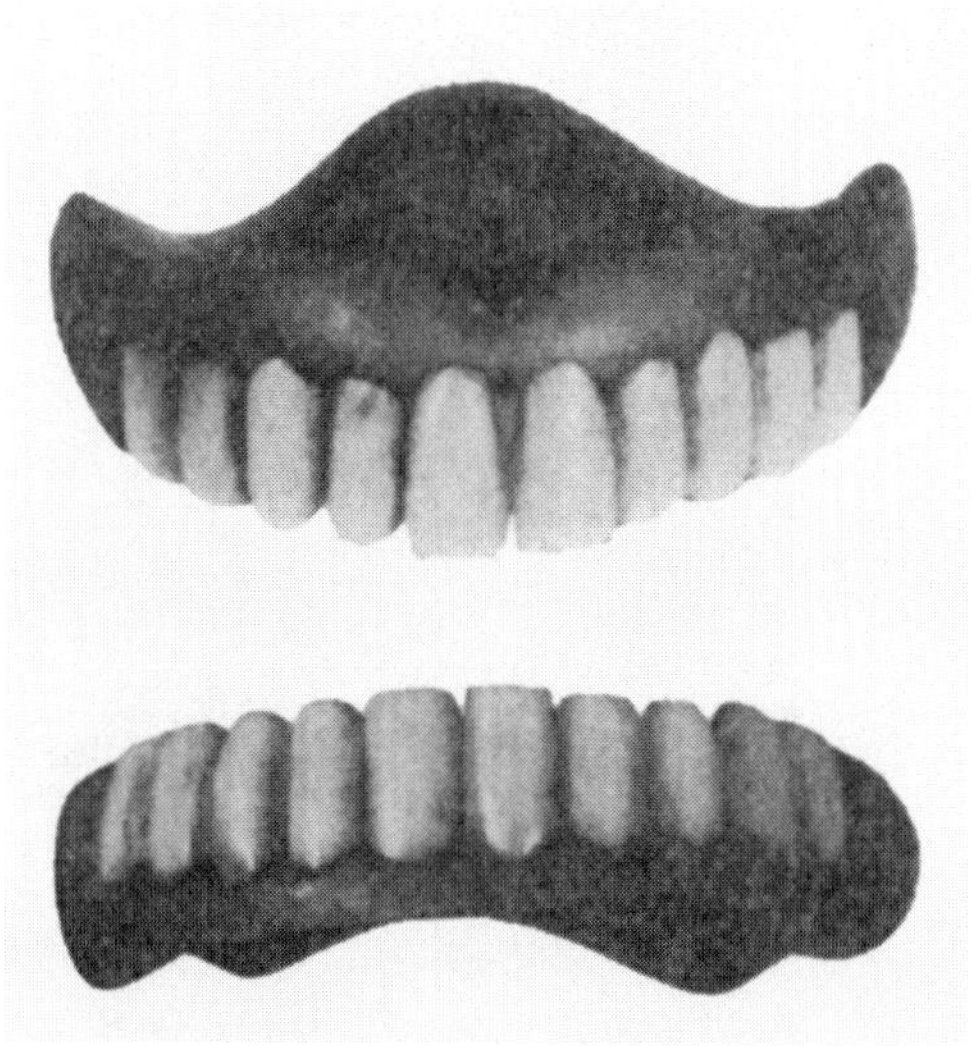

柳生飛騨守の義歯。河越逸行『掘り出された江戸時代』より

> 床が黄楊の木で作られ、前歯部を二歯宛一個〔二本の歯で一組〕のものとして、裏面を鳩尾形に形成してあり、床

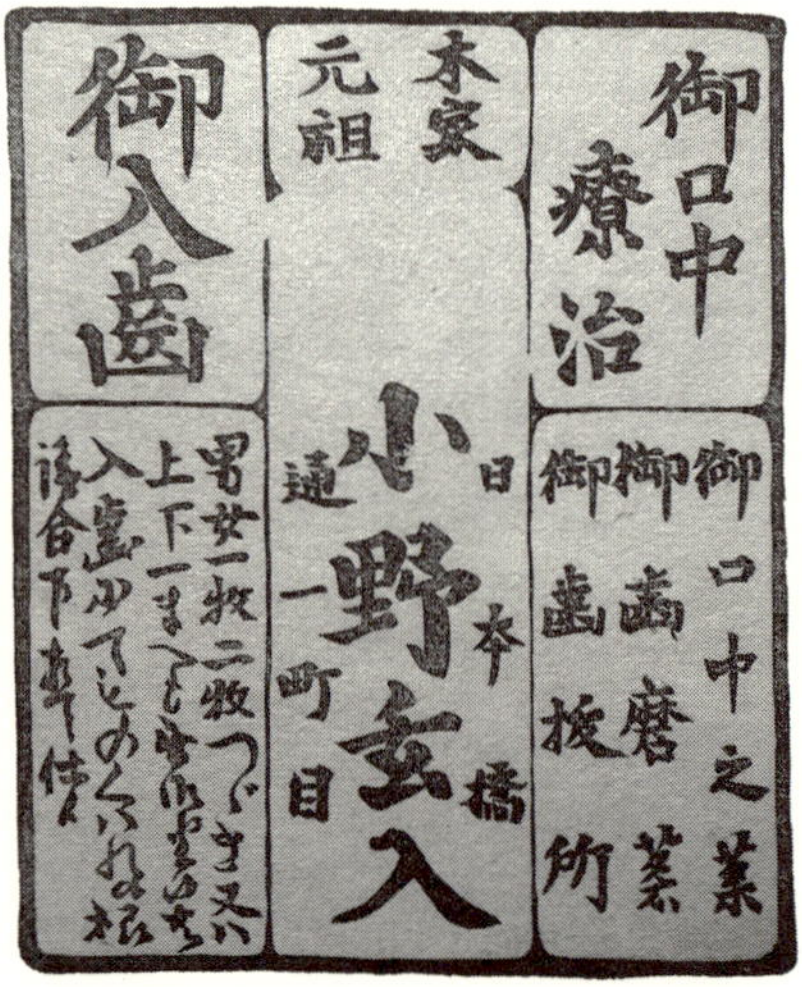

小野玄入の入れ歯の引札。江戸時代

の方にも、歯の鳩尾《きゅうび》形《けい》に一致するような凹みを作って、歯がその凹みにはまり込んで維持させるように工夫された極めて精巧なものである。歯は蠟石で歯形を細工してある。色沢は黒褐色を呈している。（『掘り出された江戸時代』）

河越は製作者がわからないとしたが、大庭淳一は、宗冬の道場や屋敷が著名な口中医・小野玄入《げんにゅう》の店と近かったこと、将軍の指南役の宗冬は遠出もなかなかできなかったこと、しかし高禄を給わっていたこと、総入れ歯は小野玄入が発明したばかりで普及していなかったことを勘案して、小野が調製したと思うほかないと述べている（「柳生飛騨守ノ総義歯ニ就テ」）。

しかし長谷川正康は、「柳生飛騨守宗冬の義歯の疑問点」で、宗冬は当時小野の店から遠い場所に暮らしていたこと、仏姫の総入れ歯が見つかりもっと前に発明されていたのがわかったことなどから、小野玄入の弟が宗冬の晩年に作った義歯だろうと結論している。

小野玄入は江戸時代の有名な入れ歯師であった。享保一八年（一七三三）に刊行された『江戸名物鹿子《かのこ》』には「はいしや　小野玄入　御入は師」の看板と「白きはのこぼれかかるやみがき砂」の句が載っている。

作家の五味康祐は『柳生武芸帳』を執筆する際、柳生宗冬の入れ歯をヒントにした。忍者が健康な歯を入れ歯師に抜歯してもらい、入れ歯を変身に利用するのである。白い前歯の入れ歯で男性に、お歯黒の前歯の入れ歯では公家や女性になる。発想は面白いが、これは作家のフィクションであった。

7　入れ歯師の宣伝

香具師系の入れ歯師は、居合抜や独楽廻しをして入れ歯の宣伝をした。また、引札には居合抜の長太刀の絵、売薬、一家の名称が入っていることが多い。そして自分の入れ歯の特徴も盛り込んだ。旅商タイプの入れ歯師は、引札に逗留場所や滞在期間も記載した。現代のちらし広告に相当し、客を引きつける文章で情報を伝えた。開店披露や大安売り、見せ物興行などで配った。

香具師系の引札

江戸後期の独楽師で入れ歯師の竹澤藤治は、引札「御口中一切之療治」でこう宣伝した。「歯は命の根なり。故に歯の字をよわひと訓《よめ》り。……御入れ歯の儀は取わけて、予が家の一子相伝、生歯《いきば》、彫《つ》黄楊《げぼり》、蠟石、魚骨、御好み次第、工合能く齦《はぐき》へさはらず、梅干しを実とも噛割《かみわり》、なま焼きの鯣《するめ》を堅《たて》に

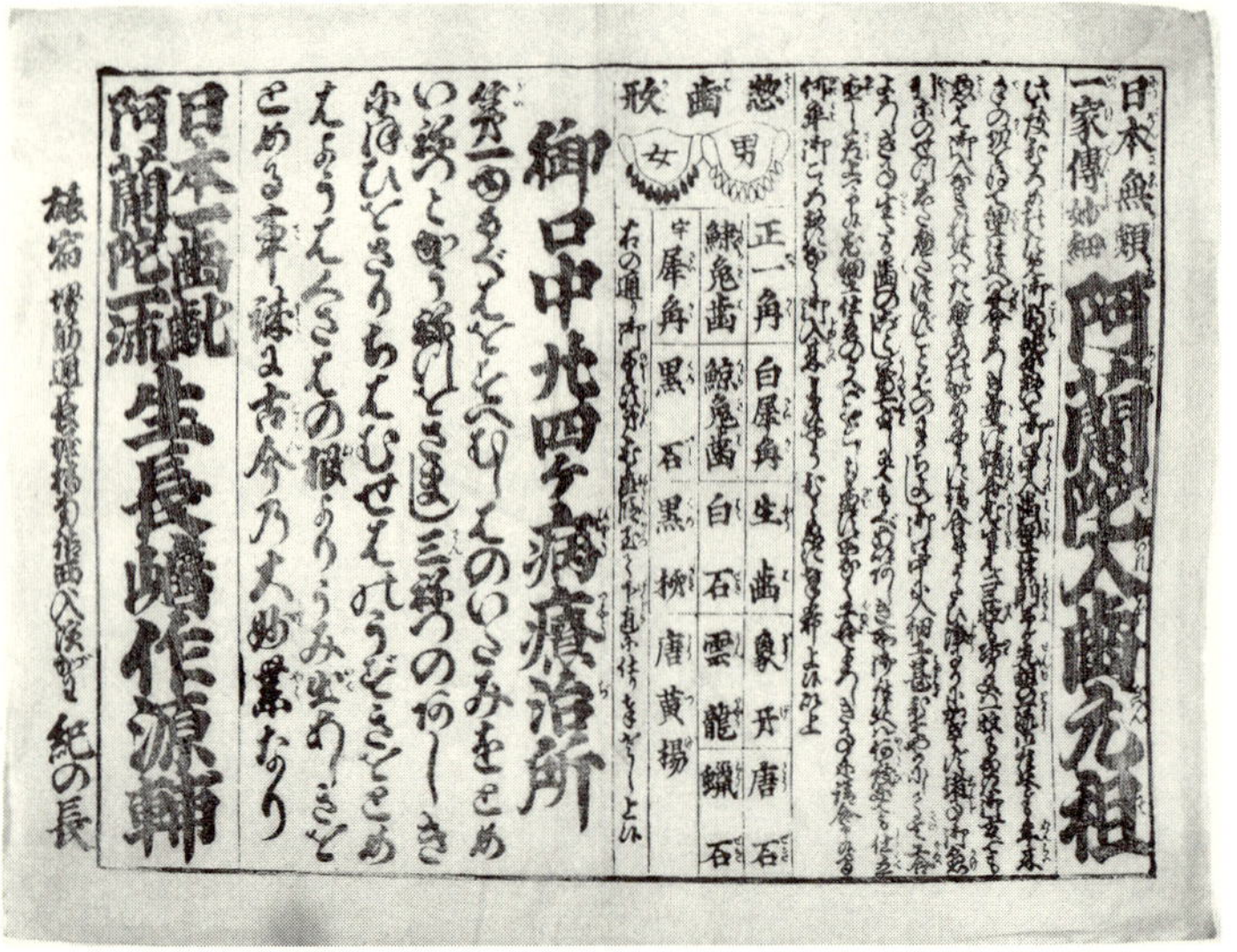
日本無類一家傳妙細　阿蘭陀入歯元祖
御口中九四ッ病療治所
日本一歯細　阿蘭陀流　生長嶋作源輔

「日本無類一家伝妙細　阿蘭陀入歯元祖」

喰《くひ》さくとも御随意で、御一代請合、細工御直段も手軽に致候間、被仰付候様願ふよしを主人にかはりて木に竹澤を次たる不文は」。うちの入れ歯は種類も多くお好み次第で、梅干の種やするめなど堅いものでも嚙むことができますよという。文面は戯作者の柳亭種彦の作と言われ、人をひきつけるところはさすがである。

生長嶋作源輔の引札は冒頭に「日本無類一家伝妙細　阿蘭陀入歯元祖」と謳っている。「此度ひろめのため御当地において、御口中入歯細工仕候。則予が先祖の一流御座候へども、年来手の功を得て細工仕候へは、工合よろしき事は請合。……うたひ浄るりにかぎらず諸事御懸引等のせつしたべたつかずこと歯のわかちよし、御口中に入細工甚ひしやかにして其工合よろしき事生たる歯のごとし、万

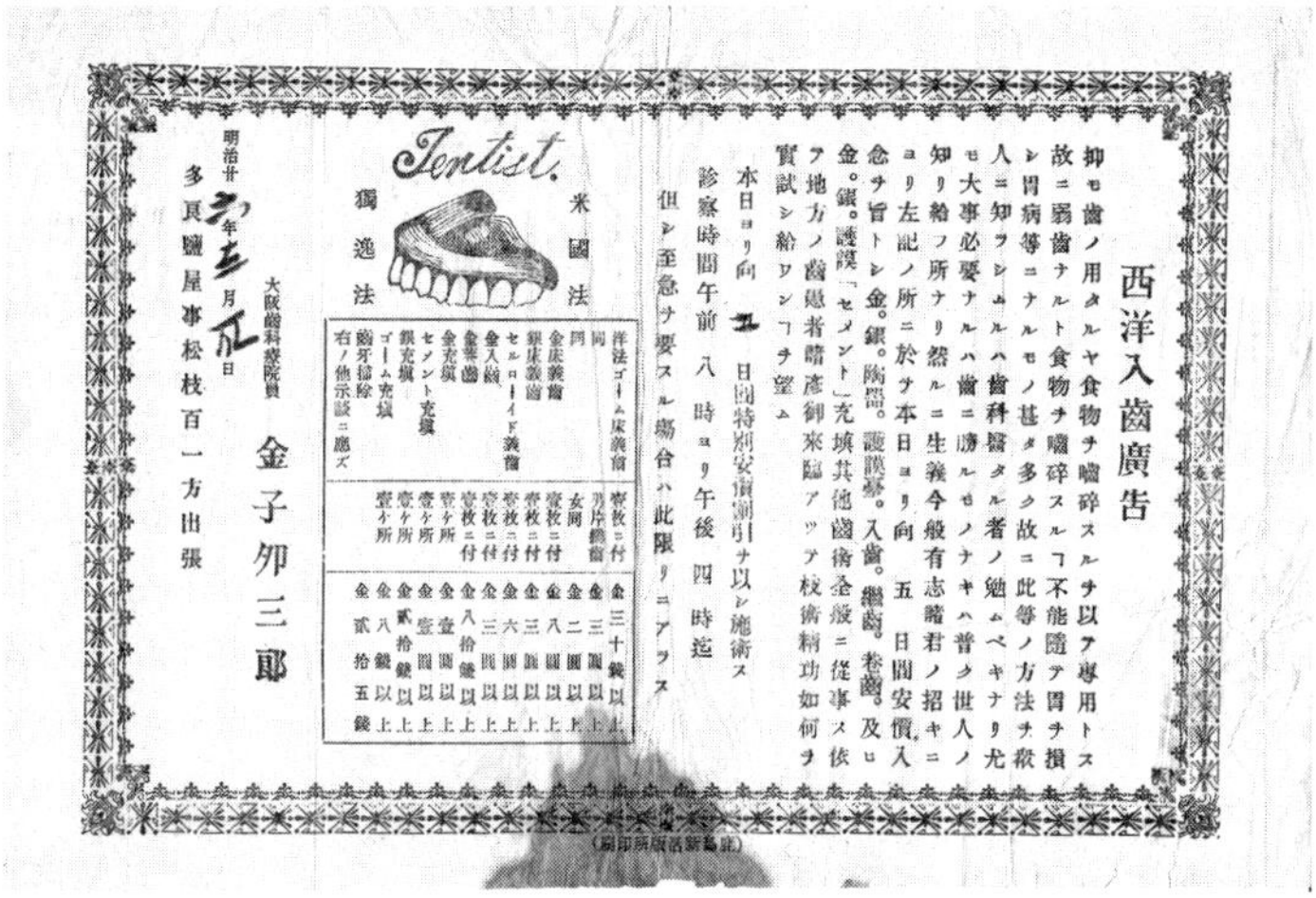

歯科医の西洋入歯の引札。明治 26 年。洋方ゴム床，金床，銀床，セルロイド床，その他治療内容が出ている

一なじみてもぐわいあしき所御座候へば、何度にても仕立直し差上可申候、尤細工仕立のうへはすこしも直す物なく工合よろしき事に請合申候間何卒御こころおきなく御入来被下候やうひとえに奉希上候以上」。前歯の材料として、白犀の角やヒトの抜けた歯、象牙、白石、蠟石、黒石、黒柿、唐黄楊《からつげ》など一四種をあげてご希望に添うという。長崎に来たオランダ人医師から西洋医学が伝わったことは事実である。しかし、オランダ人の歯科医は来日しておらず、「阿蘭陀入歯元祖」は単なるハッタリであろう。

江戸後期の旅商タイプの入れ歯師・矢口規矩寿が旅先で配った引札はこう宣伝する。「入歯之儀は、一枚も無之候とも二枚三枚有之候ともありにてさし込、糸にてつながず入れ歯にて喰い物味かわらず候。右生歯同様に仕、いかやうのかたき物にても、うけ合さし上申候間。被仰

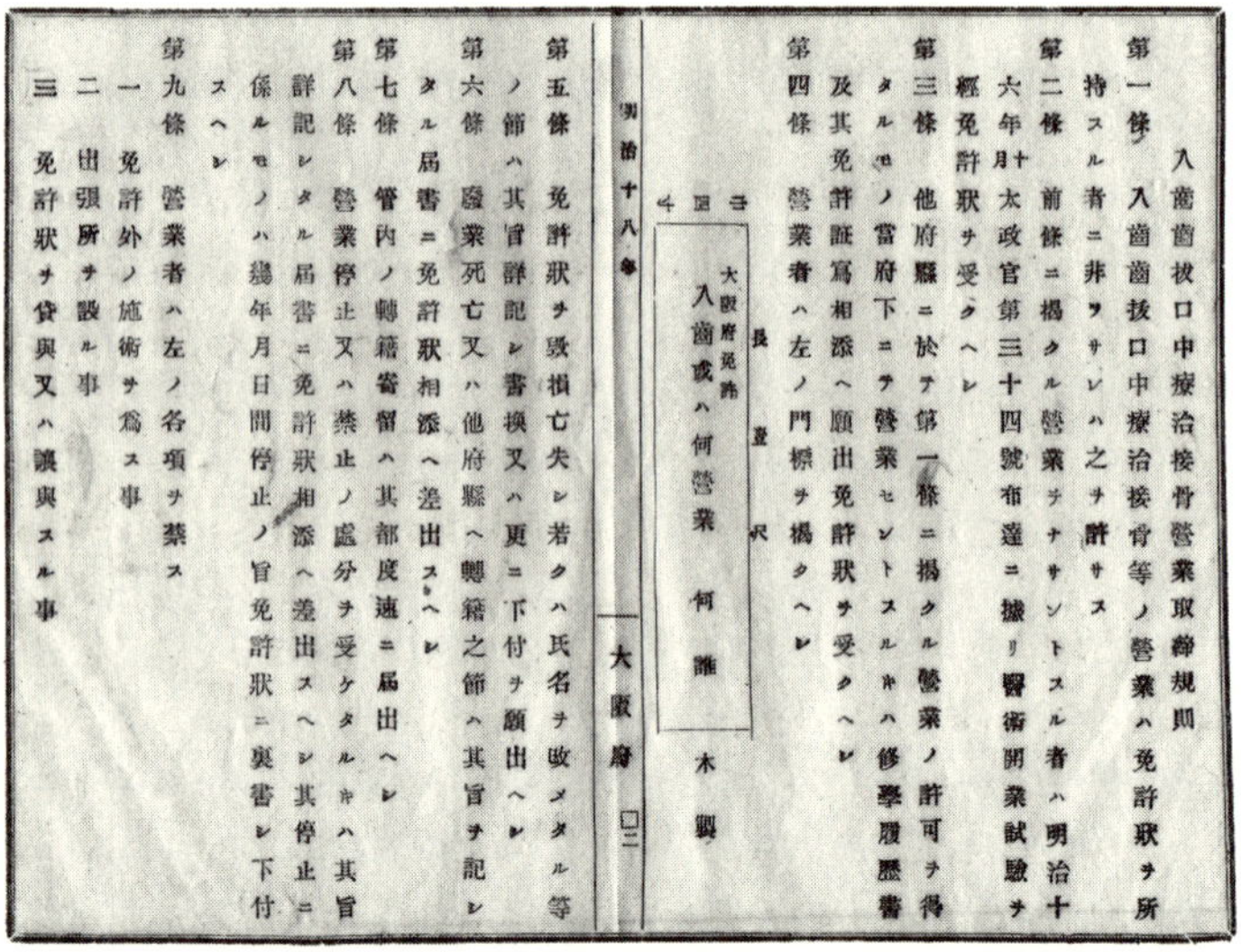

入歯歯抜口中療治接骨営業取締規則

第一條 入歯歯抜口中療治接骨等ノ営業ハ免許鑑札ヲ所持スル者ニ非サレハ之ヲ許サス

第二條 前條ニ掲クル営業ヲナサントスル者ハ明治十六年十月太政官第三十四號布達ニ據リ醫術開業試験ヲ經免許鑑札ヲ受クヘシ

第三條 他府縣ニ於テ第一條ニ掲クル営業ノ許可ヲ得タルモノ當府下ニテ営業セントスルトキハ修業履歴書及其免許証寫相添ヘ願出免許鑑札ヲ受クヘシ

第四條 営業者ハ左ノ門標ヲ掲クヘシ

大阪府免許
入歯或ハ何営業 何誰

長 壹尺

木製

第五條 免許鑑札ヲ毀損亡失シ若クハ氏名ヲ改メタル等ノ節ハ其旨詳記シ書換又ハ更ニ下付ヲ願出ヘシ

第六條 廃業死亡又ハ他府縣ヘ轉籍之節ハ其旨ヲ記シタル届書ニ免許鑑札相添ヘ差出スヘシ

第七條 管内ノ轉籍寄留ハ其都度速ニ届出ヘシ

第八條 営業停止又ハ禁止ノ處分ヲ受ケタルトキハ其旨詳記シタル届書ニ免許鑑札相添ヘ差出スヘシ其停止ニ係ルモノハ幾年月日間停止ノ旨免許鑑札ニ裏書シ下付スヘシ

第九條 営業者ハ左ノ各項ヲ禁ス

一 免許外ノ施術ヲ為ス事

二 出張所ヲ設ル事

三 免許鑑札ヲ貸與又ハ譲與スル事

明治十八年

大阪府

大阪府の「入歯歯抜口中療治接骨営業取締規則」。従来家は一代限り，鑑札で営業を許可された

合旅宿まで御入来可被下候」。入れ歯を糸で繋がずに、アリという、二本分の歯を鳩尾《びけい》型に溝を彫って入れ歯に差し込む方式で作るので、自分の歯と同様に固い食べ物でも噛めると請け合っている。典型的な入れ歯師の引札である。

明治期の引札

歯科医は、西洋義歯（土台がゴムや金属のほか、虫歯に詰める金や銀、陶器、つぎ歯、巻き歯（金を被せる）などを宣伝した。この引札では、西洋義歯のイラストとDentist（歯科医）という文字が目を引き、米国法、独逸法と書いてある。ゴム床の材料は、アメリカのS・S・ホワイト社やイギリスのアッシュ社、明治中期にはドイツからも輸入していたのでこのような表現をしたのだろう。歯科医は入れ歯師との違いを際立たせるため、歯科医、歯科専門医、歯科専門医士と称し、開業免状を有していることを宣伝文句とした。だが明治半ばには、入れ歯師も西洋義歯や金銀を詰める技術を修得したため、一般の人には引札を見ただけでは入れ歯師と歯科医の区別がつきにくかったのではないだろうか。

8　入れ歯師の終焉

慶応元年（一八六五）、W・C・イーストレーキが上海より来日し、横浜居留地で開業した。居留地に暮らす外国人のほか、横浜港に寄港する船客などを対象に治療を行なった。イーストレーキ以降、多くのアメリカ人歯科医が横浜で開業している。彼らは日本人を助手に雇い、西洋の近代歯科技術を伝えた。入れ歯の土台には硬化ゴムを用い、前歯や奥歯はアメリカより輸入した陶器製の人工歯を使用した。西洋義歯は、日本の伝統的な木製の入れ歯を徐々に追い立てていく。

木製の入れ歯は、明治二〇年代後半から三〇年代初頭にかけてほとんど作られなくなり、西洋義歯に移行した。明治一八年（一八八五）、内務省は「入歯歯抜口中療治接骨営業者取締方」の規則を定めるよう府県に達し、医術開業試験に合格しなければ新規開業は許されなくなった。しかし口中医や入れ歯師などこれまで施術を行なってきた人々（従来家）は、一代限りという制約付きで各府県庁から鑑札を付与され営業を許可された。

歯科医がつくる西洋義歯が普及するにつれて、木製の皇国義歯の需要はなくなっていく。従来家は、西洋義歯の作り方を学んで生き残りを図るが、一代限りだったため自然淘汰されていった。

◆コラム　西洋の入れ歯

世界で最古の入れ歯は、古代都市シドン（現レバノン）で発掘されたものだ。歯が抜けた部分に象牙や動物の骨で作った歯を挿し、細いワイヤーで両隣の歯に結紮した。取り外しのできる入れ歯は、一五〇〇年頃、スイスで鹿の骨を彫ったものが発見された。一八世紀の入れ歯は、象牙、セイウチやカバの牙、動物の骨などを彫って作った。有機質の骨や牙は、使っているうちに変質し、悪臭を放つ欠点があった。陶製の人工歯が作られるまでは、戦場で亡くなった人の歯が入れ歯に利用されていた。

一七四六年にフランスの歯科医、ピエール・フォシャールは、『歯科外科医　二版』で画期的な入れ歯を発表して上流階級から絶賛された。

一七九〇年頃には、フランスの薬剤師・デュシャトーは、陶工の協力を得て陶製の入れ歯を考案したが、実用には至らなかった。

一七九二年にパリの歯科医、ドシャマンは、それまで協力していたデュシャトーと考え方の違いがありロンドンに移って陶製入れ歯を製造した。

陶製入れ歯は、高い温度で焼き固めるため収縮し、適合が不十分で食事はできなかった。おもに上流階級の貴婦人たちが舞踏会で踊る時、口元を整え会話をしてワインを飲むためのものだった。一八世紀の陶製や象牙の入れ歯は、上下の後方部についたスプリングで跳ね上げて落ちないように工夫されていた。

その良い例が、ジョージ・ワシントン大統領（一七三二―一七九九）の入れ歯である。ワシントン大統領は若い時から歯がわるく、生涯入れ歯で苦労した。大統領は六四歳の時に残っていた最後の一本を抜き、一七九八年に六個目の入れ歯をジョン・グリンウッド歯科医が製作した。

アメリカの一ドル紙幣のワシントン大統領の肖像画は、ギルバート・スチュアートがこの頃の大統領を描いたものである。大統領は人前で話すことを嫌い、あごの先にしわを寄せ不機嫌そうな顔をしている。実は、スプリングのついた入れ歯が口から飛び出さないように噛みしめていたのである。

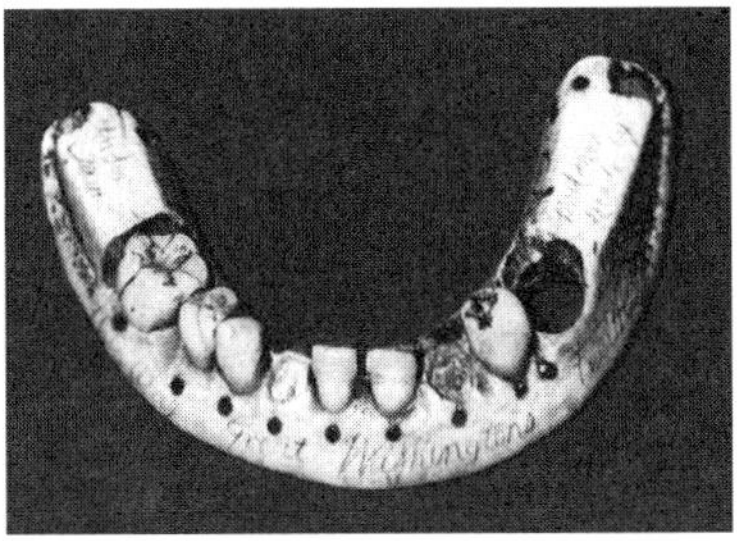

ジョージ・ワシントン大統領の入れ歯。1789年，57歳時

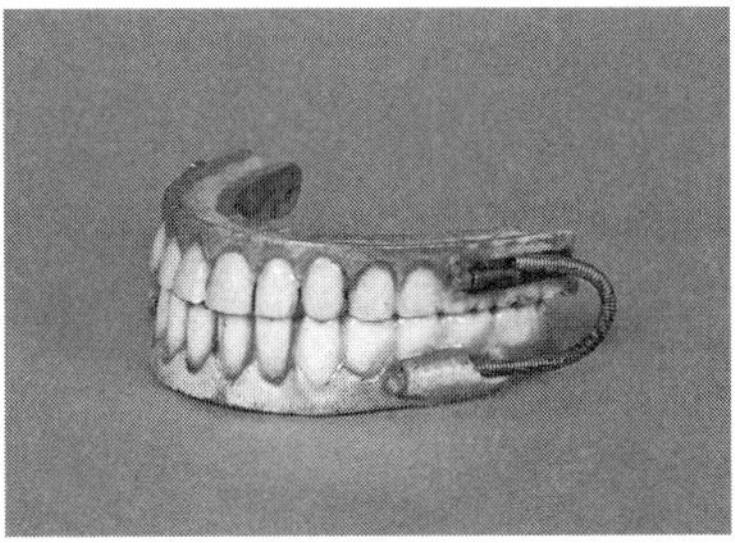

後方部にスプリングのついた陶材の入れ歯，18世紀（羽坂勇司蔵）

第六章　発展する歯科医学

児玉はこの落合にむかって、「軍医部に、なぜ歯科医が加えられていないのか……腹の痛みには堪えられても、歯の痛みだけはかなわぬ。……」と、なかば本気でいった。落合は、迷惑した。「ドイツでも、歯科医は軍医部に加えておりません」

司馬遼太郎『坂の上の雲』

1　日本の西洋歯科医学のはじまり

明治維新の三年前の慶応元年（一八六五）一〇月、アメリカ人歯科医W・C・イーストレーキは、横浜居留地一〇八番地で開業した。診療は、主に外国人居住者や横浜港に寄港する船客を対象にしていた。

彼に続いてレスノー、ウィン、バーリンガム、アレキサンドル、エリオットなど外国人の歯科医が続々と来日する。その多くは、日本の政情がほぼ安定したとの情報を香港や上海で得ていた。上海租界で開業していた彼らは、こうして日本にやってきたのである。明治末期までに横浜居留地で開業した外国人歯科医は、一〇数人に及んだ。アメリカ人が多く、フランス人がひとりいた。アメリカでは一八六五年に南北戦争が終わり、国内が不安定だったことも、開拓精神で日本にやってきた理由かもしれない。

彼らは当時アメリカで開発された最新の歯科技術と材料で治療を行なった。幕末時のアメリカと日本では、治療のレベルは比べようもないほどだった。日本の口中医や入れ歯師は、虫歯の痛みを薬を詰めて抑えることはできたが、虫歯で欠損した部分を修復する技術は持たなかった。一方、アメリカの歯科医は、進行した虫歯は歯の神経を取り（抜髄という）、その根っこに薬を詰め（根管充填という）、歯を抜かずに保存する処置をしていた。

横浜居留地で開業した外国人歯科医は、日本人を診療助手に雇った。やがてこの助手たちは、アメリカの近代歯科医学の知識、技術を学び、医術開業試験に合格し歯科医となっていった。

幕末の横浜居留地

安政五年（一八五八）に日米修好通商条約が締結され、横浜は長崎、函館などとともに開港し、歴史の表舞台へ登場した。その後造成された横浜居留地の東側半分は外国人街、西側半分は日本人商人街だった。日本人商店は、生糸、絹織物、綿や麻織物、漆器などの塗り物、お茶、薬種などを扱った。

開港当初は横浜居留地に暮らす外国人は少なく、万延元年（一八六〇）に四四人（英一八人、米一五人、蘭一〇人、仏一人）であった。翌年は一三〇人前後に増加した。外国人は貿易商、小売商、食料品供給業、宣教師、医師、歯科医、新聞発行人、船大工、機械師、水先案内人などであった。

居留地の治安を守るために、イギリスとフランスの軍人も駐在した。慶応三年（一八六七）には、貿易を仲介した中国人なども含め、約六〇〇人の外国人が住んでいた。

開港直後の横浜には、一攫千金の夢を抱いて多くの外国人や日本人の商人が集まって来た。イギリスの外交官アーネスト・サトウが「横浜は、ヨーロッパの掃溜め」と形容しているように、ゴールドラッシュのカルフォルニア州のような賑わいだったという。

横浜居留地近くの鶴見で生麦事件が起きたのも、ちょうどこの頃だった。薩摩藩の島津《しまづ》久光《ひさみつ》の行列の前を外国人の一行が騎馬のまま横切ろうとしたのに怒った藩士が殺傷した事件である。イギリス人商人のリチャードソンが死亡、二名が重傷を負い、賠償金を巡って国際問題になる。当時は政情が不安定で尊皇攘夷の嵐が吹いており、横浜居留地でも外国人を狙った殺人事件が起きる物騒な時代だった。しかし明治に入ると、横浜は西洋文明の窓口として急速に発展していった。

2　外国人歯科医の治療

上海からやってきたイーストレーキは、慶応元年（一八六五）に横浜居留地一〇八番地で医院を開業した。彼は三回来日し、診療助手として日本人を雇い育成したため、「日本の近代歯科の父」と呼ばれている。またこれを記念して、横浜も「近代歯科医学の発祥の地」といわれる。現在、神奈川県

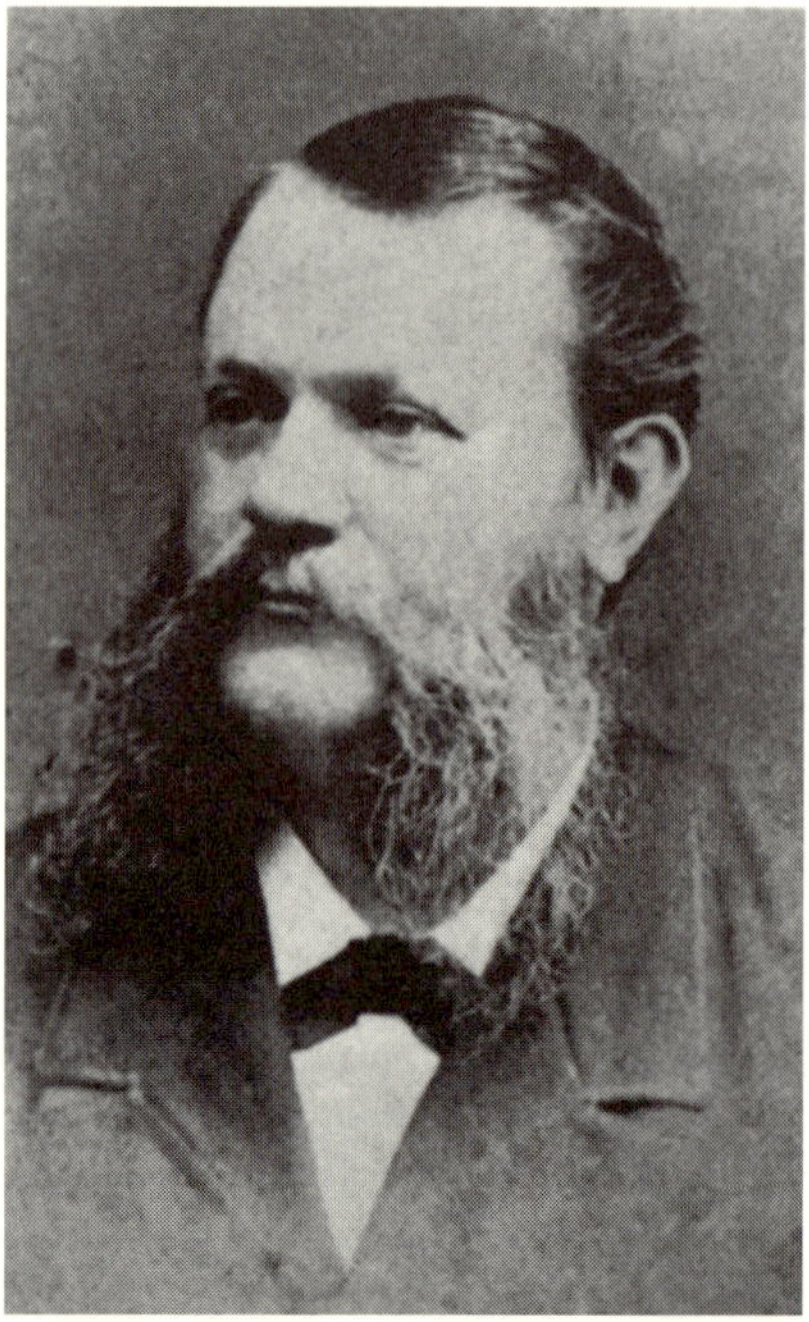

W. C. イーストレーキ，1834–1887

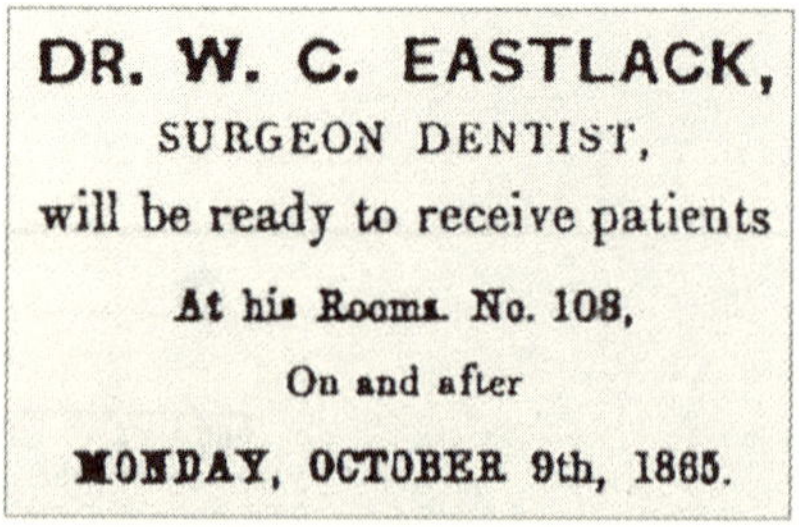

DR. W. C. EASTLACK,
SURGEON DENTIST,
will be ready to receive patients
At his Rooms. No. 108,
On and after
MONDAY, OCTOBER 9th, 1865.

1865 年 10 月の英字新聞に掲載されたイーストレーキの広告

歯科医師会館前に記念碑が建っている。

彼をはじめ、幕末から明治初期に横浜居留地で開業していた外国人歯科医は、どのような治療を行なっていたのだろう。記録は残っていないが、横浜居留地で発行していた英字新聞や日本の新聞に掲載された広告がひとつのヒントになる。

一八六五年一〇月九日の英字新聞『ジャパン・タイムズ』と『デイリー・アドバイザー』に掲載されたイーストレーキの広告は、「外科歯科医が、一〇八番地の居室で患者さんを受け入れます」としか書いていない。

翌年開業したレスノーは、横浜で発行されていた日本語の『海外新聞』に、日本人を対象に五月七日、五月二七日、八月二五日の三回にわたって広告を掲載している。「義歯の人工歯を、動物の骨、象牙、蠟石ではなく、ポーセレンで、金床、ゴム床の義歯を作ります。耐久性がよく、色や艶も天然の歯のようです」。つまり、アメリカの陶製の人工歯を使って、自然の歯のように見える義歯を作るというのである。しかし、レスノーの経歴については、まったく不明である。

慶応二年（一八六六）に来日したバーリンガムの広告は、同年一一月一日付の『デイリー・ジャパン・ヘラルド』に掲載され、詳しい診療内容がわかる。英語で、「吸着理論に基づいた〔落ちにくい〕金属床義歯、ゴム床義歯をはじめ、クラスプ〔入れ歯を止める鉤〕や虫歯治療後の金・プラチナ・銀の充塡、歯痛には抜髄や根管充塡、無痛抜歯など、最新で高度な治療を行ないます」と書いてある。ここに列挙してあるのは、アメリカでも最先端の歯科技術であった。なお、バーリンガムの経歴に関しても不明である。

一八六七年に横浜居留地で創刊された日本語の『万国新聞』には、イーストレーキと上海から来日して彼と交代したウィンの広告が載っている。ウィンは、上海の診療所時代からイーストレーキのパートナーで、一八六六年には彼から一〇八番地の診療所を引き継いだ。広告文は簡潔で、「口中一切療治仕候　百八番　ウヰン」だけである。今田見信の『開国歯科医人伝』には、ウィンの引札が紹介されている。引札は日本語で、抜歯はもちろん、麻酔をかけて金銀・護謨《ごむ》の類を埋充する、陶製の義

口中一切療治仕候
百八番
ウヰン

ウィンの広告

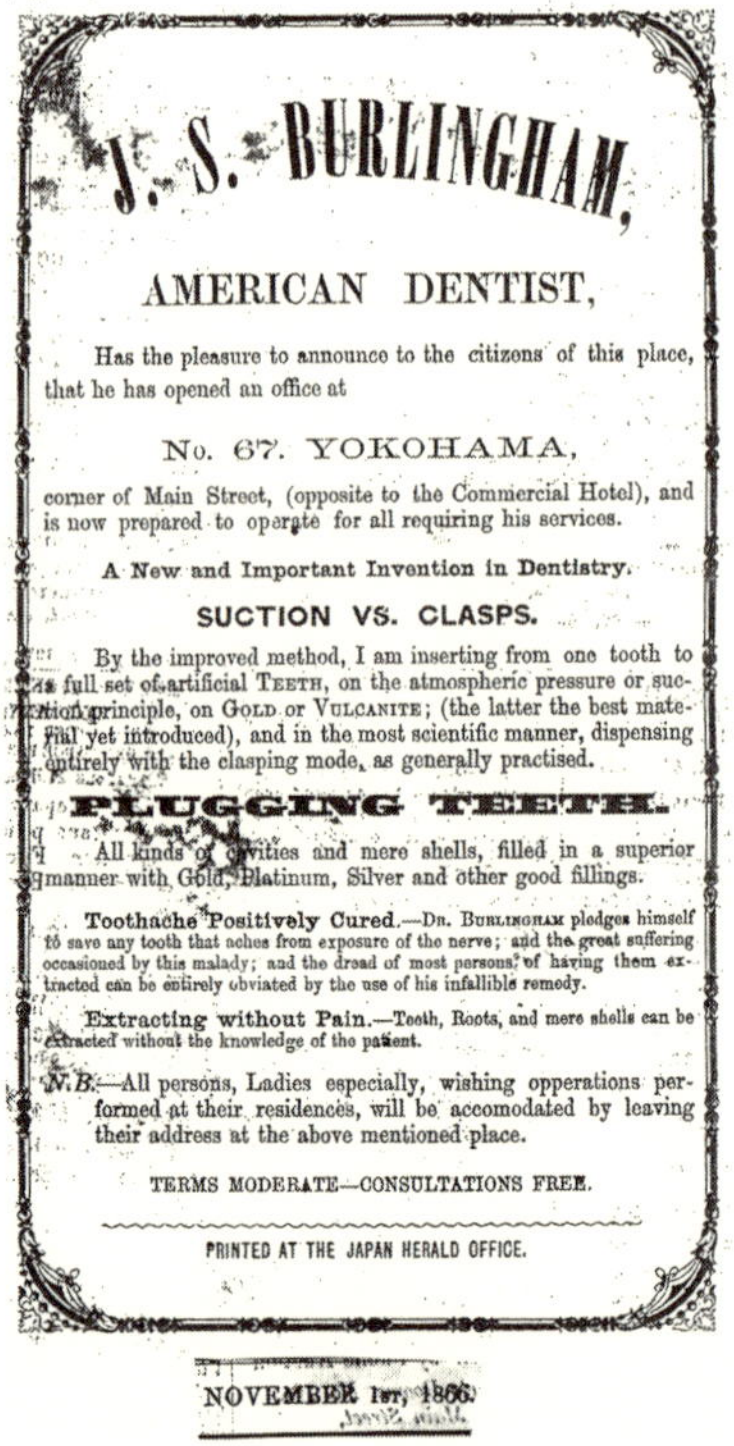

J. S. BURLINGHAM,

AMERICAN DENTIST,

Has the pleasure to announce to the citizens of this place, that he has opened an office at

No. 67. YOKOHAMA,

corner of Main Street, (opposite to the Commercial Hotel), and is now prepared to operate for all requiring his services.

A New and Important Invention in Dentistry.

SUCTION VS. CLASPS.

By the improved method, I am inserting from one tooth to a full set of artificial TEETH, on the atmospheric pressure or suction principle, on GOLD OR VULCANITE; (the latter the best material yet introduced), and in the most scientific manner, dispensing entirely with the clasping mode, as generally practised.

PLUGGING TEETH.

All kinds of cavities and mere shells, filled in a superior manner with Gold, Platinum, Silver and other good fillings.

Toothache Positively Cured.—DR. BURLINGHAM pledges himself to save any tooth that aches from exposure of the nerve; and the great suffering occasioned by this malady; and the dread of most persons of having them extracted can be entirely obviated by the use of his infallible remedy.

Extracting without Pain.—Teeth, Roots, and mere shells can be extracted without the knowledge of the patient.

N.B.—All persons, Ladies especially, wishing opperations performed at their residences, will be accomodated by leaving their address at the above mentioned place.

TERMS MODERATE—CONSULTATIONS FREE.

PRINTED AT THE JAPAN HERALD OFFICE.

NOVEMBER 1ST, 1866.

バーリンガムの広告。無痛抜歯，金箔充填など

入歯を成んとなさる御方ハ御尋被下所持の細工歯御
覧の上にて御用も仰付被下度候之ハ尋常の骨或ハ象牙
蠟石にて造りしに非すせとものに類せし金にて造りし
故持甚宜敷つやなど天然の歯に異らず
三十一番　レスノー謹啓

レスノーの入れ歯広告。1866 年 8 月海外新聞

歯の製作や歯周病の治療も行なうなど、詳細に療法の内容を謳っている。ウィンが日本人を患者としていたことがうかがえる。

イーストレーキとエリオットの論文

来日した外国人歯科医のうち、イーストレーキとエリオットの二人は、アメリカの歯科雑誌に発表した論文がそれぞれ一本と二本残っている。

イーストレーキは明治四年（一八七一）に日本からドイツへ渡り、ベルリンで開業した。一八七五年にはハンブルグのアメリカン・デンタル・ソサエティーで講演をしている。その講演要旨が同年、アメリカの歯科雑誌『デンタル・コスモス』に掲載された。ここでは、ドイツに同行した日本人診療助手の長谷川保について、誤った歯みがきなどで歯が磨滅する摩耗症の治療として金属の細い釘を打って維持し、金箔を充填するのが上手だと紹介している。そのほか歯科医院を経営する際の心得にも触れた。

エリオットは、『デンタル・コスモス』（一八七二年）に「日本の歯科」という論文を載せている。日本人は房楊枝で歯をみがくがきれいにならず歯石が堆積している、高齢者では無歯顎が多い、女性は結婚後お歯黒を塗るおそろしい習慣がある、といった衛生観念の低さについて述べた。また、蜜蠟であごの型をとって木の入れ歯を製作しその後当たりを微調整するとか、部分入れ歯は糸で隣の歯に結んで維持するなど、歯科技術についても言及した。『デンタル・アンド・オーラル・サイエンス・

CHINESE AND JAPANESE DENTISTRY.

BY W. ST. GEORGE ELLIOTT, M.D., D.D.S.

The following, on the dentistry of the Chinese, was written by Dr. Rodgers, an American dentist in Hong Kong, assisted by Dr. Kerr, an American missionary physician in Canton. It has been published only in the *China Review*, and will, therefore, probably be new, and, I hope, interesting to you.*

---

solely for ornament, the plate behind coming quite up to their cutting edge, and fully supporting them. They are carved from bone or ivory, strung together on a string, and let into the anterior part of the plate by carving. Only front teeth are thus carved, the grinding surfaces being formed by the wood, into which is driven a number of nails on either

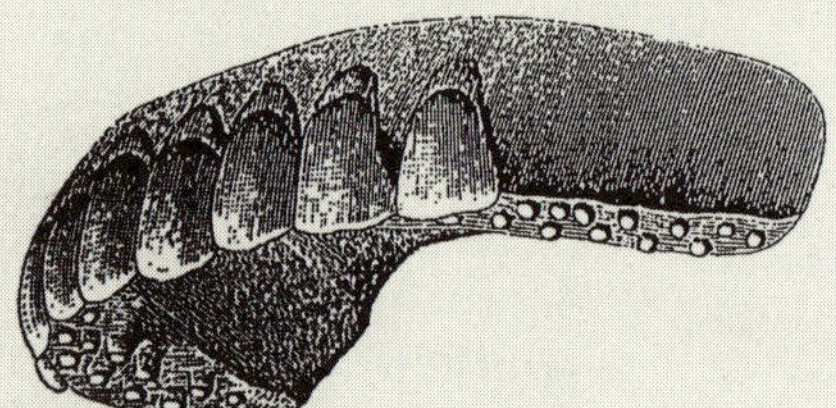

『デンタル・アンド・オーラル・サイエンス・マガジン』に掲載されたエリオットの論文「中国と日本の歯科」

マガジン』(一八七八年)に載った「中国と日本の歯科」では、とくに興味を持ったらしい日本の抜歯法と木製義歯を紹介している。抜歯に鉗子を使わず指で抜いたり、ハンマーで叩いて抜く、義歯は蜜蠟で歯型を取り、柘植の木を彫刻してあごに吸着するように作る。日本のやり方で西洋義歯を作ったところ、上手にできたと書いている。

イーストレーキ以後の外国人歯科医

横浜居留地は、明治三二年(一八九九)まで続いた。そこで開業した外国人歯科医を居住者名簿で確認すると一〇名以上になる。経歴は不明の者が多い。

来日順に掲載すると、イーストレーキ(一八六五年)、バーリンガム(一八六六年)、レスノー(一八六六年)、ウィン(一八六七年)、アレキサンドル(一八七〇年)、エリオット(一八七〇年)、パーキンス(一八七四年)、ギューリック(一八八〇~一年)、R・H・キンボール(一八八九~九〇年)、スミス、G・B・パール、E・ケリー(一八九七~九九年)、スチーブンス(一八九〇年)などである。

アメリカの医療水準

幕末から明治初期に横浜居留地で開業した外国人歯科医は、どのような技術や材料を用いていたのだろうか。同時代のアメリカの状況を把握できれば、イーストレーキなどの外国人歯科医のレベルが検証できるだろう。

表　主な歯科治療や器械・材料がアメリカで開発された年

金箔充塡	1846 年
リン酸セメント充塡	1860 年
蒸和ゴム	1855 年
亜砒酸失活，抜髄	1836 年
根管充塡	1857 年
亜酸化窒素ガスによる無痛抜歯	1844 年
エーテル麻酔	1846 年
歯科用治療椅子	1850 年
足踏みエンジン	1870 年

そこで、ジェームス・E・デクスターの『歯科口腔外科のアメリカ史』(*A History of Dental and Oral Science in America*, 1876) やS・S・ホワイト社（アメリカ）やアッシュ社（イギリス）の歯科用品のカタログ等で、歯科材料が開発され普及した時代を調べてみた。外国人歯科医が使った主な歯科材料や器械の開発年は表のとおりである。当時アメリカで普及していたものとほぼ同じで、アメリカ製の歯科材料や機器を使っていたと思われる。

3　高い技術と診察費

横浜居留地で外国人歯科医の治療を受けた日本人のなかには、元土佐藩主の山内容堂《やまのうちようどう》、政府高官の木戸孝允《たかよし》、歌舞伎俳優の中村仲蔵《なかぞう》などがいる。

今田見信の『W・C・イーストレーキ先生伝』に、山内容堂に関する面白いエピソードが紹介されている。軍医総監の石黒忠悳が東京歯科医学院の新校舎落成式で行なった祝辞である。

「明治二年頃にイーストレーキ君が横浜で亜米利加の歯科医を開業されて此入歯は大層高い、高い筈だ金で拵るといふ話で、其時に大学の別当たる土州の山内容堂侯が入歯を頼んだ。其砌《みぎ》り大学大助教司馬凌海君が英語が達者で通弁をして横浜へ呼ばれて行つたり来たりして居つた。さうして容堂さんが、金の入歯を拵へました。……容堂侯が歯を拵へた折り司馬君も立派な金歯を入れた。其時悪る口でもありませうが、司馬の身上でトテモ金の入歯はいれられないが、アレは通弁をして居たからうまくやつたのだなと云ふ悪口を唱へた。以て当時の質素と金入歯の貴く珍しいかりしを知るに足るのです……」

今田も、イーストレーキ先生の歯科技術は当時としては実際に珍しかったのだから、患者の負担は大きかったに違いない、日本人の患者はその技術を珍しく感じたであろう、と述べている。

イーストレーキよりも数年遅く、明治三年（一八七〇）に開業したエリオットは、木戸孝允、西郷従道《つぐみち》など当時の名士を治療したと言われている。その歯科技術は高く、また、小幡英之助、佐治職《つかさ》など日本人歯科医の育成に努め、日本の歯科界に貢献した。

『木戸孝允日記』には、エリオットの診療所に歯周病治療のため、通院した記録がみえる。「今日より横浜に至り歯痛を洋医に見せん欲《マヽ》す」（明治三年九月二日）、「米医へボンを訪ふへボン之気付にてエリアタ〔エリオット〕を又訪ふ明日より歯齦の療治をなさんと云」（同三日）、「エリアタを訪ふ又薬汁を歯齦にそゝく」（同五日）、「今日歯九本を脱抜其根深もの六七歩痛徹骨終日出血不止食事に尤困却す」（同六日）。

木戸孝允は翌月、翌々月もこの診療所に通ったが、エリオットがイギリスに行ってしまうと、弟子の小幡英之助が治療を引き継いで義歯を装着したようだ。

小池猪一は著書『醫（意）外史』で、エリオットらアメリカ人歯科医の診療料金について紹介している。

丁度この頃外国人居留地の歯痛に歯科医が居ないため困っていた。その診療費は、莫大な高い料金が取れることを聞いたアメリカ人歯科医は、これに目をつけ、一旗あげようと来日した。これらの歯科医の治療費は一回一両といわれて庶民には手の届かない高額なものであったが、評判を聞き各地から治療を乞う者があとを断たない盛況ぶりであった。

ヘボンの慈善医療とは全く対照的であったが、これらの歯科医師は、これまでの日本の口中医とは比べものにならない近代的な高度歯科医療をわが国に伝える役割を果した。

今田見信の『小幡英之助先生』には、「余〔エリオット〕の手術料は最初一〇ドルを最低としたり。すなわち以前日本に来りて施術せしイーストレーキ氏が最低一五ドルと定めたより少しく廉なり。而して当時の状態より見るに余の手術料は最も適当なりしが如く、何等の反対をも受くることなかりき」とある。

　富田仁は『舶来事物起原事典』で、「明治九年、築地でアレクサンドルは歌舞伎俳優の三代目中村仲蔵に上顎義歯を四五円で調製してその高値が評判を呼んだが、治療所には自動式の上下顎の開閉する人形に義歯の見本を並べた看板を出していたことで衆人の注目を浴びた」と述べている。

　アレキサンドルは、明治三年（一八七〇）に松江藩の砲術教師として来日したフランス人である。医師の資格を持っていたが、明治五年に横浜と東京築地で歯科医院を開業した。明治一五年（一八八二）五月一九日付の英字新聞『ジャパン・ウィークリー・メイル』は、外国人歯科医の治療費が高いという批判に対して擁護の論陣を張った。「彼らは、東洋の専門家よりも高度な治療を行なうフランスやイギリス、アメリカの優秀な開業医である。丁寧な仕事ぶり、率直さ、心意気のいずれでも、その根拠はいくつも挙げることができる。彼らの腕に対する疑問や非難の声など、一度も聞いたことがない。治療費は、ヨーロッパでふつう請求される金額の半額以下でありながら、外国人コミュニティのなかで彼らが絶対的な信頼を勝ち得ていることを、日本人は知らないのだ」。

　なぜ、日本人は高いと感じたのだろうか。江戸時代には医は仁術であり、人を救う道だとする考えがあり、診察代や薬代は患者の医師に対する謝礼、寸志とされた。寸志なので、医者が自ら請求するものではなかったのである。

4　息子夫婦からみたイーストレーキ

横浜居留地ではじめて歯科医院を開業したイーストレーキには、二人の息子がいた。英学者のフランク・イーストレーキは長男である。多言語を習得し、ベルリン大学で博士号を授与された彼は博言博士と呼ばれていた。日本で英和辞書や英会話書を刊行し、日本の英語教育に貢献した。

フランクの妻は日本人のナヲミで、著書『憶ひ出の博言博士』で義父について次のように紹介している。

「イーストレーキが、日本の土を踏んだのはたしか明治十四年だつたと聞いています〔正しくは慶応元年〕。……家族は父母と、弟の四人ぐらしで、そのほかに、支那人と、印度人のボオイを連れていたと思ひます。彼の父は本業が歯の医者で、医学博士の学位を持つていました。当時の日本、の歯科医術は非常に幼稚なもので、満足な医療器械すらなかつた時分ですから、来朝早々から方々で引っ張り凧だつたのです。彼の父は、日本の歯科医術と言ふものが、今日の発展を遂げるための、重要な礎石となつた人物でした」。また、「愛する日本へやってきて、永住の腹を決めた彼の一家は、お父さんが横浜で歯医者を開業し」というくだりもある。

息子のF・W・イーストレーキが書いた『外国紳士　滑稽実話』には、以下のような記述がある。

私の父は文久元年〔正しくは慶応元年〕に日本へ来ました。其頃に日本人の洋行は大変に幕府で厳しかつたが、山内土佐守の家来二人が、私の父と共に極めて秘密に外国へ逃げました。夫れは日本の歴史にも出て居る筈であります。其内の一人は米国へ着いてから不幸にも死にました。モウ一人は父の弟子に成つて医学及び歯医者を誠に熱心に稽古しました。明治五年の頃其の家来が私の父と共に独逸の伯林〔ベルリン〕に泊つて居りましたが、もう彌々上手に成つて来ました。其時は彼の品川彌二郎さんが日本の公使館の書記官をやつて居つた時で丁度日本に赦免といふことが発布された故「お前は帰れ」と品川さんが云ふて呉れました。ソコで明治六年の頃に其人が帰朝して東京に歯の治療所を開きました。ところが誠に繁昌して立派な屋敷も設けました。私の父が明治二十年になくなつて直ぐ一年立つてから其歯医者も肺病でなくなりました。

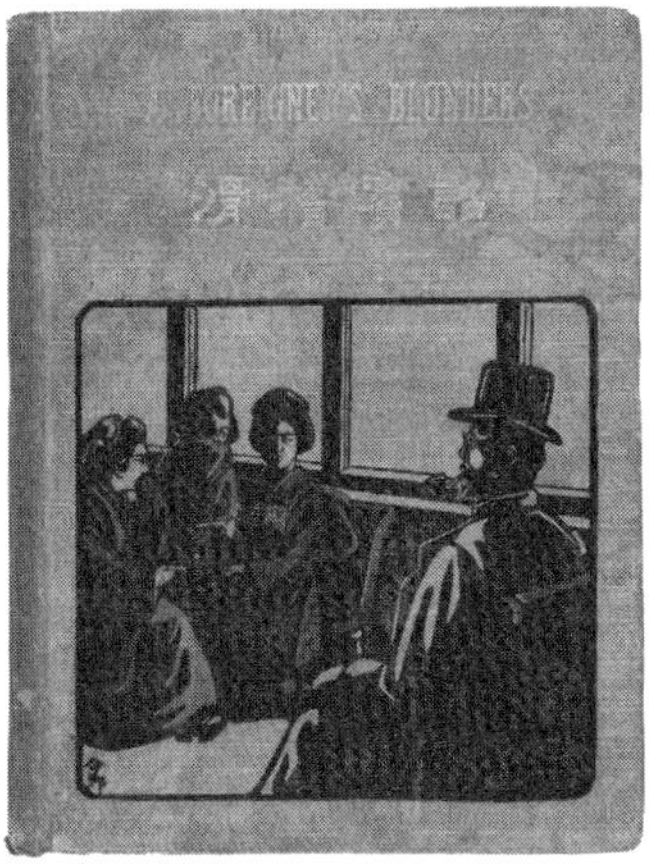

F. W. イーストレーキ著『外国紳士滑稽実話』1903 年

ここに出てくる弟子とは長谷川保（保兵衛）のことで、ドイツで品川公使から日本へ帰国するよう促されたのは事実である。しかしいくつか記憶違いがあり、吉田松陰がペリーの艦隊に小舟を漕ぎ寄せて乗船を乞うたが拒否された話と混同している。土佐藩士が外国に逃げた話も事実ではない。

しかし、この二冊の本は、身内の思い出として意義があると思われる。

5　明治初期の医療制度

歯科の話に入る前に、医科の変化について説明しておこう。

日本社会は、幕末から明治維新にかけて西洋文明の大きな影響を受けた。江戸時代には伝統的な漢方医学が主流だったが、西洋医学が導入され大転換が起こる。明治初期の医制の改革は、わが国の医師の知識や技術の向上を目的としていた。そのため西洋式医学校を整備したり、医師開業試験のレベルを高める必要があった。

その背景には、死亡率六〇〜八〇%のコレラなど伝染病が、明治一〇年（一八七七）以降、毎年のように流行していたこともあった。赤痢、チフス、天然痘、梅毒、結核も含め、明治政府としては早急に防疫対策を講じなければならない。明治四年（一八七一）に文部省が設置され、全国の教育、医事行政を統括した。医学や衛生行政を学ばせるため、長崎の医師長与専斎《ながよせんさい》を岩倉使節団に加え欧米に派遣した。ドイツの制度に感銘を受けた長与は、帰国後文部省医務局長になると、医療制度や衛生行政に関する各種規定を定めた医制七六条を作成する。文部省はこれを東京、京都、大阪の三都に発布した。

また、お雇い外国人医師たちも、系統的な医学教育制度を整備するのに貢献した。オランダから軍医のポンペ、ボードウィン、ドイツからは陸軍軍医のミュルレル、ホフマンなどが来日し教鞭を執った。ヘボン、シモンズ、エルドリッジ、ベルツ、スクリバなど民間人も日本人医師の養成に携わった。

衛生制度改革を陰で支えたのは、後藤新平である。明治二五年（一八九二）に内務省衛生局長になると、日清戦争帰還兵からの伝染病の侵入を防ぐため、陸軍検疫所を設けるなどした。

医師免許と医術開業試験

明治七年（一八七四）に文部省より医制七六条が発布され、まず東京・京都・大阪の三府で実施するよう達した。明治政府は医制により衛生行政の方針を示し、行政組織や医学校、医師をはじめとする医療職の資格と試業試験、医療報酬などについて定めたが、翌年から医務行政は内務省が所管することになった。二五歳以下で新たに医術開業を希望する者には、当初は解剖学、生理学、病理学、薬剤学、内外科の各大意、病床処方と手術について試験した。内外科（一般医科）のほか、暫定的に外科、内科、眼科、産科、口中科（歯科）、整骨科の各専門科での受験を認め、明治一二年からは医師試験規則を制定して、試験科目や問題数、試験時間などを定めるとともに、内務省の主導により衛生局が試験問題を作成し採点する方式に改めた。試験合格者には内務省免状を下付したが、軍医や病院医師、医学校教師など奉職履歴による者、東京大学医学部卒業生には無試験で免状を交付した。一方、従来から医業を行なっていた者にはその修学歴や開業歴によって各府県から仮免状を下付した。

明治一六年（一八八三）には医師免許規則と医術開業試験規則が制定され、翌一七年から医術開業試験が実施された。前期試験は物理学、化学、解剖学、生理学の四科目で、前期試験に合格した者が外科学、内科学、薬物学、眼科学、産科学、臨床実験の六科目を受験し、及第者は医術開業免状が授与され、明治一七年新設の医籍に登録された。また東京大学医学部卒業生のほか、府県立の特許医学校卒業生たちも無試験で医術開業免状が下付されるようになった。

一般医科の開業試験とは別に、医術開業試験規則では歯科試験が定められた。試験科目は歯科解剖及生理、歯科病理及治術、歯科用薬品、歯科用器械、実地試験である。五科目を一時に受験し、合格すると歯科医術開業免状を下付されて歯科医籍に登録された。明治二二年末の歯科医籍登録番号は、一〇六号だった。

ドイツ医学の導入

明治政府内では、ドイツ医学とイギリス医学のどちらを採用するか激しい議論があった。そのいきさつについて宗田一はこう説明する。「「ドイツ医学」採用は一つの政治的問題として処理されたものであり、……学術的問題としてよりは、それの枠外に問題の焦点があったとみられる」(『図説・日本医療文化史』)。

また、布施昌一『医師の歴史』には、「相良〔知安〕は、ほとんどの政府高位高官がイギリス医学一辺倒に傾いていた真っただ中で、ドイツ医学の優秀性を力説してドイツ医学採用を決定づけたと伝説されている。……明治二年六月、ドイツ医学採用の政府決定が行なわれた。……英医ウィリスは、明治二年十二月三日、東京から去った。鹿児島で医学校（現鹿児島大学医学部）を起こし、滞在すること十年、故国に帰った」とある。ドイツ医学が採用されると、ドイツに留学する医師が増えた。また、教育機関にもドイツ人教師が招かれた。

この西洋医学を重視する風潮に対し、漢方医学界は激しく抵抗した。西洋医学の採用は、結果的に漢方医学の否定につながるからである。明治二四年（一八九一）には、漢方の団体が請願書と署名を添えて医師免許規則の改正案を提出したが、不成功に終わった。

6　日本人歯科医の活躍

歯科開業医第一号・小幡英之助

医療制度の改革にともない、歯科をめぐる制度も変わった。明治八年（一八七五）、小幡英之助が医術開業試験を歯科専門で受験して合格し、歯科開業医第一号になった。

今田見信は「小幡英之助と歯科制度の創設事情」で、小幡の受験をめぐるエピソードを紹介している。それによると、エリオットに師事して西洋の近代歯科医学を学んだと自負していた小幡は、口中科で受験することを拒み、歯科で受験したいと東京医学校に強く求めた。同校の校長長与専斎は他の教授たちと相談し、小幡一人のために試験を行なった。試験委員は、試験主任赤星研造、校長長与専斎、教授石黒忠悳、教授三宅秀、総幹事草郷清四郎、幹事長三輪光五郎だった。試験は、まず歯鍵《しけん》

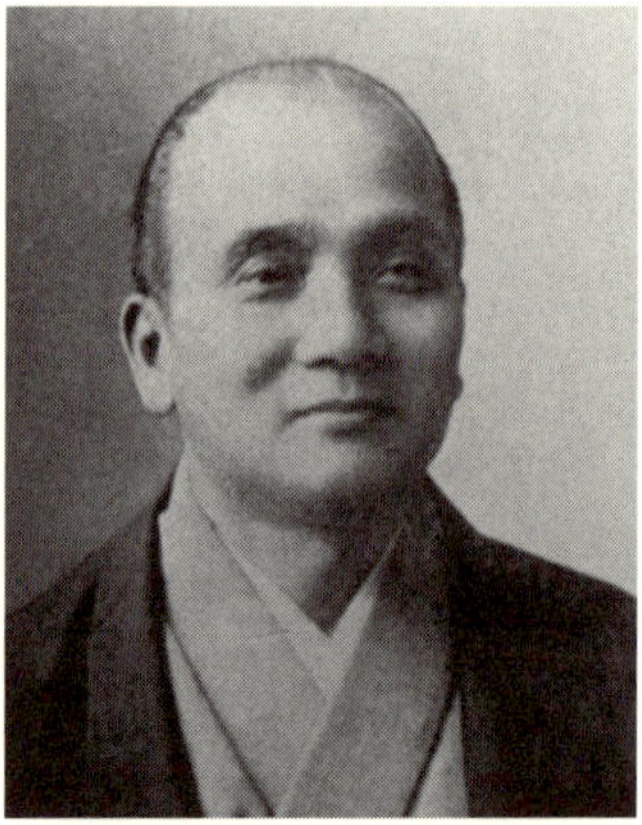

小幡英之助，1850-1909

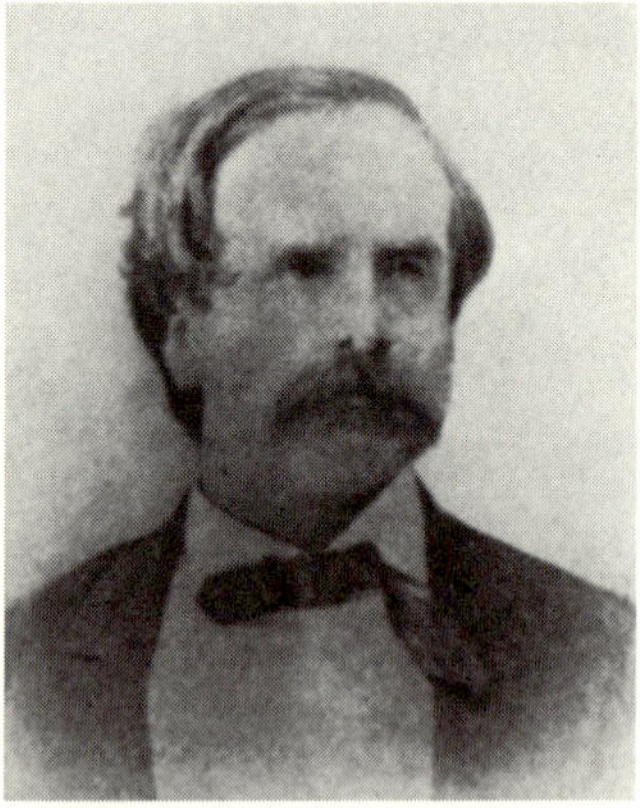

小幡英之助の師エリオット

（西洋の抜歯器具）を示してその用法を問い、次に大臼歯を示してその名称、左右の別、抜去法を問い、最後にハッチンソン氏歯牙（梅毒による異形成歯）に関することを問うものだった。小幡の回答は流れるがごとくで、試験官も感動したという。

小幡は免許をとると、東京京橋区采女《うねめ》町で開業した。師匠のエリオットは、横浜が不景気に見舞われたため中国（清国）に渡ることになっていた。日本を離れるにあたり、小幡の開業に必要な器械や材料をアメリカに注文し、彼の活躍を期待したという。小幡は患者によって手術料を左右せず、名士や宮家から往診を乞われても、歯科の器械設備がなければ治療はできないと断ったという逸話が残っている。同時代のアメリカと同じ治療法で、アメリカから取り寄せた西洋式抜歯鉗子を使用したと思われる。この頃は麻酔なしの抜歯であったが、小幡は外国人患者に対しては麻酔して抜歯したという弟子たちの回想録が残っている。

歯科医による啓蒙書

明治初期から中期にかけて歯科医になった人々は、庶民に蔓延する虫歯や歯槽膿漏について啓蒙活動を行なった。歯みがきや虫歯の早期治療の重要性を説き、歯科医を受診するよう勧めたのである。

たとえば明治一二年（一八七九）に刊行された『歯乃養生法』は、アメリカのJ・W・ホワイト著の小冊子を桐村克己が翻訳した口腔衛生の啓蒙書であった。その他にも、小林義直訳『養生浅説』（一八七五年）、伊澤道盛『固齢《かため》草《ぐさ》』（一八八一年）、高山紀斎の『保歯新論』（一八八一年）、『歯の養生』（一八八二年）、『衛

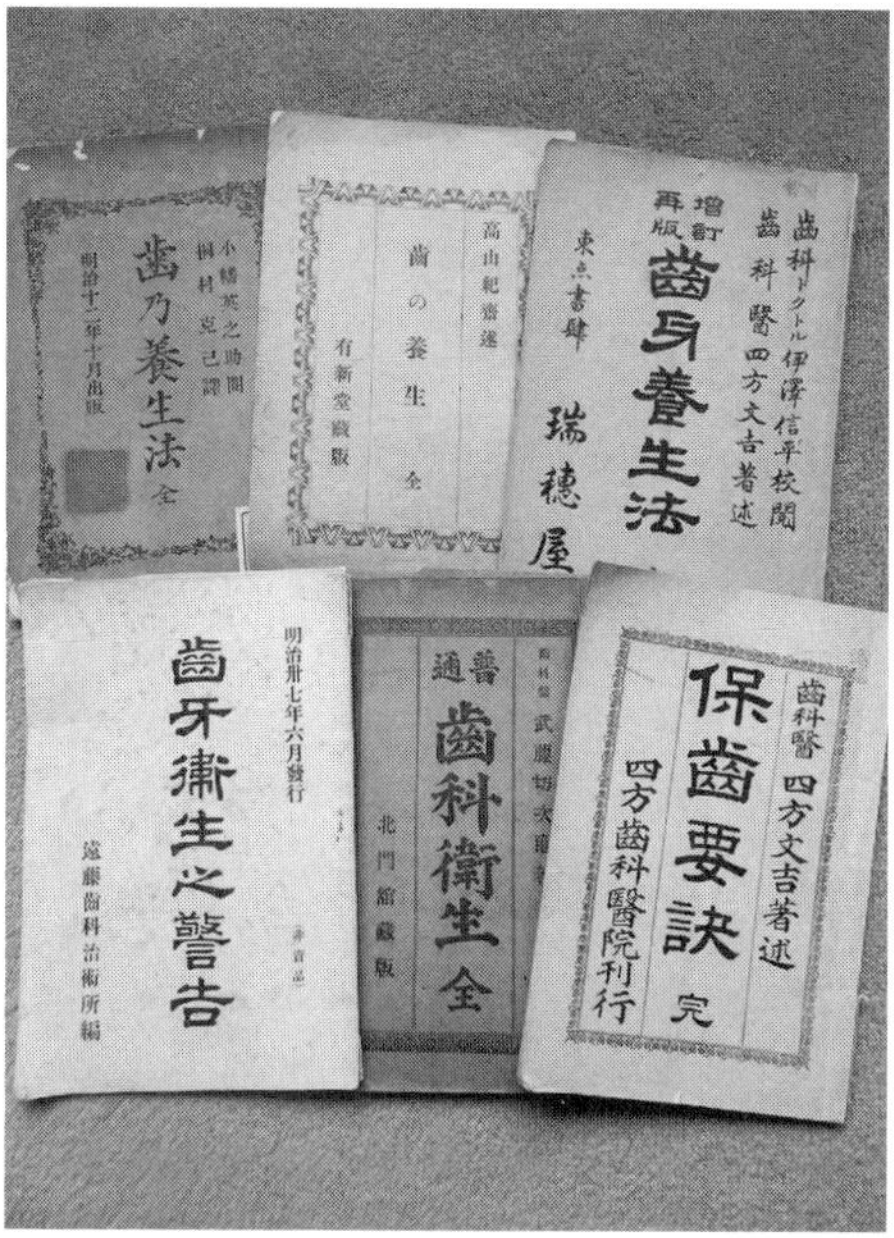

明治期に出版された歯科医による啓蒙書

生保歯問答』（一八九〇年）、『通俗歯の養生法』（一八九〇年）、四方文吉『歯牙養生法』（一八九二年）などがあった。

これらの啓蒙書に使われている「養生」という言葉は、江戸時代から用いられていた。養生とは、「自らの健康を増進する」という意味であった。ヨーロッパを視察した医師の長与専斎が『荘子』から「衛生」という言葉を見つけてHygieneの訳語とし、明治初期には「衛生」が流行語になったというが、啓蒙書の表題には従来どおり「養生」が使われたのである。

口中医や入れ歯師のその後

歯科医が誕生すると、それまで歯の治療を担ってきた口中医や入れ歯師は、一代限りという制約付きで鑑札を付与され営業を許可された。彼らは、近代的な西洋歯科医学を学んでいないため歯科医として認められず、従来家と呼ばれ、明治末期にはその数も減った。一般市民は、歯科医と従来家との区別がつかないため、都市部では騒ぎが起きることもあった。しかし、なかにはアレキサンドルに西洋歯科医学を学んだ口中医・竹澤国三郎などのように、あえて歯科医籍を取らずに「入れ歯歯抜き口中療治」の鑑札を受けて営業した者もいた。よほど入れ歯づくりに自信があったのだろう。

明治二六年（一八九三）の調査で従来家は、東京八七名、大阪五七名、各県で一〇四〇名であった。明治四三年（一九一〇）には、全国で七一名、翌年に五一名に減少した。歯科医学の近代化により、口中医や入れ歯師は歯科医にバトンタッチすることになった。

7　歯科医の育成と発展

教育機関の設立

日本では歯科教育は医学教育に比べて遅れていた。明治一七年（一八八四）に医術開業歯科試験が始まったが、教育機関がなく、私塾や講習会で学んで受験するしか方法がなかった。医科は官公立・私立の教育機関が明治初期から国策により設立されたが、歯科の教育機関は個人の歯科医や歯科医の団体が創設しなければならなかった。明治二一年に東京歯科専門医学校が設立され、閉校した後、明治二三年、アメリカで学んだ歯科医の高山紀斎は、東京芝区伊皿子に高山歯科医学院を開き、系統的な教育を始めた。在学中に医術開業歯科試験を受験する者がいたため、卒業生をはじめて送りだしたのは明治二八年であった。その後高山歯科医学院は、血脇守之助に引き継がれて東京歯科医学院（現東京歯科大学）に改称した。

明治三九年（一九〇六）には歯科医師法が制定され、歯科医は医師から独立した。また、専門学校令により歯科医学専門学校ができ、卒業すると医術開業歯科試験を受験せずに歯科医師免許を取得できるようになった。従来の医術開業試験も検定試験と呼ばれ、継続された。昭和三年（一九二八）には官立の東京高等歯科医学校（現東京医科歯科大学）ができる。

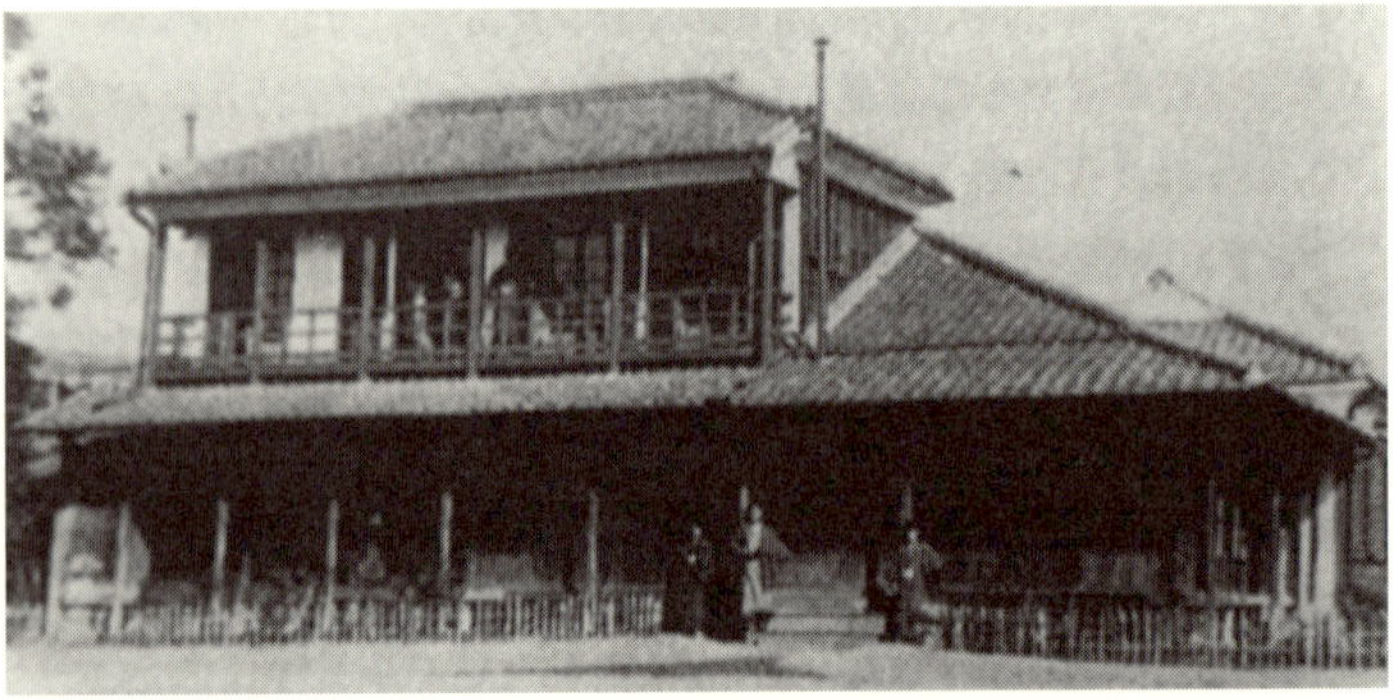

明治 23 年創設の高山歯科医学院。『歯科保健医療小史』より

基盤の整備と技術の進歩

明治三六年（一九〇三）に、歯科医師の身分や業務を確立する歯科医師法の制定を目指し、一一一四名の歯科医師によって「大日本歯科医会」が発足した。旧歯科医師法が明治三九年に公布施行され、大正一四年の同法の改正にともない、歯科医師会の設立を規定する勅令が出ると、大正一五年に公法人として日本歯科医師会、道府県の歯科医師会が設立された。そして会員は強制加入、国家に協力することが明記された。

歯科医師の数は明治四二年（一九〇九）に一〇六八名であったが、大正一四年（一九二五）には一万人を超えた。四年制の歯科医学専門学校で教育を受けた歯科医が続々と誕生したからである。一部の卒業生は、臨床系の人はアメリカへ、基礎系や口腔外科系の人はドイツへ留学して進んだ医療を学んだ。彼らは新しい技術、器材を持ち帰り、日本のレベル向上に貢献した。アメリカに留学した人は、通称アメドクと呼ばれ、一種のステータスを得た。

歯科材料や機器は、明治期は第二章で紹介した清水卯三郎などが外国から輸入していたが、懸命に模倣、吸収して、大正初期に国産品の製造が始まった。しかし技術的には外国と二〇〜三〇年の開きがあったという。塩酸プロカインによる局所麻酔も普及し、無痛で抜歯できるようになる。前歯のつぎ歯（継続歯という）や、臼歯の欠損部にブリッジ（架工義歯という）でつなげて修復する技術も広まった。

歯を切削する電気エンジン（モーター）は、アメリカのS・S・ホワイト社が明治二七年（一八九四）に開発し日本に輸入されたが、国産品が普及したのは大正一四年（一九二五）頃であった。歯科のデンタルユニット（治療器械の一式）は、外国製品を模倣して製作されたが、性能は悪かったという。診療用のデンタルチェアーは、昇降できないタイプであった。

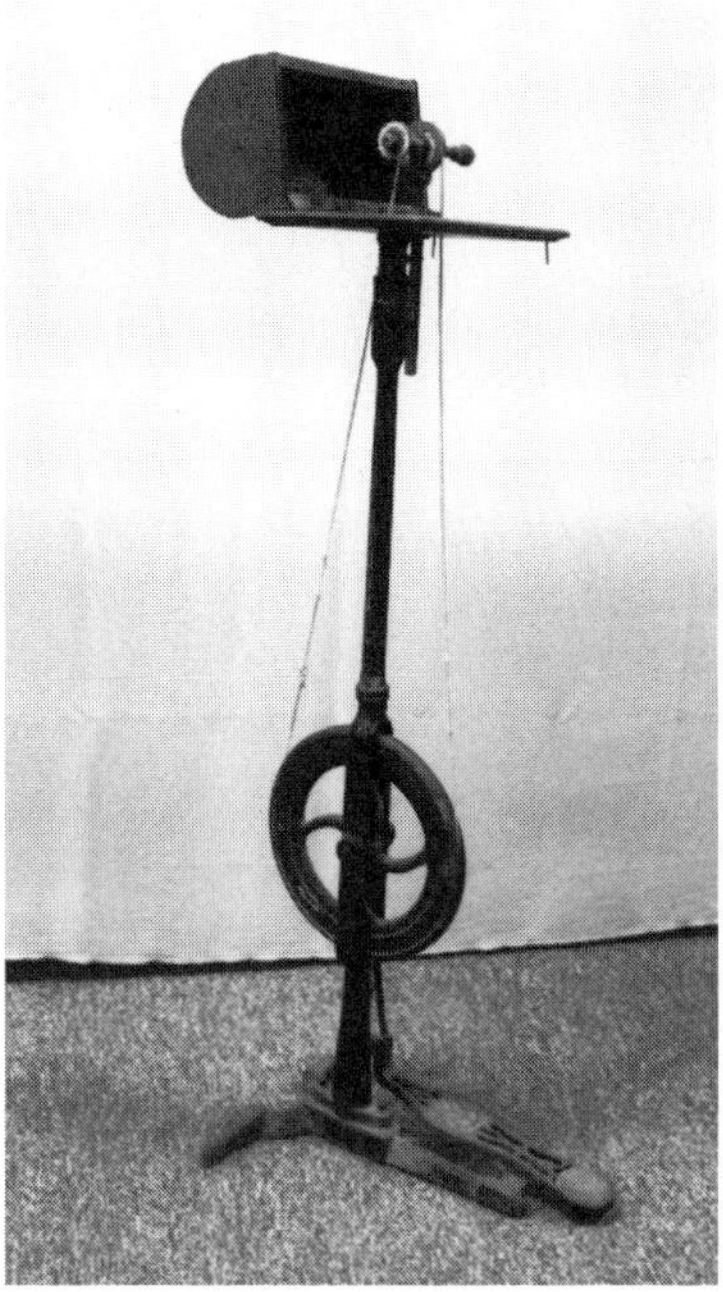
足踏式レーズ。ペダルを踏んで滑車を回し，回転により，義歯などを削合，研磨する（神奈川県歯科医師会・歯の博物館蔵）

学校歯科医の誕生

大正初期には、児童の七割が虫歯であったという。大正九年（一九二〇）に内務省は、国民病とされていた結核、トラホーム、虫歯の予防を目的として東京教育博物館で「児童衛生展覧会」を開催した。このとき結核デー、トラホームデー、ムシ歯デーの「三つの予防デー」がつくられた。これが虫歯予防デーや歯の衛生週間のルーツである。その後大正一二年に学校歯科医制度ができ、各小中学校に嘱託医が置かれた。大正七年に改称した日本聯合歯科医師会は、国民の口腔衛生の普及のために、各地の歯科医師会と協力して公衆衛生運動に乗りだした。児童の虫歯を減らすには学校の先生や職員の教育が必要、と講演会や講習会を各地で開催した。

昭和に入ってムシ歯予防デーが六月四日となり、小中高の学校歯科医制度が普及した。昭和一四年には五月二日〜八日が護歯デー（五月四日にかけている）となり、さらに戦時体制下の国民の体力向上を目的として健康週間になる（口絵21）。

健康保険の歩み

明治四四年（一九一一）、生活困窮者に対して医療面を中心とした支援を行なう団体・恩賜財団済生会が設立された。各地で医療を受けられない人々のために、実費診療所（軽費診療）が東京に開設された。日清・日露戦争で負傷したり家の大黒柱を失ったり、失業した人など国民の多くが貧困にあえいでいたのである。健康保険法は大正一一年（一九二二）に制定され、同一三年より実施されることになっていたが、前年に起きた関東大震災のために延期された。その後、改正を加えて昭和二年から実施された。この健康保険制度は当初加入できる人は、工場や鉱山などで働く常勤の労働者本人に限られ、対象は三〇〇万人程度であった。

日本医師会と日本歯科医師会は、政府や健康保険組合と契約して医療を請け負うという方式で単価点数制が導入され、これは今日まで続いている。世界恐慌が起こり戦争に向かうにつれ、健康保険制度の様相が変わっていく。農村の貧困救済策として、また頑健な兵士を確保する目的で、農業に就く人を対象に、昭和一三年(一九三八)国民健康保険制度がつくられた。その後も戦時体制のもと、保険の対象は自営業者、ホワイトカラー、船員や家族などにも拡大され、現在にいたる国民皆保険制度の土台となる。太平洋戦争が始まる昭和一六年三月には医療保護法が制定され、公費医療制度ができた。

8 戦時体制下の歯科医

昭和一二年(一九三七)七月に起きた盧溝橋事件を契機に、日中戦争が始まる。国民の生活も国家総動員法によって戦時体制となり、米、味噌、醤油、砂糖、酒といった食料品のほか、たばこやマッチ、衣料、医薬品など生活必需品が配給制となった。充填などの歯科治療に欠かせない金地金やエックス線フィルム、ガーゼや包帯なども配給になった。不安の多い時代であった。

昭和に入ると国産の歯科材料や治療機器は増え、外国製品と比べても使用に耐える品質に成長していた。ただ国産品が増えたとはいえ、戦争の影響で輸入品は統制されて不足するようになる。昭和一三年に国家総動員法が施行されるとさらに資源は統制され、歯科材料の入手が困難になり、金などは配給制となった。

歯科治療にかんしては電気エンジン、歯科用レントゲンや昇降式のデンタルチェアー、コンプレッサー、デンタルユニットにスポットライトがつくなど電化が進み、治療が一段と充実した。

歯科軍医制度

日本の軍隊には、明治初期より軍医制度は置かれていた。しかし、歯科軍医制度（正式には陸軍歯科将校制度）はなかなか実現しなかった。明治三七年（一九〇四）に日露戦争が勃発すると、陸軍では翌年の五月に、海軍は一月に嘱託として歯科医が採用された。大日本歯科医会は、歯科医の社会的地位の向上のため、日清戦争期より陸軍省に歯科軍医の設置を要望してきた。陸軍歯科将校制度は、歯科界の長年の悲願であり、昭和七年（一九三二）にようやく歯科嘱託医制度が発足した。志願し採用された陸軍嘱託歯科医は、昭和一三年に北支、中支、南支に配属された。筆者の父は、昭和六～九年に陸軍軍医学校口腔外科、昭和九年に旧満州牡丹江、延吉、チチハル陸軍病院歯科に勤務した後、昭和一六年八月に陸軍歯科医将校になった。その後昭和一五年に陸軍歯科将校制度、昭和一六年に海軍歯科医科士官制度が誕生した。現実問題として、軍隊の兵士の七～八割に虫歯や歯槽膿漏があり、兵士の健康を守るためにも歯科軍医制度は必要であった。陸軍の野戦用の歯科器械や海軍の艦船用歯科器械も作られた。

筆者の父大野肅斎の陸軍歯科医将校の辞令書類。国立公文書館より

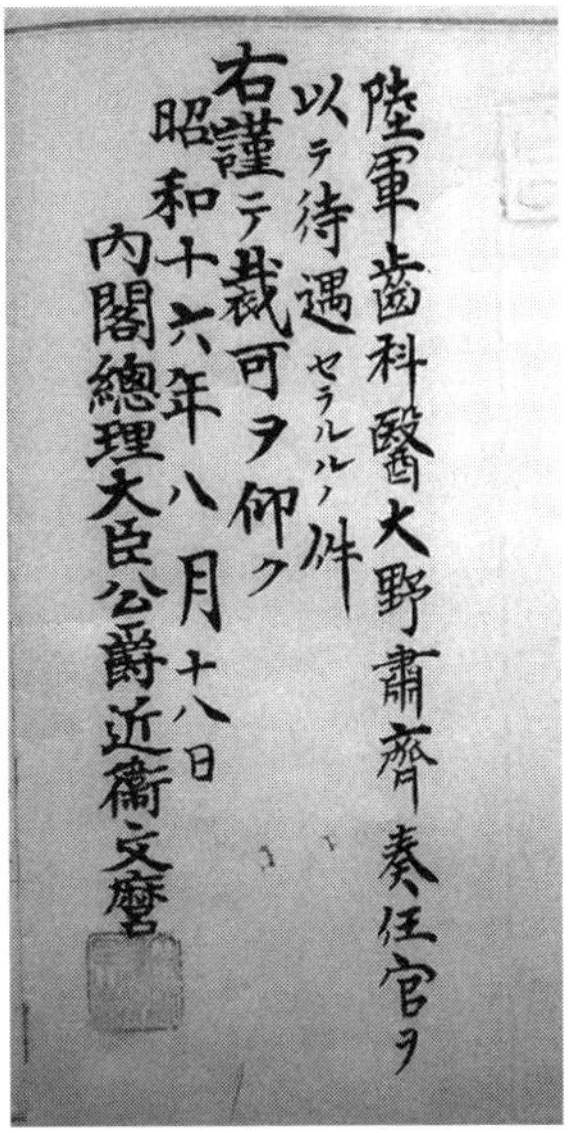

陸軍齒科醫大野肅齊 奏任官ヲ
以テ待遇セラルルノ件
右謹テ裁可ヲ仰ク
昭和十六年八月十八日
内閣總理大臣公爵近衛文麿

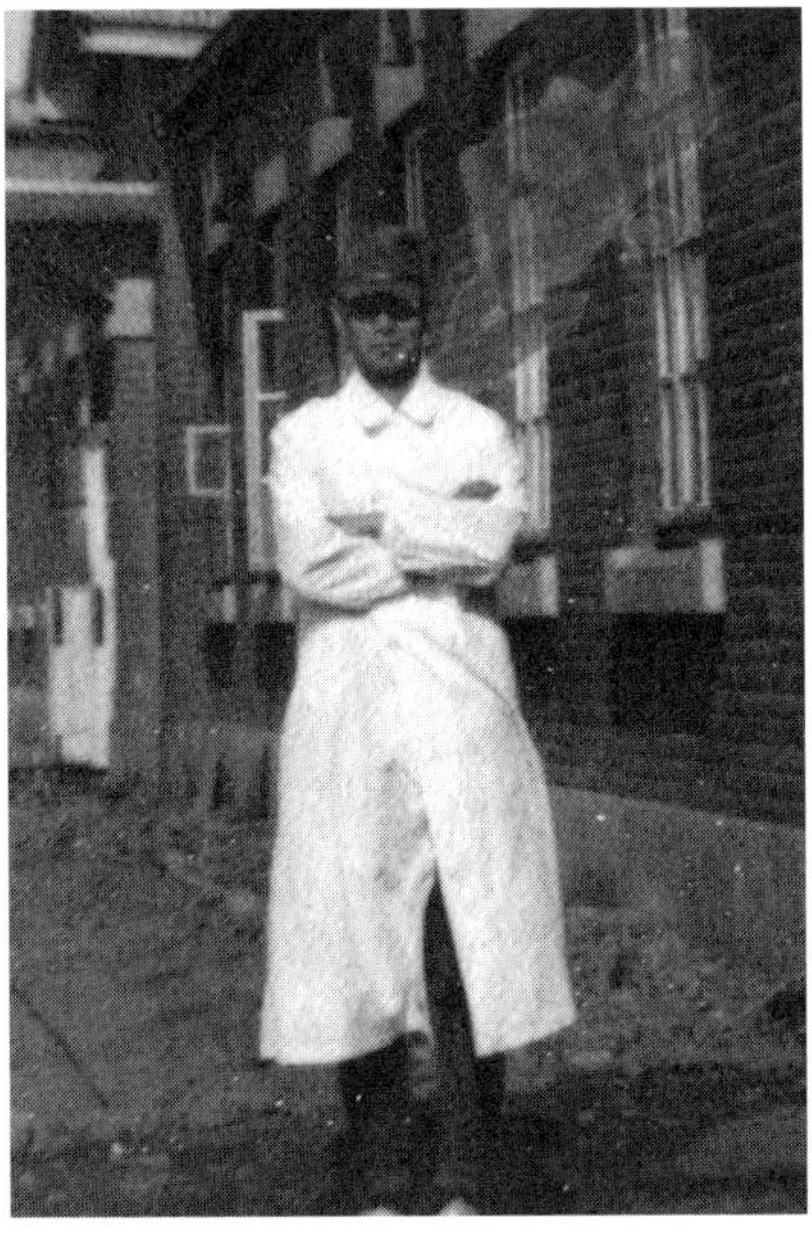

陸軍歯科将校として勤務していた牡丹江陸軍病院にて。昭和16〜17年頃

陸軍歯科医将校

陸軍衛生部の医官として、歯科医少将以下少尉までの官等が新設された。これにより陸軍歯科医将校と呼ばれ、軍医（医師）と歯科医の職務が明確に区分された。陸軍歯科医将校になるには、①衛生部委託生として歯科医学専門学校の所定の課程を卒業する、②歯科医学専門学校を卒業してから入隊する、③歯科医の資格を持つ三二歳未満の現役将校から補充する（転科）、という方法があった。

委託生は、歯科医学専門学校在学中に夏期休暇を利用して毎年三週間（三回）所定の軍隊教育を受ける。そして卒業直後、見習士官を命ぜられ、約二カ月後に少尉に任官した。委託生で歯科医将校に採用された人は、昭和一六年二月に一期生五名（三年生）、二期生五名（二年生）、三期生五名（一年生）、四期生八名、五期生七名であった。また、昭和一六年一一月一六日付で、歯科医師一六〇名に対し、歯科医将校へ転科するよう発令があった。

海軍歯科医科士官

昭和一四年八月、国家総動員法に基づき、国民徴用令が公布された。軍需工場など重要産業に国民を強制的に就業させるものである。同一六年一二月には、医療関係者徴用令が公布された。これは医師、歯科医師、薬剤師、看護婦の徴用を行なう勅令だった。歯科医学専門学校の学生は、一期生を除き卒業と同時に見習医官となり、各地の海軍の学校に配属され、少尉に任官された。

昭和一六年一月一期生三名、昭和一六年九月二・三期生五三名、昭和一七年四・五期生七一名、昭

和一八年六・七期生九六名、昭和一九年四月八・九期生二六四名であった。また、海軍委嘱歯科医師から海軍予備役歯科医科士官を採用する道もあった。

陸軍歯科軍医による野戦病院での歯科治療

戦地での陸軍歯科軍医の歯科治療はどのように行なわれていたのだろうか。伊藤章著『一歯科軍医の特異従軍体験記』に、経験談が紹介されている。I氏は、見習い士官として輜重兵《しちょうへい》（弾薬、食料を第一線に運び届ける兵站の任務）となり、昭和一五年に陸軍歯科軍医制度ができたのを機会に、昭和一六年に陸軍歯科医少尉に転科した。

軍医制度がなかった頃は、歯科医の資格があっても召集され兵役についていた。I氏は、連隊長の薦めで野戦病院付の陸軍歯科医になった。そして、中国の広東から仏印に転戦、ハノイで下船しシンガポールに着任、昭和一七年一月にマレー作戦に出動、ムアールの野戦病院で診療をした。マレー作戦とは、山下奉文将軍が降伏にイエスかノーかを迫り、英国軍のパーシバル司令官が降伏した戦いで有名である。病院では、外科系の軍医、内科系の軍医、歯科軍医、薬剤官、下士官、衛生兵などとともに診療に従事した。

英軍降伏後、シンガポール島が平静になり歯科診療所が開設され、I氏のほか、歩兵部隊の上等兵だった歯科医E氏と衛生兵二名で診察にあたった。通常、野戦病院では完全治療ではなく、応急的な痛み止め程度の処置が中心であった。手に負えないもの（虫歯が進行した状態）は抜歯した。戦地で

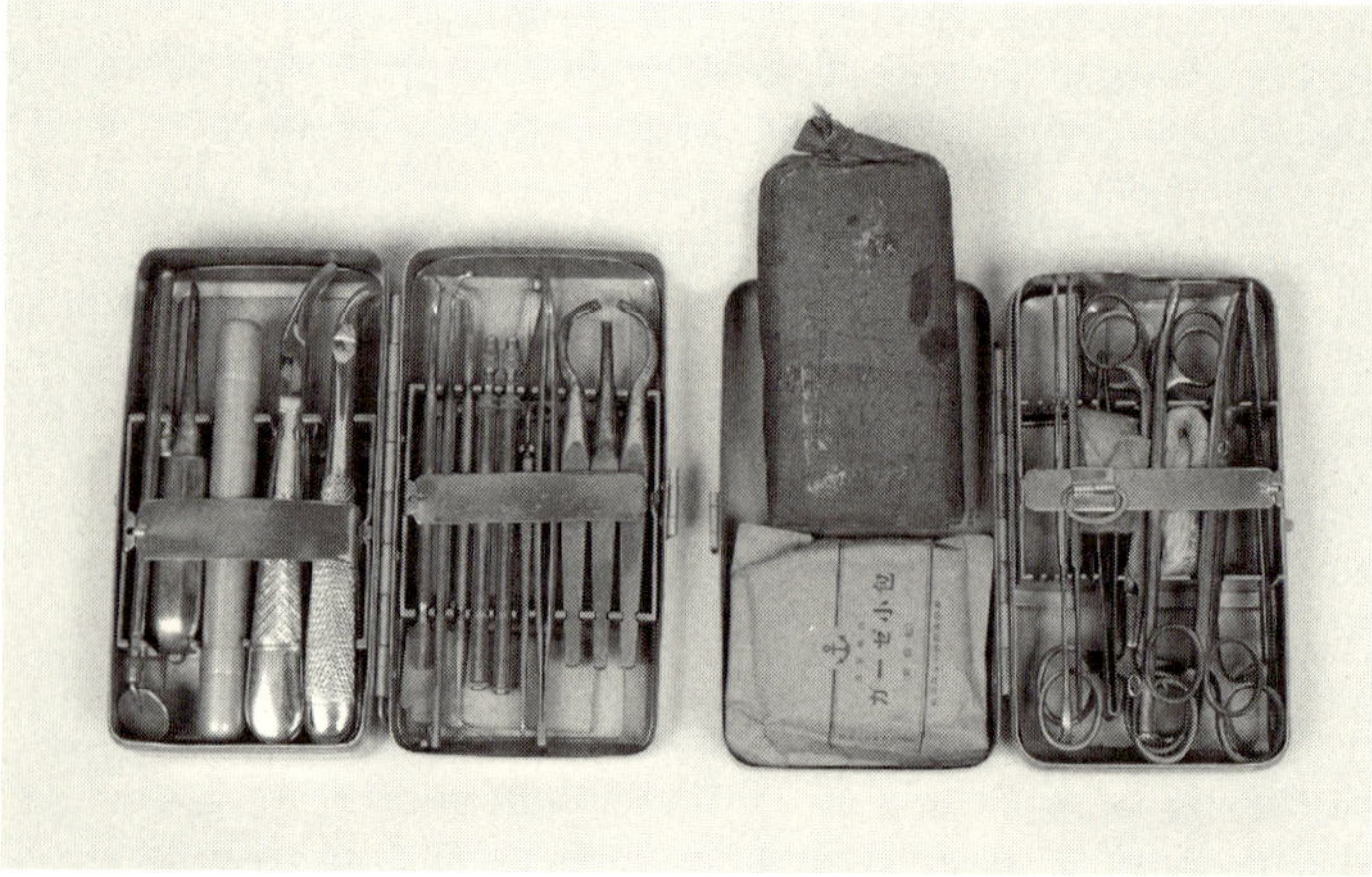

日本陸軍の戦地用歯科嚢

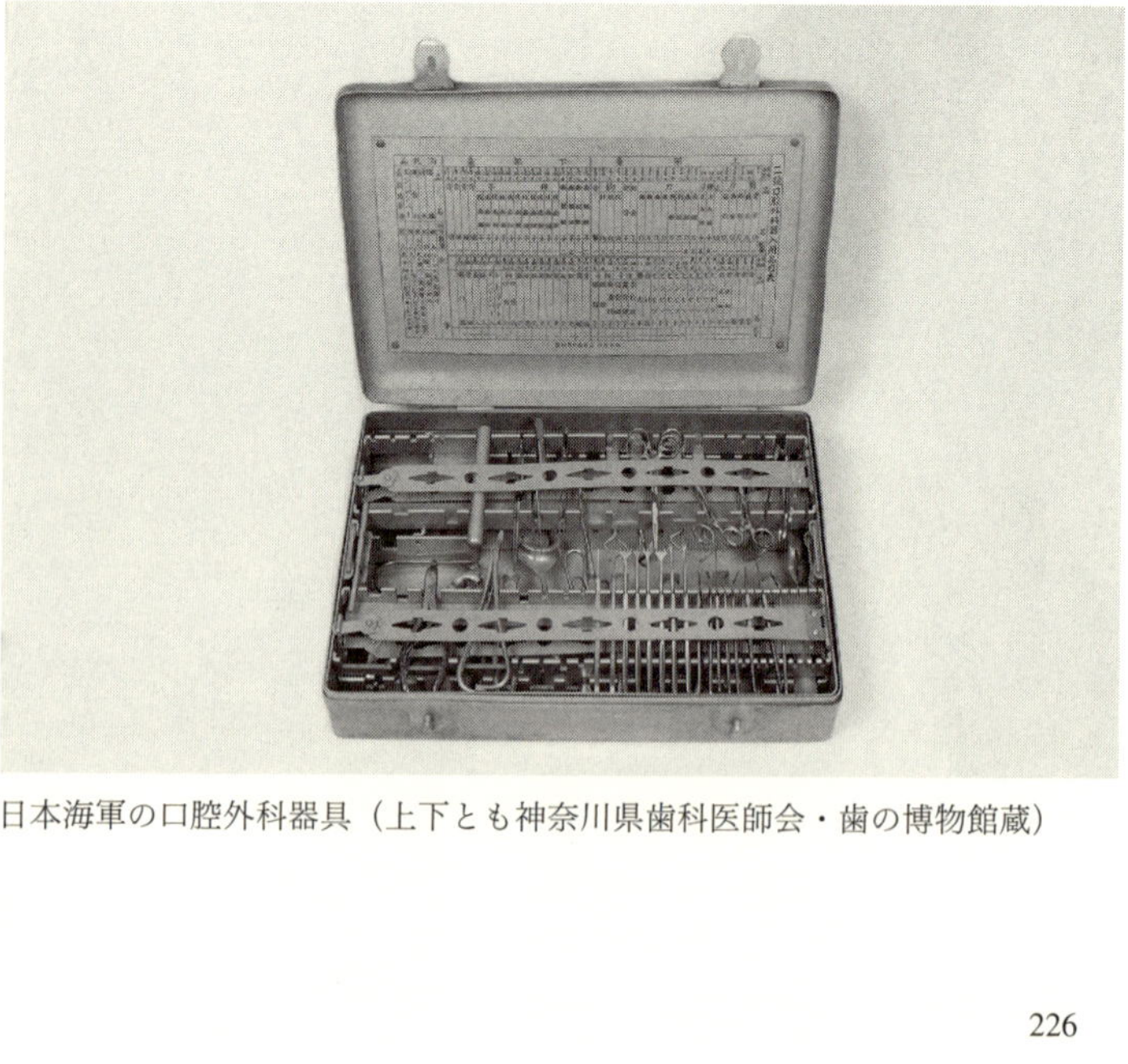

日本海軍の口腔外科器具（上下とも神奈川県歯科医師会・歯の博物館蔵）

診療所を開設した日は一日一〇〇名くらいの兵士が来院し、翌日もまた同様であったという。歯科医は昼食も取れない忙しさであり、毎日一〇〇名前後の患者を治療した。マレー作戦で部隊はブキティングに進駐して野戦病院に歯科診療所を開設した。設備は組み立て式の椅子と足踏みエンジン（足で踏んで滑車を回して歯を削る機器）、作戦中に現地で押収した治療椅子と電気エンジン（モーターの回転で歯を削る機械）であった。虫歯を削るバー（金属製の切削用器具）も押収品であり、他の戦地に比べて診療機器に恵まれていた。戦闘中は歯科業務を行なえないが、戦地で駐留状態になると歯科患者が多数来院した。

歯科ペンクラブが編纂した『太平洋戦争と歯科医師』には、北支派遣徐州陸軍病院付の陸軍歯科医将校は、昭和一六年に徐州陥落直後の野戦病院では、治療器械が不足し歯科嚢（携帯用の歯科器具）で応急処置を行なったとある。

満州国東安陸軍病院に勤務していた別の陸軍歯科医将校は、母校の大学病院で口腔外科を専攻したため、顎の骨折など戦傷の外科的な処置が多かったという。その他、顎骨の骨髄炎、口腔底蜂窩織炎などの炎症のある患者が絶えなかった。ちなみに、この頃は抗生物質がなかったため、サルファ剤（スルファミン）を使った。軍隊に入ると虫歯が増えると言われていたが、これは戦地では歯を満足にみがけなかったため口腔衛生状態が悪かったのだろう。

昭和二〇年までは戦時下の統制経済により、国内は不況で歯科技術にはまったく進歩が見られなかった。昭和一七年二月に国民医療法が公布された。これは戦争目的遂行のための疾病の治療だけで

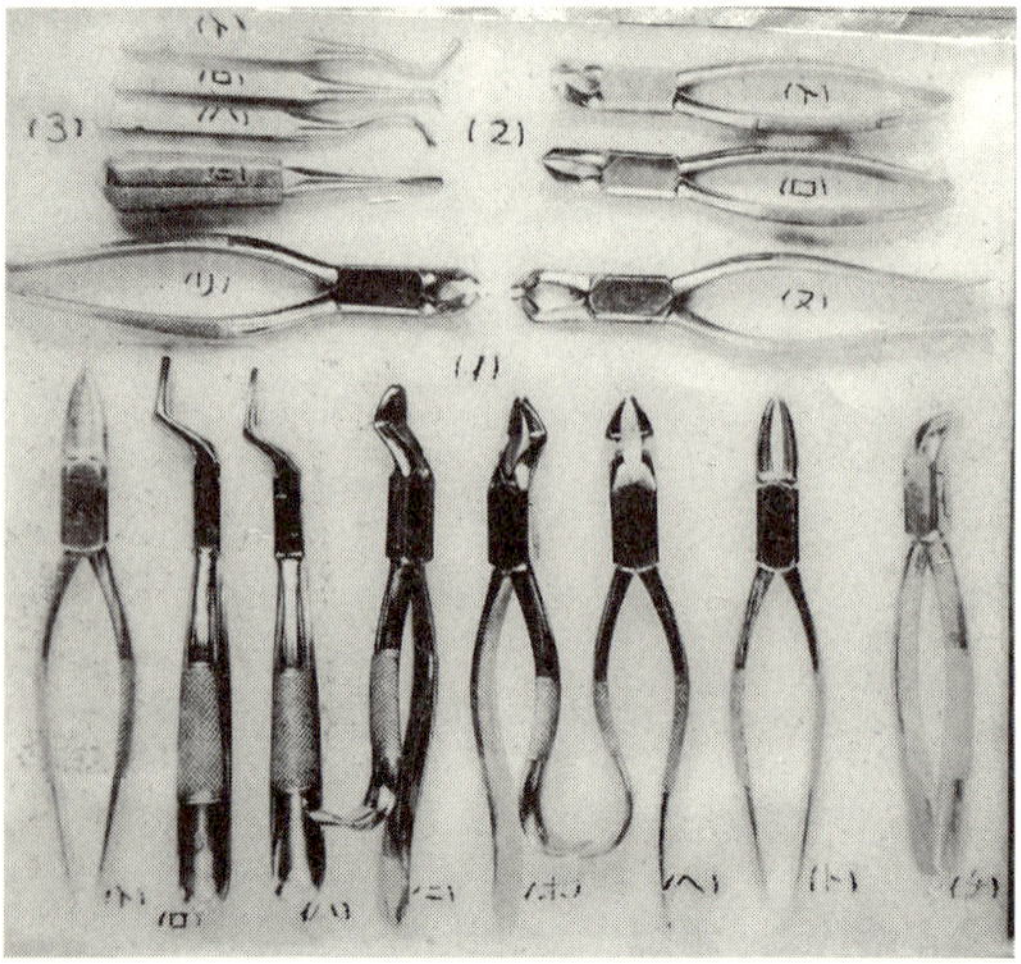

陸軍で使われていた抜歯器具（上下の写真とも神奈川県歯科医師会・歯の博物館蔵）

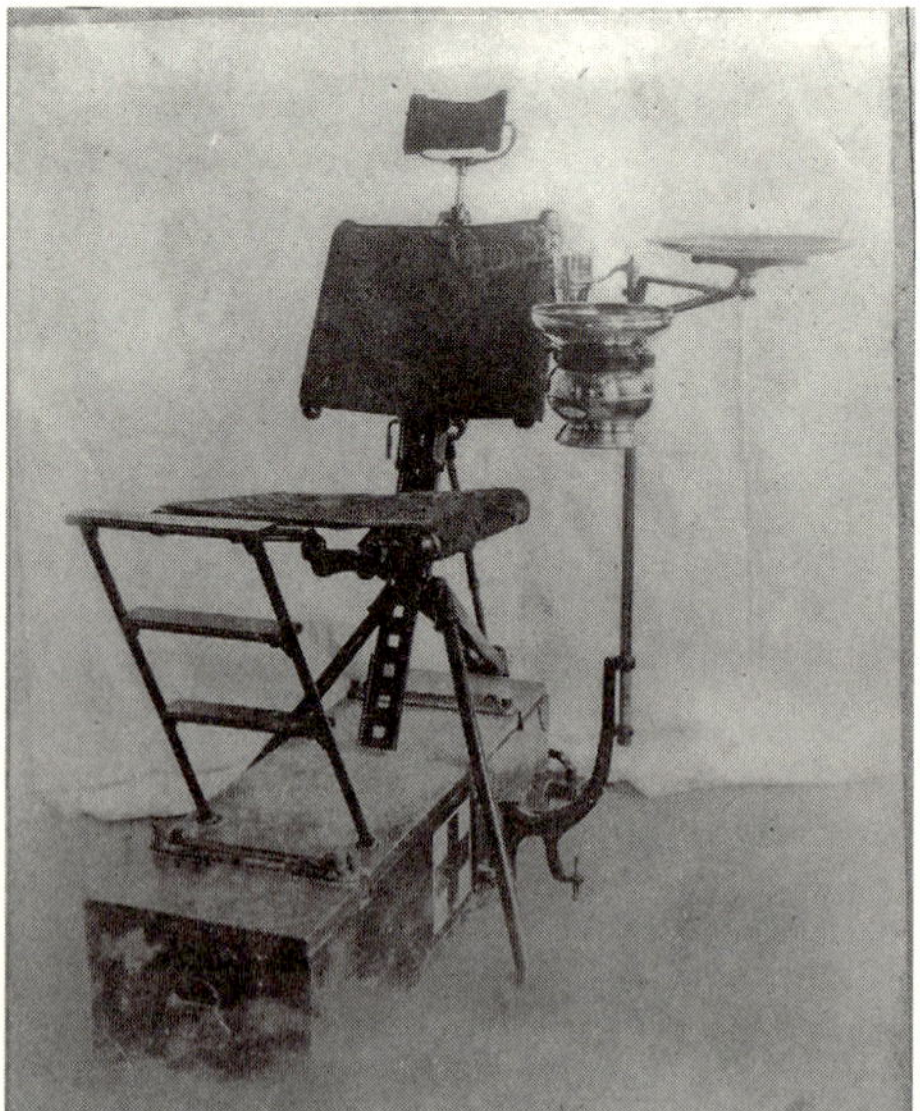

陸軍波第 8600 部隊（広東）の組みたて式椅子

なく、虫歯や歯周病などの予防と保健指導が目的であった。

戦地の医師不足のため、歯科医学専門学校卒業者を官公私立医学専門学校第三学年、または第四学年に入学させ、医師に転換する特例ができた。医学教育は慶應大学付属医学専門学校と東京慈恵会医科大学専修科が各一六〇名を入学させたが、この措置は一回限りであった。

9　戦後の復興

昭和二〇年八月一五日に終戦、ポツダム宣言を受諾し米軍が進駐した。終戦を境に世の中は一変し、軍国主義は一掃されて民主主義の時代となる。ＧＨＱの指導により、医師会と歯科医師会・日本医療団は解散し、民主的な歯科医師会へ変革していく。

戦争で本土は焦土と化し、人々は敗戦という厳しい現実に直面した。海外からの引き揚げ、兵士の復員などもあって、終戦後の混乱期は国民の多くが衣食住に苦労した。都会は浮浪児や傷痍軍人が溢れて、毎日の食料をどのように確保するか必死だった。

このような状況では、庶民は歯が痛んでも歯科材料の不足により歯科医院で十分な治療を受けられなかった。一九四六年の『日本歯科評論』一一月号に掲載された座談会では、歯科大学の教授や開業医が、金の不足のため合金で代用したり、キップ制で義歯用のゴム材などを購入する苦労を語っている。敗戦後の極端な物資不足、虚脱状態にあった歯科界は、乏しい器材と設備、歯科材料をかき集め、やっと診療を再開した。

一九四六年四月に、ＧＨＱの教育改革によって教育審議会が設置され、歯科医学専門学校は歯科大学に昇格した。医師、歯科医になるためには、国家試験に合格することが条件となった。八月にはＧＨＱの指示で国民医療法が一部改正され、公的共同体として保健福祉に貢献するように歯科医師会の目的、構成、運営が改編された。厚生省は一九四七年に労働省と分離し、翌年には新医師法、新歯科医師法、保健婦助産婦看護婦法、歯科衛生士法、医療法などが制定され、保険医指定制度もできた。その後、入れ歯などを製作する資格にかんする歯科技工法も成立した。

一九四九年頃になると、歯科器械、歯科材料の国産品の製造が復活した。朝鮮戦争が勃発すると、経済は上向きになり国民生活も徐々に回復した。義歯用のアクリル樹脂などの歯科材料や医薬品、最新の歯科技術がアメリカの情報が雪崩のように入ってきた。

一九五〇年代に、ようやく戦後の混乱が収まり社会は落ち着きを取り戻した。医療は、国の経済状況、政治、国民の意識、世界の情勢などにより大きく左右される。国民健康保険法が改正されて強制加入となり、国民健康保険組合は全市町村に設立された。公的な保険制度で医療はカバーされるようになったのだった。

高度成長期には国立、私立の歯科大学が多数新設された。この頃高速切削器エアータービンが出現し、歯科治療も大きく変わった。戦後まもなくムシ歯予防デーが復活し、六月四日を中心に実施されていたが、子どもから大人まで虫歯が増え、「三時間待ち三分治療」と言われたように、歯科医院には診療時間前から行列ができるほどであった。

治療から予防へという流れは、明治初期から中期に誕生した日本人歯科医らの啓蒙によるものである。しかし、現代になって虫歯が減少したのは、歯科医の啓蒙活動以上に国民の意識の変化が大きいと考えられる。

現代は超高齢社会の到来という社会状況や疾病構造の変化により、歯科医師に求められることも大きく様変わりしてきている。今後は、医科や歯科の連携により噛む、のみ込む、話す、味わうなど、健康寿命を延ばし、生活を支える歯科医療へと転換していくだろう。近年、インプラント治療が脚光をあびているが、歯がなくなった顎骨に歯胚を埋めて歯を再生する研究が行なわれている。夢のような話だが、数十年後には実現するだろう。

近未来の歯科医療は、浅学非才な筆者の想像を超えるが、人々のニーズが新技術、新材料の開発を促し、進歩していくことは確かである。

参考文献

第一章　歯が痛い

行形勝「縄文人の齲蝕について」『新潟医学会雑誌』第八九巻二号、一九七五年
今村充夫『日本の民間医療』弘文堂、一九八三年
岩井宏実『小絵馬』三彩社、一九六六年
大野粛英「江戸時代の歯痛祈願と治療」『日本歯科評論』第六六巻五号、二〇〇六年
貝原益軒著、伊藤友信訳『養生訓』講談社、一九八二年
加藤増夫『漢方歯学と麻酔』医歯薬出版、一九九二年
黒須一夫・櫻井達也「口腔領域における民間療法」『日本歯科医史学会々誌』第六号、一九七三年
神津文雄『歯の神様　民俗への旅』銀河書房、一九九一年
榊原悠紀田郎『歯科保健医療小史』医歯薬出版、二〇〇二年
佐倉朔「日本人における齲歯頻度の時代推移」『人類学雑誌』第七一巻四号、一九六四年
佐山半七丸著、高橋雅夫校註『都風俗化粧伝』平凡社東洋文庫、一九八二年
渋沢敬三編『塩俗問答集』慶友社、一九六九年
鈴木尚『骨は語る　徳川将軍・大名家の人びと』東京大学出版会、一九八五年
谷崎潤一郎「病蓐の幻想」『怪奇幻想倶楽部』中央公論社、一九九八年
丹波康頼撰、槇佐知子全訳精解『医心方　巻五　耳鼻咽喉眼歯篇』巻二七養生篇、筑摩書房、一九九六年
『歯の健康と歴史』社団法人東京都歯科医師会、一九九五年
藤井見隆著、高橋雅夫編『錦嚢智術全書　智慧海』雄山閣、二〇一〇年
富士川游『日本醫学史決定版』日新書院、一九四一年

藤田尚「縄文人とむし歯」竹原直道編『むし歯の歴史』砂書房、二〇〇一年
藤原行成著、倉本一宏訳『権記　上』講談社、二〇一一年
万寿亭正二著、大島建彦編『江戸神仏　願懸重宝記』国書刊行会、一九八七年
三橋健編『わが家の守り神』河出書房新社、一九九七年
村田正志編『和譯花園天皇宸記　第二』続群書類従完成会、一九九八年
森納『歯の民俗——民間信仰・俗信・くすり』一九九八年
山田平太「明治前日本口歯科史」日本学士院日本科学史刊行会編『明治前日本医学史　第四巻』日本古医学資料センター、一九七八年
和田信義『香具師奥義書』文芸市場社、一九二九年

第二章　歯を抜く

石代十兵衛編『醫術用図書』一八七七年
大野粛英「日本の抜歯の歴史　上下」『日本歯科評論』第六六巻三号・四号、二〇〇六年
大橋平治郎「八王子市須田家ニ伝ハリシ我邦百年前後ノ歯科施術」須田沖夫編『五臓圓松五郎と八王子須田一族』非売品、一九八五年
加藤増夫『漢方歯学と麻酔』医歯薬出版、一九九二年
金関丈夫『発掘から推理する』朝日選書、一九七五年
九条兼実・高橋貞一著『訓読玉葉　第5巻』高科書店、一九八九年
倉本一宏訳『藤原道長「御堂関白記」中』講談社学術文庫、二〇〇九年
杉生方策著、宗田一解説『江戸科学古典叢書29　内服同功』恒和出版、一九八〇年
高谷道男編訳『ヘボン書簡集』岩波書店、一九五九年
高山歯科医学院編『歯科汎論』一八九六年
戸出一郎「中国に於ける欠歯の風習について」『日本歯科医史学会々誌』第五巻一号、一九七七年

戸出一郎「打牙仡佬における欠歯の風習について」『日本歯科医史学会々誌』第五巻四号、一九七八年
中川大介『抜歯術』東洋歯科月報社、一九二五年
日本第四紀学会ほか編『図解・日本の人類遺跡』東京大学出版会、一九九二年
野谷昌俊「臺灣蕃人に於ける抜歯の風習に就て」『人類学雑誌』第五一巻一号、一九三六年
長谷部言人「石器時代人の抜歯に就て第二」『人類学雑誌』第三八巻六号、一九二三年
花咲一男『江戸広告文学　続』近世風俗研究会、一九六四年
春成秀爾「抜歯の意義1」『考古学研究』第二〇巻二号、一九七三年
春成秀爾「抜歯の意義2」『考古学研究』第二〇巻三号、一九七四年
春成秀爾「抜歯」竹内理三ほか編『日本歴史地図　原始・古代編上』柏書房、一九八二年
舟橋京子『抜歯風習と社会集団』すいれん舎、二〇一〇年
ベンジャミン・ホブソン『西醫略論』一八五八年
松田毅一・ヨリッセン『フロイスの日本覚書』中央公論社、一九八三年
松本市左衛門編『医療器械図譜』一八七八年
松本彦七郎「二三石器時代遺跡に於ける抜歯風習の有無及様式に就て」『人類学雑誌』第三五巻三・四号、一九二〇年
箕作阮甫訳『外科必読』一八三二年
室生犀星『室生犀星全集第十一巻　歯の生涯』新潮社、一九六五年
山崎清『歯と民族文化』天佑書房、一九四三年
山田平太「明治前日本口歯科史」『明治前日本医学史』日本古医学資料センター、一九七八年
吉岡郁夫『身体の文化人類学――身体変工と食人』雄山閣出版、一九八九年
和田信義『香具師奥義書』文芸市場社、一九二九年

第三章　お歯黒をする

相三衛「おはぐろに関する研究」『歯科学報』第六七巻第一一号、一九六七年

有吉佐和子『真砂屋お峰』中公文庫、一九七六年
V・F・アルミニヨン著、大久保昭男訳『イタリア使節の幕末見聞記』講談社学術文庫、二〇〇〇年
エーメ・アンベール著、高橋邦太郎訳『アンベール幕末日本図絵』雄松堂書店、一九六九年
伊勢貞丈著、島田勇雄校注『貞丈雑記1』平凡社東洋文庫、一九八五年
岩倉具忠『岩倉具視――「国家」と「家族」』国際高等研究所、二〇〇六年
岩本活東子編『続燕石十種　第1巻　式亭雑記』中央公論社、一九八〇年
サミュエル・ウェルズ・ウィリアムズ著、洞富雄訳『ペリー日本遠征随行記』雄松堂書店、一九七〇年
遠藤為吉『歯牙衛生之警告』遠藤歯科治術所、一九〇四年
オイレンブルク著、中井晶夫訳『オイレンブルク日本遠征記　上』雄松堂書店、一九六九年
大野粛英「日本の伝統的な風俗　お歯黒　上下」『日本歯科評論』第六五巻一一号・一二号、二〇〇五年
ローレンス・オリファント著、岡田章雄訳『エルギン卿遣日使節録』雄松堂書店、一九六八年
ラザフォード・オールコック著、山口光朔訳『大君の都　上』岩波文庫、一九六二年
茅原定『茅窓漫録』橘屋嘉助、一八三三年
河越逸行「鉄漿つけ道具について」『日本歯科医史学会々誌』第四巻第三号、一九七七年
ヒュー・コータッツィ著、中須賀哲朗訳『ある英国外交官の明治維新』中央公論社、一九八六年
国際ニュース事典出版委員会編『外国新聞に見る日本1　1852-1873　本編』毎日コミュニケーションズ、一九八九年
小林富次郎編『よはひ草』小林商店、一九二九年
ディアス・コバルビアス著、大垣貴志郎・坂東昇次訳『ディアス・コバルビアス日本旅行記』雄松堂出版、一九八三年
佐藤重紀「檳榔子を噛む風俗」『東京人類学会雑誌』第六八号、第六五号、一八九一年
佐山半七丸著、高橋雅夫校注『都風俗化粧伝』平凡社東洋文庫、一九八二年
三松館主人著、田中ちた子・田中初夫編纂解説『廣益秘事大全』渡辺書店、一九六五年
四方文吉『歯牙養生法』瑞穂屋、一八九四年
四方文吉『保歯要訣』四方歯科医院、一八九五年

島村岦『香登お歯黒』香登お歯黒研究会、一九八九年
周大成『中国口腔医学史考』人民衛生出版社、一九九一年
ハインリッヒ・シュリーマン著、石井和子訳『シュリーマン旅行記 清国・日本』講談社学術文庫、一九九八年
清少納言著、松尾聡・永井和子訳注『枕草子 能因本』笠間書院、二〇〇八年
関町比奈子「おはぐろに関する研究」『歯科学報』第六二巻第五号、一九六二年
蘇鎮轍『百済武寧王の世界』彩流社、二〇〇七年
艸田寸木子著、長友千代治校註『女重宝記・男重宝記──元禄若者心得集』社会思想社、一九九三年
高木市之助ほか校注『日本古典文学大系33 平家物語 下』岩波書店、一九六〇年
高山紀斎『保歯新論』有新堂、一八八一年
高山紀斎『歯の養生』有新堂、一八八二年
田中香涯『變態風俗の研究』大阪屋號書店、一九二七年
田中香涯「涅歯考」『日本之歯界』第一八九号、一九三五年
朝鮮総督府中枢院編『朝鮮人名辞書』一九三七─三九年
坪井正五郎「人類學の上から見た歯の話し」『東京人類学会雑誌』第二八八号、一九一〇年
ツンベルグ著、山田珠樹訳『ツンベルグ日本紀行』雄松堂書店、一九六六年
ティチング著、沼田次郎訳『ティチング日本風俗図誌』雄松堂書店、一九七〇年
土居寛申『姫島紀行』復刻私家版、一九七七年
日本随筆大成編輯部編『世事百談（山崎美成）』吉川弘文館、一九七六年
日本随筆大成編輯部編『牛馬問（新井白蛾）』『莚響録（高橋宗直）』吉川弘文館、一九七七年
ヴィルヘルム・ハイネ著、中井晶夫訳『ハイネ世界周航日本への旅』雄松堂出版、一九八三年
原三正『お歯黒の研究』人間の科学社、一九八一年
弘山秀直「齲蝕予防の基礎的研究」『長崎医学会雑誌』第三三巻第九号、一九五八年
松田毅一、E・ヨリッセン『フロイスの日本覚書──日本とヨーロッパの風習の違い』中公新書、一九八三年

松田信隆「お歯黒道具について」『広島歯科医学雑誌』第一一巻第一号、一九八三年
丸山幸太郎翻刻・現代語訳・解説『おあむ物語　弘化二年版』岐阜県郷土資料研究協議会、二〇〇〇年
村井吉敬『パプア――森と海と人びと』めこん、二〇一三年
紫式部著、佐竹昭広ほか編『新日本古典文学大系19　源氏物語』岩波書店、一九九三年
村澤博人・津田紀代『化粧史文献資料年表』ポーラ文化研究所、一九七九年
E・S・モース著、石川欣一訳『日本その日その日　3』平凡社、一九七一年
谷津三雄ほか「川柳にみられる歯科医療風俗史　第3報」『日本歯科医史学会々誌』第四巻第三号、一九七七年
山賀禮一『お歯黒のはなし』ゼニス出版、二〇〇一年
吉永喜久雄「涅歯の研究2」『歯科医報』第一四八号、一九二九年
F・A・リュードルフ著、中村赳訳『グレタ号日本通商記』雄松堂出版、一九八四年

第四章　歯をみがく

浅井了意、朝倉治彦校注『東海道名所記　2』平凡社東洋文庫、一九七九年
朝倉治彦校注『人倫訓蒙図彙』平凡社東洋文庫、一九九〇年
朝倉治彦編『仮名草子集成　第三一巻　催情記』東京堂出版、二〇〇二年
石井恭二校註『現代文正法眼蔵4』河出書房新社、二〇〇〇年
石井生「歯刷子の話」『歯科学報』第二二巻七号、一九一七年
石津三次郎「楊枝考　二」『日本歯科評論』第四号、一九四一年
稲葉修『楊枝から世界が見える』冬青社、一九九八年
井原西鶴著、暉峻康隆訳注『西鶴全集第三巻　男色大鑑』小学館、一九七六年
井原西鶴著、麻生磯次・冨士昭雄訳注『対訳西鶴全集14　西鶴織留』明治書院、一九八九年
井原西鶴著、麻生磯次・冨士昭雄訳注『対訳西鶴全集2　諸艶大鑑』明治書院、一九八九年
井原西鶴著、谷脇理史他校注『新編日本古典文学全集68　日本永代蔵』小学館、一九九六年

大田南畝著、濱田義一郎編集『大田南畝全集　第一一巻　半日閑話』岩波書店、一九八八年
大野粛英「房楊枝、小楊枝の歴史　上下」『日本歯科評論』第六五巻七号・八号、二〇〇五年
大野粛英「歯磨き粉の歴史　上下」『日本歯科評論』第六五巻九号・一〇号、二〇〇五年
大原十六「浴場余話」『全国浴場新聞』一九九六年
奥村鶴吉『口腔衛生学』一九一六年
落合茂『洗う風俗史』未來社、一九八五年
大日方大乗『仏教医学』三幸出版社、一九六三年
貝原益軒著、石川謙校訂『養生訓　和俗童子訓』岩波書店、一九九一年
カットル著、松山棟菴・森下岩楠訳『初学人身窮理』一八七三年
義浄撰著、宮林昭彦・加藤栄司訳『現代語訳南海寄帰内法伝――七世紀インド仏教僧伽の日常生活』法藏館、二〇〇四年
喜多村筠庭著、長谷川強他校訂『嬉遊笑覧』岩波書店、二〇〇二年
喜熨斗古登子述、宮内好太朗編『吉原夜話』青蛙房、一九六四年
黒川道祐著、立川美彦編『訓読　雍州府志』臨川書店、一九九七年
玄奘三蔵著、水谷真成訳『大唐西域記１』平凡社東洋文庫、一九八三年
小林菊三郎編『通常物図解問答』文明書樓、一八八〇年
小林富次郎編『よはひ草　第４輯』小林商店、一九二九年
斎藤幸雄編、長谷川雪旦画『江戸名所図絵』一八二九年
佐山半七丸著、高橋雅夫校注『都風俗化粧伝』平凡社東洋文庫、一九八二年
山東京伝『日本随筆大成第二期第三回　近世奇跡考』日本随筆大成刊行会、一九二八年
山東京伝著、村上静人他校訂『吉原楊枝』人情本大全集刊行会、一九二九年
色井秀譲『戒灌頂の入門的研究』東方出版、一九八九年
式亭三馬著、神保五彌校注『新日本古典文学大系86　浮世風呂』岩波書店、一九八九年

渋沢敬三編『塩俗問答集』慶友社、一九六九年
下総高次「歯刷子の変遷」『日本歯科医史学会々誌』第一一巻一号、一九八四年
下総高次「竹柄歯刷子」『日本歯科医史学会々誌』第一二巻二号、一九八六年
杉村助一郎編『明治後期産業発達史資料　第三九〇巻　東京小間物化粧品名鑑』龍溪書舎、一九九八年
高山紀斎『保歯新論』有新堂、一八八一年
丹羽源男『楊枝の今昔史』書林、一九八四年
丹羽源男「民間信仰にみる楊枝の呪術性」『日本歯科医史学会々誌』第一一巻二号、一九八五年
鶴屋南北著、郡司正勝校注『新潮日本古典集成　東海道四谷怪談』新潮社、一九八一年
中原泉・陶粟嫻「歯刷子ロードを辿る」『日本歯科医史学会々誌』第一八巻三号、一九九二年
野々村馨『食う寝る坐る　永平寺修行記』新潮社、一九九六年
橋爪貫一『世界商売往来』青山堂、一八七二年
『風俗画報　新撰東京名所図會第三編』第一三三号、東陽堂、一八九七年
風落着山人左角斎著、岡雅彦校訂『滑稽本集一　浮世くらべ』国書刊行会、一九九〇年
福永勝美『仏教医学詳説』雄山閣、一九七二年
仏陀耶舎訳、佐藤達玄校註『四分律比丘戒本』大蔵出版、二〇〇八年
長谷川正康『むしばのたはごと』書林、一九八三年
本間邦則・泉田亮助「房楊枝の歯みがき効果について」『日本歯科医史学会々誌』第一四巻三号、一九八八年
松田慎也「歯木について」『上越教育大学研究紀要』第一七巻第二号、一九九八年
宮内好太朗編『吉原夜話』青蛙房、二〇一二年
宮川政運著、神郡周校註『俗事百工起源』現代思潮社、一九八一年
武藤切次郎『普通歯科衛生』北門館、一八九八年
森鷗外『雁』岩波文庫、一九三六年
山崎美成『日本随筆大成第二期24　赤穂義士随筆』吉川弘文館、一九七五年

ライオン歯磨本舗小林商店『歯磨の歴史』一九三五年
笠亭仙果『日本随筆大成第二期20　於路加於比』吉川弘文館、一九七四年
和田信義『香具師奥義書』文芸市場社、一九二九年

第五章　入れ歯をつくる

石川英輔『大江戸番付づくし――江戸の暮らしとホンネ』実業之日本社、二〇〇一年
井原西鶴『新編西鶴全集　第四巻・本文篇』勉誠出版、二〇〇四年
上原東一郎編『商人名家東京買物独案内』一八九〇年
遠藤為吉『歯牙衛生之警告』非売品、一九〇四年
遠藤元男『日本職人史』雄山閣、一九六七年
大庭淳一「柳生飛騨守ノ総義歯ニ就テ」『歯科新報』第二〇巻八号、一九二七年
大野粛英「日本の木の入れ歯　上下」『日本歯科評論』第六六巻一号・二号、二〇〇六年
大橋平治郎「八王子市須田家ニ傳ハリシ我邦百年前後ノ歯科施術」須田沖夫編『五臓圓松五郎と八王子須田一族』非売品、一九八五年
香取秀眞『鋳物師の話』講談社、一九四七年
河越逸行『掘り出された江戸時代』丸善株式会社、一九六五年
奇昌徳「韓国歯科医史」『日本歯科医史学会会誌』第一八巻三号、一九九二年
喜田川守貞著、宇佐美英機校訂『近世風俗志（一）』岩波文庫、一九九六年
神津文雄「信州における入歯師――近代歯学史のなかに探る」『長野』第八九号、一九八〇年
小林一茶著、丸山一彦校注『一茶　七番日記』岩波書店、二〇〇三年
佐藤成裕『日本随筆大成第三期第三巻　中陵漫録』吉川弘文館、一九七六年
十返舎一九『十返舎一九全集　第三巻』日本図書センター、二〇〇一年
周大成『中国口腔医学史考』人民衛生出版社、一九九一年

新藤恵久『木床義歯の文化史――世界に先駆けた日本の職人芸』デンタルフォーラム、一九九四年
杉本茂春「木床義歯の研究――「嘉納家文書」をめぐって」『日本歯科医史学会々誌』第九巻二号、一九八二年
滝沢馬琴著、木村三四吾編校『吾仏乃記』八木書店、一九八七年
滝沢馬琴著、柴田光彦新訂増補『曲亭馬琴日記』第一～四巻、中央公論新社、二〇〇九年
寺田寅彦「自由畫稿」『寺田寅彦全集第五巻』岩波書店、一九五〇年
中江克己『お江戸の意外な生活事情――衣食住から商売・教育・遊びまで』PHP文庫、二〇〇一年
成田忠直ほか「津軽家十代藩主信順公の局部義歯についての考察」『日本歯科医史学会々誌』第三巻一号、一九七五年
芳賀徹編「耄耋独語」『日本の名著22　杉田玄白』中央公論社、一九八四年
長谷川正康「柳生飛騨守宗冬の義歯の疑問点」『日本歯科医史学会々誌』第五巻四号、一九七八年
長谷川正康『江戸の入れ歯師たち――木床義歯の物語』一世出版、二〇一〇年
花咲一男『柳沢信鴻日記覚え書』三樹書房、一九九一年
布施松翁著、石川謙校訂『松翁道話』岩波文庫、一九三六年
松尾兼次「木製有床義歯（皇国義歯）に就て」『日本歯科学会雑誌』第二三巻四号、一九三〇年
丸田勲『江戸の卵は1個400円！――モノの値段で知る江戸の暮らし』光文社新書、二〇一一年
本山佐太郎「木製つぎ歯について」『日本歯科医史学会々誌』第四巻第二号、一九七六年
本山佐太郎「わが国における義歯の発達」『日本歯科医史学会々誌』第一八巻三号、一九九二年
谷津三雄「日本歯科医学史概説」日本医史学会編『図録日本医事文化史料集成　第三巻』三一書房、一九七八年
陸游著、銭仲聯校注『劍南詩稿校注6』上海古籍出版社、二〇〇五年
山田平太『日本歯科社会史』日本歯科文化史刊行会、一九三三年

第六章　発展する歯科医学

F・W・イーストレーキ『外国紳士　滑稽実話』金刺書店、一九〇三年
イーストレーキ・ナヲミ『憶ひ出の博言博士』信正社、一九三六年

伊藤章『一歯科軍医の特異従軍体験記』戦誌刊行会、二〇〇〇年
今田見信『W・C・イーストレーキ先生伝——我国泰西歯科学の父』歯苑社、一九三七年
今田見信「小幡英之助と歯科制度の創設事情2」『歯科広報』第二巻四号、一九四一年
今田見信『今田見信著作集2　小幡英之助先生』医歯薬出版、一九七三年
今田見信『今田見信著作集3　開国歯科医人伝』医歯薬出版、一九七三年
大野粛英「近代西洋歯科の導入とイーストレーキ」『日本歯科評論』第六六巻六号、二〇〇六年
『木戸孝允日記　第二』日本史籍協会、一九三三年
小池猪一『醫（意）外史』日本小児医事出版社、一九九六年
榊原悠紀田郎『歯科医学史講義要旨』一九九〇年
座談会「材料難下の補綴を語る」『日本歯科評論』第七一巻一一月号、一九四二年
歯科ペンクラブ編『太平洋戦争と歯科医師——元陸軍歯科医将校の記録』一九八四年
司馬遼太郎『坂の上の雲（五）』文春文庫、一九九九年
宗田一『図説・日本医療文化史』思文閣出版、一九八九年
富田仁『舶来事物起原事典』名著普及会、一九八七年
長井五郎『焔の人・しみづうさぶらうの生涯』さきたま出版会、一九八四年
樋口輝雄「東京府における明治一二年から一六年までの医術開業旧試験と歯科専門での受験者」『日本歯科医史学会々誌』第二一巻三号、一九九六年
樋口輝雄「小幡英之助の受験書類について」『日本歯科医史学会々誌』第二七巻四号、二〇〇八年
布施昌一『医師の歴史』中公新書、一九七九年
Toshihide Ohno and Yuji Hasaka, "The Dawn of Modern Dentistry in Japan: The Transfer of Knowledge and Skills from Foreign Dentists to Japanese Counterparts in the Yokohama Foreign Settlement," *Japanese Dental Science Review* 49, 2013, pp. 5-13

コラム

アンロルー・F・スミス著、手嶋由美子訳『砂糖の歴史』原書房、二〇一六年

マルヴィン・E・リング著、谷津三雄ほか訳『図説歯科医学の歴史』西村書店、一九九一年

あとがき

このたび、法政大学出版局「ものと人間の文化シリーズ」に、「歯」のテーマを加えていただける機会を得て刊行することになった。そのきっかけは、平成二三年二月二日〜四月二四日まで二か月半の間、横浜開港資料館において「痛っ、歯が痛い、歯科医学の誕生と横浜」展が開催され、神奈川県歯科医師会・歯の博物館の資料、羽坂勇司先生や筆者の所蔵品を貸し出したことである。

展示期間中の平成二三年三月一三日に、同資料館ホールにおいて筆者が「江戸・明治期の歯科事情」を、羽坂勇司先生が「横浜居留地と西洋歯科医学」を講演した。約二か月半の展示期間中に、東日本大地震があったにもかかわらず、横浜開港資料館に約四〇〇〇人の見学者が訪れたという。

法政大学出版局の編集者・奥田のぞみさんが、この講演を聞かれ、後日、本書の執筆を依頼してこられた。筆者は平成二一年に、羽坂勇司先生と共著で『日本と西洋の歯に関する歴史』を出版し、平成二七年には『見て楽しい歯的博物館』を出版した（いずれも、わかば出版）。しかしこの二冊の本は歯科関係の出版社であったため、一般の書店には並ばず一般の読者の目にほとんど触れなかった。本書は、他の「ものと人間の文化史」シリーズに比べて、多くの図が挿入されている。これも編集者の意向で、馴染みがない歯の歴史であるため視覚に訴えた方が理解が深まるという配慮である。

本書の執筆には、筆者が約四〇年間にわたり集めた浮世絵、引札、古書、お歯黒道具、房楊枝などの資料が役立った。蒐集は単にモノを集めるだけではなく、集めた情報を整理していかに活用するかで世界は広がっていく。古書展示会や骨董市などで長年蒐集した貴重な資料を本書に活かすことができ、喜んでいる。

古い資料を集めはじめたきっかけは、出身歯科大学の恩師の「物を集めるだけでは単なるコレクターに過ぎない。集めた資料を系統的に調べて本にしなければ本物ではない」という助言であった。亡き日本歯科大学榎恵教授は歯科医として矯正歯科分野だけでなく、趣味の世界においても一流であり、私の人生の師であった。

執筆の依頼を受けた時、歯科の歴史に読者が興味を持つ内容が書けるかどうか自信がなく躊躇していた。しかし、奥田さんの「歯科関係者以外の人も日本の歯の歴史に興味があるはず」という言葉に後押しされて承諾した。執筆途中でスランプになり一時中断したため、完成まで四年近くかかってしまった。資料を手元に置いて調べながら執筆していたため、山のように積まれた資料を早く片付けてほしいと家族から催促される始末だった。時間が経過すると、あの資料は確かあそこにあったはずと探しても、見つからないことがたびたびあった。このように文献の確認作業は大変だった。

原稿で誤った記述や引用がないように奥田さんに資料をチェックしていただき、文献を確認した。横浜市立中央図書館や筆者の出身校・日本歯科大学生命歯学部の図書館などで調べたことも良い思い出である。今回用いた江戸時代や明治時代の古書や参考資料は、復刻版や全集に収められており、ほぼ探し当てられた。

校正では、大先輩の羽坂勇司先生、日本歯科大学新潟生命歯学部・医の博物館参与の樋口輝雄先生に専門家の目でチェックしていただいた。歯科の歴史に詳しいお二人の専門家に校閲していただいたことに感謝している。本書で使用した資料は、筆者の所蔵品以外に、羽坂勇司先生、神奈川県歯科医師会・歯の博物館、新潟県新発田市の佐藤泰彦先生、昭和大学歯学部須田玲子先生、京都歴史博物館、長崎歴史文化博物館の許可をいただいている。

本書を読んで日本の歯の歴史に興味を持たれた方々は、ぜひ神奈川県歯科医師会のＨＰ「歯の博物館」をのぞいたり、実際に見学にいらしてください（土曜日、日曜日、祭日は休館。要事前予約。無料）。

最後に、筆者の拙い文章を編集、校正し、挫折しかけた筆者を叱咤激励してくださった法政大学出版局編集部の奥田のぞみさんに深く感謝を申し上げます。

平成二八年一〇月

大野粛英

著者略歴

大野粛英（おおの・としひで）

1938年，旧満州国牡丹江生まれ。1962年日本歯科大学卒，1966年大学院修了（歯学博士）。1970年横浜市で矯正歯科医院開業，日本歯科大学生命歯学部客員教授，昭和大学歯学部客員教授，北京首都医科大学客員教授，神奈川県歯科医師会・歯の博物館館長。

著書：『矯正歯科診療所の実学マネージメント』『MFT 入門』『MFT の臨床』『はじめる・深める MFT』『MFT アップデート』『口腔機能すくすく BOOK』など専門書のほか，『目で見る日本と西洋の歯に関する歴史』（羽坂勇司と共著，わかば出版，2011年），『見て楽しい歯的博物館』（羽坂勇司・高橋紀樹と共著，わかば出版，2015年）など多数。

ものと人間の文化史　177・歯

2016年11月16日　初版第１刷発行
2023年２月１日　　第２刷発行

著　者　©大　野　粛　英
発行所　一般財団法人　法政大学出版局
〒102-0071 東京都千代田区富士見 2-17-1
電話 03(5214)5540／振替 00160-6-95814
印刷／三和印刷　製本／誠製本

Printed in Japan

ISBN978-4-588-21771-5

ものと人間の文化史

★第9回梓会出版文化賞受賞

文化の基礎をなすと同時に人間のつくり上げたもっとも具体的な「かたち」である個々の「もの」を根源から問い直し、営々と築かれてきた暮らしの具体相を通じて歴史を捉え直す。

1 **船** 須藤利一編

海国日本では古来、漁業・水運・交易はもとより、大陸文化も船によって運ばれた。本書は造船技術、航海の模様の推移を中心に、漂流、船霊信仰、伝説の数々を語る。 ３６６頁 '68

2 **狩猟** 直良信夫

人類の歴史は狩猟から始まった。本書は、わが国の遺跡に出土する獣骨、猟具の実証的考察をおこないながら、狩猟をつうじて発展した人間の知恵と生活の軌跡を辿る。 ２７２頁 '68

3 **からくり** 立川昭二

〈からくり〉は自動機械であり、驚嘆すべき庶民の技術的創意がこめられている。本書は、日本と西洋のからくりを発掘・復元・遍歴し、埋もれた技術の水脈をさぐる。 ４１０頁 '69

4 **化粧** 久下司

美を求める人間の心が生みだした化粧――その手法と道具に語らせた人間の欲望と本性、そして社会関係。歴史を遡り、全国を踏査して書かれた比類ない美と醜の文化史。 ３６８頁 '70

5 **番匠** 大河直躬

番匠はわが国中世の建築工匠。地方・在地を舞台に開花した彼らの造型・装飾・工法等の諸技術、さらに信仰と生活等、職人以前の独自で多彩な工匠的世界を描き出す。 ２８８頁 '71

6 **結び** 額田巌

〈結び〉の発達は人間の叡知の結晶である。本書はその諸形態および技法を作業・装飾・象徴の三つの系譜に辿り、〈結び〉のすべてを民俗学的・人類学的に考察する。 ２６４頁 '72

7 **塩** 平島裕正

人類史に貴重な役割を果たしてきた塩をめぐって、発見から伝承・製造技術の発展過程にいたる総体を歴史的に描き出すとともに、その多彩な効用と味覚の秘密を解く。 ２７２頁 '73

8 **はきもの** 潮田鉄雄

田下駄・かんじき・わらじなど、日本人の生活の礎となってきた伝統的はきものの成り立ちと変遷を、二十年余の実地調査と細密な観察・描写によって辿る庶民生活史。 ２８０頁 '73

9 **城** 井上宗和

古代城塞・城から近世大名の居城として集大成されるまでの日本の城の変遷を辿り、文化の各領野で果たしてきたその役割を再検討。あわせて世界城郭史に位置づける。 ３１０頁 '73

10 **竹** 室井綽

食生活、建築、民芸、造園、信仰等々にわたって、竹と人間との交流史は驚くほど深く永い。その多岐にわたる発展の過程を個々に辿り、竹の特異な性格を浮彫にする。 ３２４頁 '73

11 **海藻** 宮下章

古来日本人にとって生活必需品とされてきた海藻をめぐって、その採取・加工法の変遷、商品としての流通史および神事・祭事での役割に至るまでを歴史的に考証する。 ３３０頁 '74

12 **絵馬** 岩井宏實

古くは祭礼における神への献馬にはじまり、民間信仰と絵画のみごとな結晶として民衆の手で描かれ祀り伝えられてきた各地の絵馬を豊富な写真と史料によってたどる。 ３０２頁 '74

13 **機械** 吉田光邦

畜力・水力・風力などの自然のエネルギーを利用し、幾多の改良を経て形成された初期の機械の歩みを検証して、日本文化の形成における科学・技術の役割を再検討する。 ２４２頁 '74

14 **狩猟伝承** 千葉徳爾

狩猟には古来、感謝と慰霊の祭祀がともない、人獣交渉の豊かで意味深い歴史があった。狩猟用具、巻物、儀式具、またけものたちの生態を通して語る狩猟文化の世界。 ３４６頁 '75

15 **石垣** 田淵実夫

採石から運搬、加工、石積みに至るまで、石垣の造成をめぐって積み重ねられてきた石工たちの苦闘の足跡を掘り起こし、その独自な技術の形成過程と伝承を集成する。 ２６８頁 ’75

16 **松** 高嶋雄三郎

日本人の精神史に深く根をおろした松の伝承に光を当て、食用、薬用等の実用の松、祭祀・観賞用の松、さらに文学・芸能・美術に表現された松のシンボリズムを説く。 ３４２頁 ’75

17 **釣針** 直良信夫

人と魚との出会いから現在に至るまで、釣針がたどった一万有余年の変遷を、世界各地の遺跡出土物を通して実証しつつ、漁撈によって生きた人々の生活と文化を探る。 ２７８頁 ’76

18 **鋸** 吉川金次

鋸鍛冶の家に生まれ、鋸の研究を生涯の課題とする著者が、出土遺品や文献・絵画により各時代の鋸を復元・実験し、庶民の手仕事にみられる驚くべき合理性を実証する。 ３６０頁 ’76

19 **農具** 飯沼二郎

鍬と犂の交代・進化の歩みとして発達したわが国農耕文化の発展経過を世界史的視野において再検討しつつ、無名の農具たちによる驚くべき創意のかずかずを記録する。 ２２０頁 ’76

20 **包み** 額田巌

結びとともに文化の起源にかかわる〈包み〉の系譜を人類史的視野において捉え、衣・食・住をはじめ社会・経済史、信仰、祭事などにおけるその実際と役割とを描く。 ３５４頁 ’77

21 **蓮** 阪本祐二

仏教における蓮の象徴的位置の成立と深化、美術・文芸等に見る人間とのかかわりを歴史的に考察。また大賀蓮はじめ多様な品種とその来歴を紹介しつつその美を語る。 ３０６頁 ’77

22 **ものさし** 小泉袈裟勝

ものをつくる人間にとって最も基本的な道具であり、数千年にわたって社会生活を律してきたその変遷を実証的に追求し、歴史の中で果たしてきた役割を浮彫りにする。 ３１４頁 ’77

23-Ⅰ **将棋Ⅰ** 増川宏一

その起源を古代インドに、我国への伝播の道すじを海のシルクロードに探り、また伝来後一千年におよぶ日本将棋の変化と発展を盤、駒、ルール等にわたって跡づける。 ２８０頁 ’77

23-Ⅱ **将棋Ⅱ** 増川宏一

わが国伝来後の普及と変遷を貴族や武家・豪商の日記等に博捜し、遊戯者の歴史をあとづけると共に、中国伝来説の誤りを正し、将棋宗家の位置と役割を明らかにする。 ３４６頁 ’85

24 **湿原祭祀** 金井典美

古代日本の自然環境に着目し、各地の湿原聖地を稲作社会との関連において捉え直して古代国家成立の背景を浮彫にしつつ、水と植物にまつわる日本人の宇宙観を探る。 ４１０頁 ’77

25 **臼** 三輪茂雄

臼が人類の生活文化の中で果たしてきた役割を、各地に遺る貴重な民俗資料・伝承と実地調査にもとづいて解明。失われゆく道具のなかに、未来の生活文化の姿を探る。 ４１２頁 ’78

26 **河原巻物** 盛田嘉徳

中世末期以来の被差別部落民が生きる権利を守るために偽作し護り伝えてきた河原巻物を全国にわたって踏査し、そこに秘められた最底辺の人びとの叫びに耳を傾ける。 ２２６頁 ’78

27 **香料** 日本のにおい 山田憲太郎

焼香供養の香から趣味としての薫物へ、さらに沈香木を焚く香道へと変遷した日本の「匂い」の歴史を豊富な史料に基づいて辿り、我国風俗史の知られざる側面を描く。 ３７０頁 ’78

28 **神像** 神々の心と形 景山春樹

神仏習合によって変貌しつつも、常にその原型＝自然を保持してきた日本の神々の造型を図像学的方法によって捉え直し、その多彩な形象に日本人の精神構造をさぐる。 ３４２頁 ’78

29 **盤上遊戯** 増川宏一

祭具・占具としての発生を『死者の書』をはじめとする古代の文献にさぐり、形状、遊戯法を分類しつつその〈進化〉の過程を考察。〈遊戯者たちの歴史〉をも跡づける。 ３２６頁 '78

30 **筆** 田淵実夫

筆の里・熊野に筆づくりの現場を訪ねて、筆匠たちの境涯と製筆の由来を克明に記録しつつ、筆の発生と変遷、種類、製筆法、さらには筆塚、筆供養にまで説きおよぶ。 ２０４頁 '78

31 **ろくろ** 橋本鉄男

日本の山野を漂移しつづけ、高度の技術文化と幾多の伝説とをもたらした特異な旅職集団＝木地屋の生態を、その呼称、地名、伝承、文書等をもとに生き生きと描く。 ４６０頁 '79

32 **蛇** 吉野裕子

日本古代信仰の根幹をなす蛇巫をめぐって、祭事におけるさまざまな蛇の「もどき」や各種の蛇の造型・伝承に鋭い考証を加え、忘れられたその呪性を大胆に暴き出す。 ２６０頁 '79

33 **鋏**（はさみ） 岡本誠之

梃子の原理の発見から鋏の誕生に至る過程を推理し、日本鋏の特異な歴史的位置を明らかにするとともに、刀鍛冶等から転進した鋏職人たちの創意と苦闘の跡をたどる。 ３９６頁 '79

34 **猿** 廣瀬鎮

嫌悪と愛玩、軽蔑と畏敬の交錯する日本人とサルとの関わりあいの歴史を、狩猟伝承や祭祀・風習、美術・工芸や芸能のなかに探り、日本人の動物観を浮彫りにする。 ２９２頁 '79

35 **鮫** 矢野憲一

神話の時代から今日まで、津々浦々につたわるサメの伝承とサメをめぐる海の民俗を集成し、神饌、食用、薬用等に活用されてきたサメと人間のかかわりの変遷を描く。 ２９２頁

36 **枡** 小泉袈裟勝

米の経済の枢要をなす器として千年余にわたり日本人の生活の中に生きてきた枡の変遷をたどり、記録・伝承をもとにこの独特な計量器が果たした役割を再検討する。 ３２２頁 '80

37 **経木** 田中信清

食品の包装材料として近年まで身近に存在した経木の起源を、こけら経や塔婆、木簡、屋根板等に遡って明らかにし、その製造・流通に携った人々の労苦の足跡を辿る。 ２８８頁 '80

38 **色** 染と色彩 前田雨城

わが国古代の染色技術の復元と文献解読をもとに日本色彩史を体系づけ、赤・白・青・黒等におけるわが国独自の色彩感覚を探りつつ日本文化における色の構造を解明。 ３１４頁 '80

39 **狐** 陰陽五行と稲荷信仰 吉野裕子

その伝承と文献を渉猟しつつ、中国古代哲学＝陰陽五行の原理の応用という独自の視点から、謎とされてきた稲荷信仰と狐との密接な結びつきを明快に解き明かす。 ２３４頁 '80

40-Ⅰ **賭博Ⅰ** 増川宏一

時代、地域、階層を超えて連綿と行なわれてきた賭博。その起源を古代の神判、スポーツ、遊戯等の中に探りつつ、抑圧と許容の歴史を物語る。全Ⅲ分冊の〈総説篇〉。 ２９８頁 '80

40-Ⅱ **賭博Ⅱ** 増川宏一

古代インド文学の世界からラスベガスまで、賭博の形態・用具・方法の時代的特質を明らかにし、夥しい禁令に賭博の不滅のエネルギーを見る。全Ⅲ分冊の〈外国篇〉。 ４５６頁 '82

40-Ⅲ **賭博Ⅲ** 増川宏一

聞香、闘茶、笠附等、わが国独特の賭博を中心にその具体例を網羅し、方法の変遷に賭博の時代性を探りつつ禁令の改廃に時代の賭博観を追う。全Ⅲ分冊の〈日本篇〉。 ３８８頁 '83

41-Ⅰ **地方仏Ⅰ** むしゃこうじ・みのる

古代から中世にかけて全国各地で作られた無銘の仏像を訪ね、素朴で多様なノミの跡に民衆の祈りと地域の願望を探る。宗教の伝播、文化の創造を考える異色の紀行。 ２５６頁 '80

41-Ⅱ 地方仏Ⅱ むしゃこうじ・みのる
紀州や飛騨を中心に草の根の仏たちを訪ねて、その相好と像容の魅力を探り、技法を比較考証して仏像彫刻史に位置づけつつ、中世地域社会の形成と信仰の実態に迫る。 ２６０頁 '97

42 南部絵暦 岡田芳朗
田山・盛岡地方で「盲暦」として古くから親しまれてきた独得の絵解き暦を詳しく紹介しつつその全体像を復元する。その無類の生活暦は、南部農民の哀歓をつたえる。 ２８８頁 '80

43 野菜 在来品種の系譜 青葉高
蕪、大根、茄子等の日本在来野菜をめぐって、その渡来・伝播経路、品種分布と栽培のいきさつを各地の伝承や古記録をもとに辿り、畑作文化の源流とその風土を描く。 ３６８頁 '81

44 つぶて 中沢厚
弥生投弾、古代・中世の石戦と印地の様相、投石具の発達を展望しつつ、願かけの小石、正月つぶて、石こづみ等の習俗を辿り、石塊に託した民衆の願いや怒りを探る。 ３３８頁 '81

45 壁 山田幸一
弥生時代から明治期に至るわが国の壁の変遷を壁塗＝左官工事の側面から辿り直し、その技術的復元・考証を通じて建築史・文化史における壁の役割を浮き彫りにする。 ２９６頁 '81

46 箪笥（たんす） 小泉和子
第11回江馬賞受賞 近世における箱から抽斗への転換に着目し、以降近現代に至るその変遷を社会・経済・技術の側面からあとづける。著者自身による箪笥製作記録を付す。 ３７８頁 '82

47 木の実 松山利夫
山村の重要な食糧資源であった木の実をめぐる各地の記録・伝承を集成し、その採集・加工における幾多の試みを実地に検証しつつ、稲作農耕以前の食生活文化を復元。 ３８４頁 '82

48 秤（はかり） 小泉袈裟勝
秤の起源を東西に探るとともに、わが国律令制下における中国制度の導入、近世商品経済の発展に伴う秤座の出現、明治期近代化政策による洋式秤受容等の経緯を描く。 ３２６頁 '82

49 鶏（にわとり） 山口健児
神話・伝説をはじめ遠い歴史の中の鶏を古今東西の伝承・文献に探り、特に我国の信仰・絵画・文学等に遺された鶏の足跡を追って、鶏をめぐる民俗の記憶を蘇らせる。 ３４６頁 '83

50 燈用植物 深津正
人類が燈火を得るために用いてきた多種多様な植物との出会いと個個の植物の来歴、特性及びはたらきを詳しく検証しつつ「あかり」の原点を問いなおす異色の植物誌。 ４４２頁 '83

51 斧・鑿・鉋 吉川金次
古墳出土品や文献・絵画をもとに、古代から現代までの斧・鑿・鉋を復元・実験し、労働体験によって生まれた民衆の知恵と道具の変遷を蘇らせる異色の日本木工具史。 ３０４頁 '84

52 垣根 額田巌
大和・山辺の道に神々と垣との関わりを探り、各地に垣の伝承を訪ねて、寺院の垣、民家の垣、露地の垣など、風土と生活に培われた生垣の独特のはたらきと美を描く。 ２３４頁 '84

53-Ⅰ 森林Ⅰ 四手井綱英
森林生態学の立場から、森林のなりたちとその生活史を辿りつつ、産業の発展と消費社会の拡大により刻々と変貌する森林の現状を語り、未来への再生のみちをさぐる。 ３０６頁 '85

53-Ⅱ 森林Ⅱ 四手井綱英
森林と人間との多様なかかわりを包括的に語り、人と自然が共生するための森や里山をいかにして創出するか、森林再生への具体的な方策を提示する21世紀への提言。 ３０８頁 '98

53-Ⅲ 森林Ⅲ 四手井綱英
地球規模で進行しつつある森林破壊の現状を実地に見聞し、森と人間とのかかわりの歴史を振り返りながら、森と人とが共存してきた日本の伝統的自然観を見なおす。 ３０２頁 '00

54 **海老**（えび）　酒向昇

人類との出会いからエビの科学、漁法、さらには調理法を語り、めでたい姿態と色彩にまつわる多彩なエビの民俗を、地名や人名、詩歌・文学、絵画や芸能の中に探る。　４２８頁　'85

55-Ⅰ **藁**（わら）Ⅰ　宮崎清

稲作農耕とともに二千年余の歴史をもち、日本人の全生活領域に生きてきた藁の文化を日本文化の原型として捉え、風土に根ざしたそのゆたかな遺産を詳細に検討する。　４００頁　'85

55-Ⅱ **藁**（わら）Ⅱ　宮崎清

床・畳から壁・屋根にいたる住居における藁の製作・使用のメカニズムを明らかにし、日本人の生活空間における藁の役割を見なおすとともに、藁の文化の復権を説く。　４００頁　'85

56 **鮎**　松井魁

清楚な姿態と独特な味覚によって、日本人の目と舌を魅了しつづけてきたアユ――その形態と分布、生態、漁法等を詳述し、古今のアユ料理や文芸にみるアユにおよぶ。　２９６頁　'86

57 **ひも**　額田巌

物と物、人と物とを結びつける不思議な力を秘めた「ひも」の謎を追って、民俗学的視点から多角的なアプローチを試みる。『結び』、『包み』につづく三部作の完結篇。　２５０頁　'86

58 **石垣普請**　北垣聰一郎

近世石垣の技術者集団「穴太」の足跡を辿り、各地城郭の石垣遺構の実地調査と資料・文献をもとに石垣普請の歴史的系譜を復元しつつ石工たちの技術伝承を集成する。　４３８頁　'87

59 **碁**　増川宏一

その起源を古代の盤上遊戯に探ると共に、定着以来二千年の歴史を時代の状況や遊び手の社会環境との関わりにおいて跡づける。逸話や伝説を排して綴る初の囲碁全史。　３６６頁　'87

60 **日和山**（ひよりやま）　南波松太郎

千石船の時代、航海の安全のために観天望気した日和山――多くは忘れられ、あるいは失われた船舶・航海史の貴重な遺跡を追って、全国津々浦々におよんだ調査紀行。　３８２頁　'88

61 **篩**（ふるい）　三輪茂雄

臼とともに人類の生産活動に不可欠な道具であった篩、箕（み）、笊（ざる）の多彩な変遷を豊富な図解入りでたどり、現代技術の先端に再生するまでの歩みをえがく。　３３４頁　'89

62 **鮑**（あわび）　矢野憲一

縄文時代以来、貝肉の美味と貝殻の美しさによって日本人を魅了し続けてきたアワビ――その生態と養殖、神饌としての歴史、漁法、螺鈿の技法からアワビ料理に及ぶ。　３４４頁　'89

63 **絵師**　むしゃこうじ・みのる

日本古代の渡来画工から江戸前期の菱川師宣まで、時代の代表的絵師の列伝で辿る絵画制作の文化史。前近代社会における絵画の意味や芸術創造の社会的条件を考える。　２３０頁　'90

64 **蛙**（かえる）　碓井益雄

動物学の立場からその特異な生態を描き出すとともに、和漢洋の文献資料を駆使して故事・習俗・神事・民話・文芸・美術工芸にわたる蛙の多彩な活躍ぶりを活写する。　３９６頁　'89

65-Ⅰ **藍**（あい）Ⅰ　竹内淳子

全国各地の〈藍の里〉を訪ねて、藍栽培から染色・加工のすべてにわたり、藍とともに生きた人々の伝承を克明に描き、風土と人間が生んだ〈日本の色〉の秘密を探る。　４１６頁　'91

65-Ⅱ **藍**（あい）Ⅱ　竹内淳子

日本の風土に生まれ、伝統に育てられた藍が、今なお暮らしの中で生き生きと活躍しているさまを、手わざに生きる人々との出会いを通じて描く。藍の里紀行の続篇。　４０６頁　'99

66 **橋**　小山田了三

第８回日本文芸大賞受賞　丸木橋・舟橋・吊橋等、人々に親しまれてきた各地の橋を訪ねて、その来歴と架橋の技術伝承を辿り、土木文化の伝播・交流の足跡をえがく。　３１２頁　'91

67 **箱** 宮内悊

平成3年度日本技術史学会賞受賞　日本の櫃と西欧のチェストを比較文化史の視点から考察し、居住・収納・運搬・装飾の各分野における箱の役割と文化を浮彫りにする。　３９０頁 '91

68-Ⅰ **絹Ⅰ** 伊藤智夫

養蚕の起源を神話や説話に探り、伝来の時期とルートを跡づけ、記紀・万葉の時代から近世に至るまで、それぞれの時代・社会・階層が生み出した絹の文化を描き出す。　３０４頁 '92

68-Ⅱ **絹Ⅱ** 伊藤智夫

生糸と絹織物の生産と輸出が、わが国の近代化にはたした役割を描くと共に、養蚕の道具、信仰や庶民生活にわたる養蚕と絹の民俗、さらには蚕の種類と生態におよぶ。　２９４頁 '92

69 **鯛**（たい） 鈴木克美

古来「魚の王」とされてきた鯛をめぐって、その生態・味覚から漁法、祭り、工芸、文芸にわたる多彩な伝承文化を語りつつ、鯛と日本人とのかかわりの原点をさぐる。　４１８頁 '92

70 **さいころ** 増川宏一

古代神話の世界から近現代の博徒の動向まで、さいころの役割を各時代・社会に位置づけ、木の実や貝殻のさいころから投げ棒型や立方体のさいころへの変遷をたどる。　３７４頁 '92

71 **木炭** 樋口清之

炭の起源から炭焼、流通、経済、文化にわたる木炭の歩みを歴史・考古・民俗の知見を総合して描き出し、独自で多彩な文化を育んできた木炭の尽きせぬ魅力を語る。　２９６頁 '93

72 **鍋・釜**（なべ・かま） 朝岡康二

日本をはじめ韓国、中国、インドネシアなど東アジアの各地を歩きながら鍋・釜の製作と使用の現場に立ち会い、調理をめぐる庶民生活の変遷とその交流の足跡を探る。　３２６頁 '93

73 **海女**（あま） 田辺悟

その漁の実際と社会組織、風習、信仰、民具などを克明に描くとともに海女の起源・分布・交流を探り、わが国漁撈文化の古層としての海女の生活と文化をあとづける。　２９４頁 '93

74 **蛸**（たこ） 刀禰勇太郎

蛸をめぐる信仰や多彩な民間伝承を紹介するとともに、その生態・分布・捕獲法・繁殖と保護・調理法などを集成し、日本人と蛸との知られざるかかわりの歴史を探る。　３７０頁 '94

75 **曲物**（まげもの） 岩井宏實

桶・樽出現以前から伝承され、古来最も簡便・重宝な木製容器として愛用された曲物の加工技術と機能・利用形態の変遷をさぐり、手づくりの「木の文化」を見なおす。　３１８頁 '94

76-Ⅰ **和船Ⅰ** 石井謙治

第49回毎日出版文化賞受賞　江戸時代の海運を担った千石船の構造と技術、性能を綿密に調査し、通説の誤りを正すとともに、海難と信仰、船絵馬等の考察におよぶ。　４３６頁 '95

76-Ⅱ **和船Ⅱ** 石井謙治

造船史から見た著名な船を紹介し、遣唐使船や遣欧使節船、幕末の洋式船における外国技術の導入について論じつつ、船の名称と船型を海船・川船にわたって解説する。　３１６頁 '95

77-Ⅰ **反射炉Ⅰ** 金子功

日本初の佐賀鍋島藩の反射炉と精練方＝理化学研究所、島津藩の反射炉と集成館＝近代工場群を軸に、日本の産業革命の時代における人と技術を現地に訪ねて発掘する。　２４４頁 '95

77-Ⅱ **反射炉Ⅱ** 金子功

伊豆韮山の反射炉をはじめ、全国各地の反射炉建設にかかわった有名無名の人々の足跡をたどり、開国か攘夷かに揺れる幕末の政治と社会の悲喜劇をも生き生きと描く。　２２６頁 '95

78-Ⅰ **草木布**（そうもくふ）**Ⅰ** 竹内淳子

風土に育まれた布を求めて全国各地を歩き、木綿普及以前に山野の草木を利用して豊かな衣生活文化を築き上げてきた庶民の知られざる知恵のかずかずを実地にさぐる。　２８２頁 '95

78-II
草木布（そうもくふ）II　竹内淳子
アサ、クズ、シナ、コウゾ、カラムシ、フジなどの草木の繊維から、どのようにして糸を採り、布を織っていたのか。聞書きをもとに忘れられた技術と文化を発掘する。　２８２頁　'95

79-I
すごろくI　増川宏一
古代エジプトのセネト、ヨーロッパのバクギャモン、中近東のナルド、中国の双陸などの系譜に日本の盤雙六を位置づけ、遊戯・賭博としてのその数奇なる運命を辿る。　３１２頁　'95

79-II
すごろくII　増川宏一
ヨーロッパの鵞鳥のゲームから日本中世の浄土双六、近世の華麗な絵双六、さらには近現代の少年誌の附録まで、絵双六の変遷を追って時代の社会・文化を読みとる。　３９０頁　'95

80
パン　安達巖
古代オリエントに起ったパン食文化が中国・朝鮮を経て弥生時代の日本に伝えられたことを史料と伝承をもとに解明し、わが国パン食文化二千年の足跡を描き出す。　２６０頁　'96

81
枕（まくら）　矢野憲一
神さまの枕・大嘗祭の枕から枕絵の世界まで、人生の三分の一を共に過す枕をめぐって、その材質の変遷を辿り、伝説と怪談、俗信と民俗、エピソードを興味深く語る。　２５２頁　'96

82-I
桶・樽（おけ・たる）I　石村真一
第5回日本文化芸術振興賞受賞　日本、中国、朝鮮、ヨーロッパにわたる厖大な資料を集成して東西の木工技術史を比較し、世界史的視野から桶・樽の文化を描き出す。　３８８頁　'97

82-II
桶・樽（おけ・たる）II　石村真一
多数の調査資料と絵画・民俗資料をもとにその製作技術を復元し、東西の木工技術を比較考証しつつ、技術文化史の視点から桶・樽製作の実態とその変遷を跡づける。　３７２頁　'97

82-III
桶・樽（おけ・たる）III　石村真一
樹木と人間とのかかわり、製作者と消費者とのかかわりを通じて桶樽と生活文化の変遷を考察し、木材資源の有効利用という視点から桶樽の文化史的役割を浮彫にする。　３５２頁　'97

83-I
貝I　白井祥平
世界各地の現地調査と文献資料を駆使して、古来至高の財宝とされてきた宝貝のルーツとその変遷を探り、貝と人間とのかかわりの歴史を「貝貨」の文化史として描く。　３８６頁　'97

83-II
貝II　白井祥平
サザエ、アワビ、イモガイなど古来人類とかかわりの深い貝をめぐって、その生態・分布・地方名、装身具や貝貨としての利用法などを豊富なエピソードを交えて語る。　３２８頁　'97

83-III
貝III　白井祥平
シンジュガイ、ハマグリ、アカガイ、シャコガイなどをめぐって世界各地の民族誌を渉猟し、それらが人類文化に残した足跡を辿る。参考文献一覧／総索引を付す。　３９２頁　'97

84
松茸（まつたけ）　有岡利幸
秋の味覚として古来珍重されてきた松茸の由来を求めて、稲作文化と里山（松林）の生態系から説きおこし、日本人の伝統的生活文化の中に松茸流行の秘密をさぐる。　２９６頁　'97

85
野鍛冶（のかじ）　朝岡康二
鉄製農具の製作・修理・再生を担ってきた農鍛冶の歴史的役割を探り、近代化の大波の中で変貌する職人技術の実態をアジア各地のフィールドワークを通して描き出す。　２８０頁　'98

86
稲　品種改良の系譜　菅洋
作物としての稲の誕生、稲の渡来と伝播の経緯から説きおこし、明治以降主として庄内地方の民間育種家の手によって飛躍的発展をとげたわが国品種改良の歩みを描く。　３３２頁　'98

87
橘（たちばな）　吉武利文
永遠のかぐわしい果実として日本の神話・伝説に特別の位置を占めて語り継がれてきた橘をめぐって、その育まれた風土とかずかずの伝承の中に日本文化の特質を探る。　２８６頁　'98

88 **杖**（つえ）　矢野憲一

神の依代としての杖や仏教の錫杖に杖と信仰とのかかわりを探り、人類が突きつつ歩んだその歴史と民俗を興味ぶかく語る。多彩な材質と用途を網羅した杖の博物誌。　３１４頁　’98

89 **もち**（糯・餅）　渡部忠世

モチイネの栽培・育種から食品加工、民俗、儀礼にわたってそのルーツと伝承の足跡をたどり、アジア稲作文化という広範な視野からこの特異な食文化の謎を解明する。　３３０頁　’98

90 **さつまいも**　坂井健吉

その栽培の起源と伝播経路を跡づけるとともに、わが国伝来後四百年の経緯を詳細にたどり、世界に冠たる育種と栽培・利用法を築いた人々の知られざる足跡を描く。　３２８頁　’99

91 **珊瑚**（さんご）　鈴木克美

海岸の自然保護に重要な役割を果たす岩石サンゴから宝飾品として知られる宝石サンゴまで、人間生活と深くかかわってきたサンゴの多彩な姿を人類文化史として描く。　３７０頁　’99

92-Ⅰ **梅Ⅰ**　有岡利幸

万葉集、源氏物語、五山文学などの古典や天神信仰に表れた梅の足跡を克明に辿りつつ、日本人の精神史に刻印された梅を浮彫にし、梅と日本人の二〇〇〇年史を描く。　２７４頁　’99

92-Ⅱ **梅Ⅱ**　有岡利幸

その植生と栽培、伝承、梅の名所や鑑賞法の変遷から戦前の国定教科書に表れた梅まで、梅と日本人との多彩なかかわりを探り、桜との対比において梅の文化史を描く。　３３８頁　’99

93 **木綿口伝**（もめんくでん）　福井貞子

老女たちからの聞書を経糸に、厖大な遺品・資料を緯糸に、母から娘へと幾代にも伝えられた手づくりの木綿文化を掘り起し、日本近代の木綿の盛衰を綴る。増補新版。　３４０頁　’00

94 **合せもの**　増川宏一

「合せる」には古来、一致させるの他に、競う、闘う、比べる等の意味があった。貝合せや絵合せ等の遊戯・賭博を中心に、広範な人間の営みを「合せる」行為に辿る。　３００頁　’00

95 **野良着**（のらぎ）　福井貞子

明治初期から昭和40年代までの日本人の仕事着を収集・分類・精査して、高度経済成長期以前の日本人の衣生活文化の豊かさを見直し、リサイクル文化の原点を探る。　２９２頁　’00

96 **食具**（しょくぐ）　山内昶

食の人類学の視点から東西の食法を考察し、箸の食文化と三点セット（スプーン、フォーク、ナイフ）の食文化の違いを人間の自然へのかかわり方の違いとして捉える。　２９２頁　’00

97 **鰹節**（かつおぶし）　宮下章

黒潮の恵み・カツオの漁法から鰹節の製法、商品としての流通までを歴史的に展望し、この日本的な食材の秘密を探るとともに、そのルーツをモルジブ諸島に発見する。　３８０頁　’00

98 **丸木舟**（まるきぶね）　出口晶子

山の民、川の民、海の民が暮らしの中で丸木舟をどのように利用してきたか、その技術と民俗をたどり、列島の舟の文化を隣接アジアとのつながりにおいて考察する。　３２２頁　’01

99 **梅干**（うめぼし）　有岡利幸

梅実にまつわる古記録や伝承を渉猟し、健康増進や医療に驚くべき効能を発揮するとして、古来民間療法や漢方で重用されてきた梅干の知られざるパワーの秘密を探る。　３１０頁　’01

100 **瓦**（かわら）　森郁夫

仏教文化と共に大陸から伝来し千四百年にわたり日本の建築を飾ってきた瓦の変遷を通じて政治・経済・社会の動向を読みとり、日本建築におけるその効用と美を探る。　３１８頁　’01

101 **植物民俗**　長澤武

野の草花や森の樹々が人々の営みと共にあった農山村の暮らしの歳時記。植物をめぐって伝承されてきた知恵のかずかずを克明に記録し、真の豊かさとは何かを問う。　３４６頁　’01

102 **箸**（はし） 向井由紀子

そのルーツを中国、朝鮮半島に探るとともに、日本人の食生活に不可欠の食具となり、日本文化のシンボルとされるまでに洗練された箸の文化の変遷を総合的に描く。 ３３８頁 '01

103 **採集** ブナ林の恵み 赤羽正春

縄文時代から今日に至る採集・狩猟民の暮らしを復元し、動物の生態系と採集生活の関連を明らかにしつつ、民俗学と考古学の両面から山に生かされた人々の姿を描く。 ２９８頁 '01

104 **下駄** 神のはきもの 秋田裕毅

古墳や井戸等から出土する下駄に着目し、下駄が地上と地下の他界を結ぶ聖なるはきものであったという大胆な仮説を提出、日本の神々の忘れられた側面を浮彫にする。 ３０４頁 '02

105 **絣**（かすり） 福井貞子

膨大な絣遺品を収集・分類し、絣産地を実地に調査して絣の技法と文様の変遷を地域別・時代別に跡づけ、明治・大正・昭和の手づくり染織文化の盛衰を描き出す。 ３１０頁 '02

106 **網**（あみ） 田辺悟

漁網を中心に、網に関する基本資料を網羅して網の変遷と網をめぐる民俗を体系的に描き出し、網の文化を集成する。「網に関する小事典」「網のある博物館」を付す。 ３１６頁 '02

107 **蜘蛛**（くも） 斎藤慎一郎

「土蜘蛛」の呼称で畏怖される一方「クモ合戦」など子供の遊びとしても親しまれてきたクモと人間との長い交渉の歴史をその深層に溯って追究した異色のクモ文化論。 ３２０頁 '02

108 **襖**（ふすま） むしゃこうじ・みのる

襖の起源と変遷を建築史・絵画史の中に探りつつその用と美を浮彫にし、衝立・障子・屏風等と共に日本建築の空間構成に不可欠の建具となるまでの経緯を描き出す。 ２７０頁 '02

109 **漁撈伝承** 川島秀一

漁師たちからの聞き書きをもとに、寄り物、舟霊、大漁旗など、漁撈にまつわる〈もの〉の伝承を集成し、海の道によって運ばれた習俗や信仰の民俗地図を描き出す。 ３３４頁 '03

110 **チェス** 増川宏一

世界中に数億人の愛好者を持つチェスの起源と文化を、欧米における膨大な研究の蓄積を渉猟しつつ探り、日本への伝来の経緯から美術工芸品としてのチェスにおよぶ。 ２９８頁 '03

111 **海苔**（のり） 宮下章

海苔の歴史は厳しい自然とのたたかいの歴史だった——採取から養殖、加工、流通、消費に至る先人たちの苦難の歩みを史料と実地調査によって浮彫にする食物文化史。 ３７２頁 '03

112 **屋根** 原田多加司

屋根葺師十代目の著者が、自らの体験と職人の本懐を語り、連綿として受け継がれてきた伝統の手わざを体系的にたどりつつ伝統技術の保存と継承の必要性を訴える。 ３４０頁 '03

113 **水族館** 鈴木克美

初期水族館の歩みを創始者たちの足跡を通して辿り直し、水族館をめぐる社会の発展と風俗の変遷を描き出すとともに、その未来像を探る初の〈日本水族館史〉の試み。 ２９０頁 '03

114 **古着**（ふるぎ） 朝岡康二

仕立てと着方、管理と保存、再生と再利用等にわたり、衣生活の変容を近代の日常生活の変化として捉え直し、衣服をめぐるリサイクル文化が形成される経緯を描く。 ２９２頁 '03

115 **柿渋**（かきしぶ） 今井敬潤

染料・塗料をはじめ生活百般の必需品であった柿渋の伝承を記録し、文献資料をもとにその製造技術と利用の実態を明らかにして、忘れられた豊かな生活技術を見直す。 ２９４頁 '03

116-I **道Ⅰ** 武部健一

第25回国際交通安全学会賞受賞 先史時代から説き起こし、古代律令制国家の要請によって駅路が設けられ、しだいに幹線道路として整えられてゆく経緯を描き出す。 ２４８頁 '03

116-Ⅱ 道Ⅱ 武部健一

中世の鎌倉街道、近世の五街道、近代の開拓道路から現代の高速道路網までを通観し、道路を拓いた人々の手によって今日の交通ネットワークが形成された歴史を語る。 ２８０頁 '03

117 かまど 狩野敏次

日常の煮炊きの道具であるとともに祭りと信仰に重要な位置を占めてきたカマドをめぐる忘れられた伝承を掘り起こし、民俗空間の壮大なコスモロジーを浮彫にする。 ２９２頁 '04

118-Ⅰ 里山Ⅰ 有岡利幸

縄文時代から近世までの里山の変遷を人々の暮らしと植生の変化の両面から跡づけ、その源流を記紀万葉に描かれた里山の景観や大和・三輪山の古記録・伝承等に探る。 ２７６頁 '04

118-Ⅱ 里山Ⅱ 有岡利幸

明治の地租改正による山林の混乱、相次ぐ戦争による山野の荒廃、エネルギー革命、高度成長による大規模開発など、近代化の荒波に翻弄される里山の見直しを説く。 ２７４頁 '04

119 有用植物 菅洋

人間生活に不可欠のものとして利用されてきた身近な植物たちの来歴と栽培・育種・品種改良・伝播の経緯を平易に語り、植物と共に歩んだ文明の足跡を浮彫にする。 ３２４頁 '04

120-Ⅰ 捕鯨Ⅰ 山下渉登

世界の海で展開された鯨と人間との格闘の歴史を振り返り、「大航海時代」の副産物として開始された捕鯨業の誕生以来四〇〇年にわたる盛衰の社会的背景をさぐる。 ３１４頁 '04

120-Ⅱ 捕鯨Ⅱ 山下渉登

近代捕鯨の登場により鯨資源の激減を招き、捕鯨の規制・管理のための国際条約締結に至る経緯をたどり、グローバルな課題としての自然環境問題を浮き彫りにする。 ３１２頁 '04

121 紅花（べにばな） 竹内淳子

栽培、加工、流通、利用の実際を現地に探訪して紅花とかかわってきた人々からの聞き書きを集成し、忘れられた〈紅花文化〉を復元しつつその豊かな味わいを見直す。 ３４６頁 '04

122-Ⅰ もののけⅠ 山内昶

日本の妖怪変化、未開社会の〈マナ〉、西欧の悪魔やデーモンを比較考察し、名づけ得ぬ未知の対象を指す万能のゼロ記号〈もの〉をめぐる人類文化史を跡づける博物誌。 ３２０頁 '04

122-Ⅱ もののけⅡ 山内昶

日本の鬼、古代ギリシアのダイモン、中世の異端狩り・魔女狩り等々をめぐり、自然＝カオスと文化＝コスモスの対立の中で〈野生の思考〉が果たしてきた役割を探る。 ２８０頁 '04

123 染織（そめおり） 福井貞子

自らの体験と厖大な残存資料をもとに、糸づくりから織り、染めにわたる手づくりの豊かな衣生活文化を見直す。創意にみちた手わざのかずかずを復元する庶民生活誌。 ２９４頁 '04

124-Ⅰ 動物民俗Ⅰ 長澤武

神として崇められたクマやシカをはじめ、人間にとって不可欠の鳥獣や魚、さらには人間を脅かす動物など、多種多様な動物たちと交流してきた人々の暮らしの民俗誌。 ２６４頁 '05

124-Ⅱ 動物民俗Ⅱ 長澤武

動物の捕獲法をめぐる各地の伝承を紹介するとともに、全国で語り継がれてきた多彩な動物民話・昔話を渉猟し、暮らしの中で培われた動物フォークロアの世界を描く。 ２６６頁 '05

125 粉（こな） 三輪茂雄

粉体の研究をライフワークとする著者が、粉食の発見からナノテクノロジーまで、人類文明の歩みを〈粉〉の視点から捉え直した壮大なスケールの〈文明の粉体史観〉。 ３０２頁 '05

126 亀（かめ） 矢野憲一

浦島太郎伝説や「兎と亀」の昔話によって親しまれてきた亀のイメージの起源を探り、古代亀卜の方法から、亀にまつわる信仰と迷信、鼈甲細工やスッポン料理におよぶ。 ３２８頁 '05

127 **カツオ漁** 川島秀一

一本釣り、カツオ漁場、船上の生活、船霊信仰、祭りと禁忌など、カツオ漁にまつわる漁師たちの伝承を集成し、黒潮に沿って伝えられた漁民たちの文化を掘り起こす。 ３７０頁 '05

128 **裂織**（さきおり） 佐藤利夫

木綿の風合いと強靱さをいかした裂織の技と美を、すぐれたリサイクル文化として見直す。東西文化の中継地・佐渡の古老たちからの聞書をもとに歴史と民俗を描く。 ３０８頁 '05

129 **イチョウ** 今野敏雄

「生きた化石」として古くから珍重され、医薬品・食料・木材等としてひろく利用されてきたイチョウの生い立ちと人々の生活文化とのかかわり・その未来像をさぐる。 ３１２頁 '05

130 **広告** 八巻俊雄

平成17年度日本広告学会賞受賞 のれん、看板からインターネット広告までを通観し、人々の暮らしと密接にかかわって独自の広告文化が形成されてきた経緯を描く。 ２７６頁 '06

131-Ⅰ **漆**（うるし）**Ⅰ** 四柳嘉章

全国各地で発掘された考古資料を対象に科学的解析を行ない、縄文時代から現代に至る漆の技術と文化をあとづける試み。漆が日本人の生活と精神に与えた影響を探る。 ２６８頁 '06

131-Ⅱ **漆**（うるし）**Ⅱ** 四柳嘉章

遺跡や寺院等にのこる漆器を分析し体系づけるとともに、絵巻物や文学作品の考証を通じて、職人や産地の形成、漆工芸の地場産業としての発展の経緯などを考察する。 ２０４頁 '06

132 **まな板** 石村眞一

日本、アジア、ヨーロッパ各地のフィールド調査と考古・文献・絵画・写真資料をもとに、まな板の素材・構造・使用法を分類し、多様な食文化とのかかわりをさぐる。 ３７０頁 '06

133-Ⅰ **鮭・鱒Ⅰ** 赤羽正春

鮭・鱒をめぐる民俗研究の前史から現在までを概観するとともに、原初的な漁法から商業的漁法にわたる多彩な漁法と用具、漁場と社会組織の関係などを明らかにする。 ２８６頁 '06

133-Ⅱ **鮭・鱒Ⅱ** 赤羽正春

鮭漁をめぐる行事、鮭捕り衆の生活等を聞き取りによって再現し、人工孵化事業の発展とそれを担った先人たちの業績を明らかにするとともに、鮭・鱒の料理におよぶ。 ３４４頁 '06

134 **遊戯** その歴史と研究の歩み 増川宏一

古代から現代まで、日本と世界の遊戯の歴史を概説し、内外の研究者との交流の中で得られた最新の知見をもとに、研究の出発点と目的を論じ、現状と未来を展望する。 ３１８頁 '06

134-Ⅱ **遊戯Ⅱ** 日本小史と最新の研究 増川宏一

前作では触れなかった中国や朝鮮、インドの遊びに大きな紙幅を割き、シルクロードを経て日本に到達する過程も考察した。携帯ゲームの普及など新たな動きも検討。 ３１０頁 '21

135 **石干見**（いしひみ） 田和正孝

沿岸部に石垣を築き、潮汐作用を利用して漁獲する原初的漁法を、日・韓・台に残る遺構と伝承の調査・分析をもとに復元し、東アジアの伝統的漁撈文化を浮彫にする。 ３３２頁 '07

136 **看板** 岩井宏實

江戸時代から明治・大正・昭和初期までの看板の歴史を生活文化史の視点から考察し、多種多様な生業の起源と変遷を多数の図版をもとに紹介する〈図説商売往来〉。 ２６０頁 '07

137-Ⅰ **桜Ⅰ** 有岡利幸

そのルーツと生態から説き起こし、和歌や物語に描かれた古代社会の桜観から「花は桜木、人は武士」の江戸の花見の流行まで、日本人と桜のかかわりの歴史を探る。 ３８０頁 '07

137-Ⅱ **桜Ⅱ** 有岡利幸

明治以後、軍国主義と愛国心のシンボルとして政治的に利用されてきた桜の近代史をたどり、日本人の生活とともに歩んだ「咲く花、散る花」の栄枯盛衰を描き出す。 ４００頁 '07

138 **麹**（こうじ）　一島英治
日本酒、醤油、味噌等の醸造の原料として日本人の味覚をリードしてきた麹のルーツを辿り、日本の気候風土の中で稲作と共に育まれた麹菌のすぐれたはたらきを探る。　２４８頁　'07

139 **河岸**（かし）　川名登
近世初頭、各地に設けられた河岸＝川の湊は、物流ターミナルとして、また旅行など遊興の場として賑わいを見せた。利根川水系を中心にその盛衰と人々の生活を描く。　２９８頁　'07

140 **神饌**（しんせん）　岩井宏實
神事・祭礼を厳格に継承する近畿地方の主要神社の神饌儀礼をつぶさに調査して、神饌調製と献供の実際、儀礼の組織と作法・習慣等を豊富な写真と共に明らかにする。　３７４頁　'07

141 **駕籠**（かご）　櫻井芳昭
その様式、利用の実態、地域ごとの特色、車の利用を抑制する交通政策との関連から駕籠かきたちの風俗までを明らかにし、日本交通史の知られざる側面に光を当てる。　２９４頁　'07

142 **追込漁**（おいこみりょう）　川島秀一
沖縄の島々をはじめ、日本各地で今なお行なわれている沿岸漁撈を実地に精査し、魚の生態と自然条件を知り尽した漁師たちの知恵と技を見直しつつ漁業の原点を探る。　３６８頁　'08

143 **人魚**（にんぎょ）　田辺悟
ロマンとファンタジーに彩られて世界各地に伝承される人魚の実像をもとめて東西の人魚誌を渉猟し、フィールド調査と膨大な資料をもとに集成したマーメイド百科。　３５２頁　'08

144 **熊**（くま）　赤羽正春
狩人たちからの聞き書きをもとに、かつては神として崇められた熊と人間との精神史的な関係をさぐり、熊を通して人間の生存可能性にもおよぶユニークな動物文化史。　３８４頁　'08

145 **秋の七草**　有岡利幸
『万葉集』で山上憶良がうたいあげて以来、千数百年にわたり秋を代表する植物として日本人にめでられてきた七種の草花の知られざる伝承を掘り起こす植物文化誌。　３０６頁　'08

146 **春の七草**　有岡利幸
厳しい冬の季節に芽吹く若菜に大地の生命力を感じ、春の到来を祝い新年の息災を願う「七草粥」などとして食生活の中に巧みに取り入れてきた古人たちの知恵を探る。　２７２頁　'08

147 **木綿再生**　福井貞子
自らの人生遍歴と木綿を愛する人々との出会いを織り重ねて綴り、優れた文化遺産としての木綿衣料を紹介しつつ、リサイクル文化としての木綿再生のみちを模索する。　２６６頁　'09

148 **紫**（むらさき）　竹内淳子
紫根染・貝紫染の伝統を受け継ぐ人々、復元に力をつくす人々を全国にたずねるとともに、華岡清洲と紫雲膏、助六の伊達鉢巻などの話題にもおよぶ「むらさき紀行」。　３３２頁　'09

149-I **杉I**　有岡利幸
その生態、天然分布の状況から各地における栽培・育種、利用にいたる歩みを弥生時代から今日までの人間の営みの中で捉え直し、わが国林業史を展望しつつ描き出す。　２８２頁　'10

149-II **杉II**　有岡利幸
古来神の降臨する木として崇められるとともに生活のさまざまな場面で活用され、絵画や詩歌に描かれてきた杉の文化を辿り、さらに「スギ花粉症」の原因を追究する。　２７８頁　'10

150 **井戸**　秋田裕毅
井戸はそもそも飲料水など生活用水を得るためではなく、祭祀に使う聖なる水を確保するためにつくられたのではないか。目的や構造の変遷、宗教との関わりをたどる。　２６０頁　'10

151 **楠**（くすのき）　矢野憲一
語源と字源、分布と繁殖、文学や美術における楠から医薬品としての利用、キューピー人形や樟脳の船まで、楠と人間の関わりの歴史を辿りつつ自然保護の問題に及ぶ。　３３８頁　'10

152 **温室** 平野恵

温室は明治時代に欧米から輸入された印象があるが、じつは江戸時代半ばから「むろ」という名の保温設備はあった。絵巻や小説、遺跡などより温室の歴史を読み解く。

３０２頁 '10

153 **檜**（ひのき） 有岡利幸

建築・木彫・木材工芸に最良の材としてわが国の〈木の文化〉に重要な役割を果たしてきた檜。その生態から保護・育成・生産・流通・加工までの変遷をたどる。

３２４頁 '11

154 **落花生** 前田和美

南米原産の落花生が大航海時代にアフリカ経由で世界各地に伝播していく歴史をたどるとともに、日本で栽培を始めた先覚者や食文化との関わりを紹介する。

３１６頁 '11

155 **イルカ**（海豚） 田辺悟

神話・伝説の中のイルカ、イルカをめぐる信仰から、漁撈伝承、食文化の伝統と保護運動の対立までを幅広くとりあげ、ヒトと動物との関係はいかにあるべきかを問う。

３３０頁 '11

156 **輿**（こし） 櫻井芳昭

古代から明治初期まで、千二百年以上にわたって用いられてきた輿の種類と変遷を探り、天皇の行幸や斎王群行、姫君たちの輿入れにおける使用の実態を明らかにする。

２５２頁 '11

157 **桃** 有岡利幸

魔除けや若返りの呪力をもつ果実として神話や昔話に語り継がれ、近年古代遺跡から大量出土して祭祀との関連が注目される桃。日本人との多彩な関わりを考察する。

３３０頁 '12

158 **鮪**（まぐろ） 田辺悟

古文献に描かれ記されたマグロを紹介し、漁法・漁具から運搬と流通・消費、漁民たちの暮らしと民俗・信仰までを探りつつ、マグロをめぐる食文化の未来にもおよぶ。

３５０頁 '12

159 **香料植物** 吉武利文

クロモジ、ハッカ、ユズ、セキショウ、ショウノウなど、日本の風土で育った植物から香料をつくりだす人びとの営みを現地に訪ね、伝統技術の継承・発展を考える。

２８８頁 '12

160 **牛車**（ぎっしゃ） 櫻井芳昭

牛車の盛衰を交通史や技術史との関連で探るとともに、絵巻や日記・物語に描かれた牛車の種類と構造、利用の実態を明らかにして平安の「雅」の世界へと読者を誘う。

２２２頁 '12

161 **白鳥** 赤羽正春

世界各地の白鳥処女説話を博捜し、古代以来の人々が抱いた〈鳥への想い〉を明らかにするとともに、その源流を、白鳥をトーテムとする中央シベリアの白鳥族に探る。

３６０頁 '12

162 **柳** 有岡利幸

日本人との関わりを詩歌や文献をもとに探りつつ、容器や調度品に、治山治水対策に、火薬や薬品の原料に、さらには風景の演出用に活用されてきた歴史をたどる。

３２８頁 '13

163 **柱** 森郁夫

竪穴住居の時代から建物を支えてきただけでなく、大黒柱や鼻っ柱などさまざまな言葉に使われている柱。遺跡の発掘でわかった事実や、日本文化との関わりを紹介。

２５２頁 '13

164 **磯** 田辺悟

磯と人間の関わりの歴史を信仰や民俗・伝承に探り、磯とともに生きた人びとの生活誌と漁法を、全国各地の実地調査によって明らかにする。既刊『海女』の姉妹篇。

４５０頁 '14

165 **タブノキ** 山形健介

南方から「海上の道」をたどってきた列島文化を象徴する樹木について、中国・台湾・韓国も視野に収めて記録や伝承を掘り起こし、人びとの暮らしとの関わりを探る。

３１６頁 '14

166 **栗** 今井敬潤

縄文人が主食として栽培していた栗。建築や木工の材、鉄道の枕木といった生活に密着した多様な利用法や、品種改良に取り組んだ技術者たちの苦闘の足跡を紹介する。

２７４頁 '14

167 **花札** 江橋崇

法制史から文学作品まで、厖大な文献を渉猟して、その誕生から現在までを辿り、花札をその本来の輝き、自然を敬愛して共存する日本の文化という特性のうちに描く。 ３７４頁 '14

168 **椿** 有岡利幸

本草書の刊行や栽培・育種技術の発展によって近世初期に空前の大ブームを巻き起こした椿。多彩な花の紹介をはじめ、椿油や木材の利用、信仰や民俗まで網羅する。 ３３６頁 '14

169 **織物** 植村和代

第7回日本生活文化史学会賞受賞 機織り技術の変遷を世界史的視野で見直し、古来から日本と東南アジアやインド、ペルシアの交流や伝播があったことを解説する。 ３４６頁 '14

170 **ごぼう** 冨岡典子

和食に不可欠な野菜ごぼうは、焼畑農耕から生まれ、各地の風土のなかで固有の品種や調理法が育まれた。そのルーツを稲作以前の神饌や祭り、儀礼に探る和食文化誌。 ２７６頁 '15

171 **鱈**（たら） 赤羽正春

漁場開拓の歴史と漁法の変遷、漁民たちの暮らしを跡づけ、戦時の非常食として鱈が果たした役割を明らかにしつつ、「海はどれほどの人を養えるか」についても考える。 ３３６頁 '15

172 **酒** 吉田元

酒の誕生から、世界でも珍しい製法が確立しブランド化する近世までの長い歩みをたどる。飢饉や幕府の規制、酒が原因の失敗など、人々の暮らしがかいま見える。 ２６０頁 '15

173 **かるた** 江橋崇

外来の遊技具でありながら二百年余の鎖国の間に日本の美術・文芸・芸能を幅広く取り入れ、和紙や和食にも匹敵する存在として発展した〈かるた〉の全体像を描く。 ３６６頁 '15

174 **豆** 前田和美

ダイズ、アズキ、エンドウなど主要な食用マメ類について、その栽培化と作物としての歩みを世界史的視野で捉え直し、食文化に果たしてきた役割を浮き彫りにする。 ３７２頁 '15

175 **島** 田辺悟

日本誕生神話に記された島々の所在から南洋諸島の巨石文化まで、島をめぐる数々の謎を紹介し、島に残存する習俗の古層を発掘して島の精神性にもおよぶ島嶼文化論。 ３１０頁 '15

176 **欅**（けやき） 有岡利幸

長年営林事業に携わってきた著者が、実際に見聞きした事例や文献・資料を駆使し、ケヤキの生態から信仰や昔話、防災林や木材としての利用にいたる歴史を物語る。 ３０６頁 '16

177 **歯** 大野粛英

虫歯や入れ歯など、古来より人は歯に悩んできた。著者は小説や日記、浮世絵や技術書まで多岐にわたる資料を駆使し、歯科医ならではの視点で治療法の変遷も紹介。 ２７４頁 '16

178 **はんこ** 久米雅雄

「漢委奴国王」印から織豊時代のローマ字印章、歴代の「天皇御璽」、さらには「庶民のはんこ」まで、歴史学と考古学の知見を綜合して、印章をめぐる数々の謎に挑む。 ３４６頁 '16

179 **相撲** 土屋喜敬

一五〇〇年の歴史を誇る相撲はもとは芸能として庶民に親しまれていた。力士や各地の興行の実態、まわしや土俵の変遷、櫓の意味、文学など多角的に興味深く解説。 ３１４頁 '17

180 **醤油** 吉田元

醤油の普及により、江戸時代に天ぷらや寿司、蕎麦など一気に食文化が花開く。濃口・淡口の特徴、外国産との製法の違い、代用醤油、海外輸出の苦労話等を紹介。 ２７８頁 '18

181 **和紙植物** 有岡利幸

奈良時代から現代まで、和紙原木の育成・伐採・皮剝ぎの工程を軸に、生産者たちの苦闘の歴史を描き、生産地の過疎化・高齢化、野生獣による被害の問題にもおよぶ。 ３１８頁 '18

182 **鋳物** 中江秀雄

仏像や梵鐘、武器、貨幣から大砲、橋梁、自動車やジェット機エンジンまで。古来から人間活動を支えてきた金属鋳物の技術史を、燃料や炉の推移に注目して概観する。 236頁 '18

183 **花火** 福澤徹三

戦国期に唐人が披露した花火は武士の狼煙と融合して独自の進化を遂げ、江戸時代に庶民の娯楽として全国に広まった。大人も子供も夢中になった夏の風物詩の歩み。 268頁 '19

184 **掃除道具** 小泉和子・渡辺由美子

古代から現代まで、掃除の歴史を道具と精神性の視点から概観し、箒を巡る習俗、名称と分類、素材や産地・製法を精査して日本人の暮らしとの関わりを明らかにする。 318頁 '20

185 **柿** 今井敬潤

柿は古来、日本人と苦楽を共にする「生活樹」であった。その深く豊かな歴史をたどり、調査・研究の発展、栽培の技術、採取と脱渋の方法から民俗や風習等にもおよぶ。 212頁 '21

186 **パチンコ** 杉山一夫

バガテールの伝来、ウォールマシンの登場、そしてパチンコの誕生へ。昭和を象徴する大衆娯楽の全貌。私設「パチンコ誕生博物館」を開館させた著者によるパチンコ史。 372頁 '21

187 **地図** 鳴海邦匡

近代的な測量技術が登場する前から、境界争いや新田開発、沿岸警備など多様な目的で地図は作成されてきた。社会と土地や空間の関わり方が地図から見えてくる。 314頁 '21

188 **玉ころがし** 杉山一夫

永井荷風、萩原朔太郎、尾崎紅葉、田村松魚、前田河広一郎、広津和郎、谷譲次、川崎長太郎、川端康成はじめ、多くの文人たちが記録した幻の遊戯の盛衰をたどる。 370頁 '22

189 **百人一首** 江橋崇

その様々な型式、和歌や歌人名の表記の異同、歌人画の装束や敷物までを徹底的に調査し、地域に固有の「かるた」札や遊技法にも着目して「百人一首」の謎に迫る。 366頁 '22